U0276793

实用外科医嘱手册

（第3版）

主　编　梁力建　胡文杰　陈　伟

中国协和医科大学出版社

北京

图书在版编目（CIP）数据

实用外科医嘱手册：第3版 / 梁力建, 胡文杰, 陈伟主编.
北京：中国协和医科大学出版社, 2024.10. -- ISBN 978-7-5679-2460-4

Ⅰ. R6-62

中国国家版本馆CIP数据核字第2024TB9270号

主　　编	梁力建　胡文杰　陈　伟	
责任编辑	杨小杰	
封面设计	邱晓俐	
责任校对	张　麓	
责任印制	黄艳霞	
出版发行	**中国协和医科大学出版社**	

（北京市东城区东单三条9号　邮编100730　电话010-65260431）

网　　址	www.pumcp.com	
印　　刷	三河市龙大印装有限公司	
开　　本	787mm×1092mm　　1/32	
印　　张	12.875	
字　　数	350千字	
版　　次	2024年10月第3版	
印　　次	2024年10月第1次印刷	
定　　价	68.00元	

编者名单

主　编　梁力建　胡文杰　陈　伟

编　者（按姓氏笔画排序）

王斯文　刘振国　杨子波　张赟建　陈　羽

陈　伟　陈敏英　武日东　林伟斌　郑朝旭

单　臻　胡文杰　侯　洵　姚　陈　曹明欣

戚　剑　梁　丰　梁力建　舒　斌　谢文轩

谭进富　熊　迈　鞠卫强

秘　书　梁培文

前　言

　　医嘱是外科治疗的基本措施，只有充分认识疾病的发生、发展及诊断，才能开出正确的医嘱。因此，每一个外科医生都应重视医嘱的正确性和合理性，通过医嘱的执行给患者合理、经济及准确的治疗。在医学科学飞速发展的21世纪，人们对于各种外科疾病的认识，以及诊断治疗手段在不断提高和更新。当面对一些相对复杂的急危重症患者时，一部分临床外科医生，特别是实习医生、低年资住院医师，对如何开好外科医嘱感到棘手。为此，根据中山大学附属第一医院的传统和习惯，结合一些文献和著作，我们编写了本手册。本手册偏重于实用性，希望对临床一线的外科医生能够起到方便查阅和指导作用。

　　本手册按照目前大多数教学医院外科各个专科的编排编写，每个专科的疾病相对集中，便于使用者按专科查阅。所列疾病均是外科常见病和多发病，在明确疾病诊断后，方能参考本手册上的医嘱内容，开出诊疗医嘱。对于一些短时间内不能明确诊断的患者，开外科治疗医嘱前要先开一些常规检查医嘱及紧急处理医嘱，以便患者得到及时处理。外科的疾病有其普遍性，也有其特殊性，因此，临床实际工作中，不应千篇一律，应根据每个患者的具体情况，开出适合每个患者的个体化医嘱，灵活运用本手册。

　　参加本手册编写的均是本科或研究生毕业后在中山大学附属第一医院临床医疗和教学第一线工作多年的，有丰富临

1

床经验的教授、副教授，他们受到有一百多年历史的中山大学医科的熏陶，对医院的医疗教学特色有深刻的认识和理解，其中也包含他们将在长期的临床工作中总结出来各种外科疾病的处理要点反映在医嘱的处理上，同时也参考了国际上的一些新的资料。

本书于2009年第一次出版后获得众多好评，并于2016年修订出版了第2版。目前的第3版进一步增加一些新的诊疗手段的使用，包括更新的诊疗常规，更切合目前的临床实践。我国是一个幅员辽阔的国家，本手册只反映本院对开出医嘱的理解，供外科同行参考。由于各地有不同的用药习惯和治疗经验，本手册难以满足全国各地方医院的临床需要，但如果能够对临床一线外科医生有所帮助，我们也感到满足和欣慰。处于当今信息快速更新的时代，尽管编者尽了很大的努力，但限于个人水平和表达方式的差异，难免存在不足之处，希望读者能给予批评指正。

编　者
2024年5月

目 录

1

常见外科急腹症

急性阑尾炎

术前医嘱

长期医嘱	临时医嘱
普通外科常规护理	血常规＋血型
一级护理	尿常规、便常规
禁食	出凝血时间
0.5%甲硝唑 100ml ivgtt bid	血细胞比容
NS 100ml ／ivgtt bid	肝功能、肾功能
头孢拉定 2g	血钾、钠、钙、氯等电解质
5%葡萄糖注射液 1000ml ／ivgtt qd	血糖
10%氯化钾 30ml	肝炎系列抗体、乙肝两对半
	必要时血、尿HCG，血尿淀粉酶 鉴别诊断
	HIV抗体、梅毒抗体
	胸部正侧位X线片
	心电图
	右下腹B超
	诊断有疑问时下腹部和盆腔CT 平扫＋增强
	妇科检查（必要时）
	与患者及其家属谈话并签字
	在硬膜外麻醉（或全麻）下行 （腹腔镜）阑尾切除术
	备皮
	术前12小时禁食、4小时禁水
	头孢拉定 2g ／ivgtt 术前30分钟
	NS 100ml
	0.5%甲硝唑 200ml ivgtt 术前30 分钟

注意事项：

1. 急性单纯性阑尾炎原则上应行阑尾切除术，但发病时间短、症状体征轻、血常规正常或稍高者，可采用非手术治疗。

2. 积极抗感染，可联合应用青霉素类（或头孢菌素类）和氨基糖苷类抗菌药物，同时应用抗肠道细菌的药物，如甲硝唑。

3. 注意与其他急腹症鉴别。

4. 腹腔镜阑尾切除适应证与开放相同，不能耐受气腹、严重出血倾向或严重腹腔粘连为禁忌证。

术后医嘱

长期医嘱	临时医嘱
普通外科常规护理	血常规
硬膜外麻醉（或全麻）后护理	肝功能
一级护理	肾功能
禁食	凝血功能
半卧位（6小时，血压平稳后）	血生化
测血压、呼吸、脉搏 qh×4次	脓液细菌培养＋药敏
NS 100ml ⎫ ivgtt bid	试验
头孢拉定 2g ⎭	5% 葡萄糖注射液 500ml
0.5%甲硝唑 100ml ivgtt bid	ivgtt
10% 葡萄糖注射液 500ml ivgtt qd	
5% 葡萄糖氯化钠注射液 500ml ⎫ ivgtt qd	
10% 氯化钾 10ml ⎭	
5% 葡萄糖注射液 500ml ⎫ ivgtt qd	
10% 氯化钾 10ml ⎭	
盐酸哌替啶 50～100mg im q8h（必要时）	

注意事项：

1. 非手术过程中如症状、体征加重，应立即进行手术治疗。急性化脓性或坏疽性阑尾炎，应及早进行手术切除阑尾。

2. 阑尾周围脓肿已局限于右下腹、病情平稳者，可选择非手术治疗，加强抗感染；若脓肿进行性增大，症状、体征加重，则超声或CT引导下阑尾周围脓肿穿刺引流，3个月后再行二期手术。

3. 术后放置腹腔引流的指征：①局限性脓肿形成。②坏死组织及脓性分泌物不易清除干净。③阑尾基部炎性水肿，缝合后有泄漏可能。④阑尾未能切除。⑤局部感染、手术时已切开后腹膜。

4. 特殊类型阑尾炎的处理原则：①小儿急性阑尾炎应及早进行手术。②妊娠期阑尾炎治疗原则同急性阑尾炎，术后适当给予镇静及安胎治疗。③老年人阑尾炎应早期进行手术治疗，术前、术后应注意心、肺、肾等器官功能的检查和糖尿病等疾病的治疗。④异位阑尾炎较难诊断，可根据心、肝、盲肠的位置及症状和体征予以诊断，必要时剖腹探查。

5. 阑尾穿孔时，可用大量生理盐水冲洗腹腔，至冲洗液清洁为止。

6. 术后须用抗菌药物抗感染，若阑尾穿孔、腹腔污染严重时，可用第三代头孢菌素或联合应用抗菌药物。

7. 处理合并症，防治并发症的发生。若术后持续发热，要注意有无盆腔积液、腹水、肺部感染、泌尿系感染及切口感染，并给予引流、积极抗感染等治疗。

慢性阑尾炎

术前医嘱

长期医嘱	临时医嘱
普通外科常规护理	血常规＋血型
二级护理	尿常规、便常规
普通饮食	出凝血时间
	肝功能、肾功能
	血钾、钠、钙、氯等电解质
	血糖
	乙肝两对半、肝炎系列抗体、HIV抗体、梅毒抗体
	胸部正侧位X线片
	心电图
	B超查右下腹（包括女性的子宫及附件）
	口服法阑尾造影
	结肠镜检查（必要时）

长期医嘱	临时医嘱
	与患者及其家属谈话并签字
	在硬膜外麻醉（或全麻）下行（腹腔镜）阑尾切除术
	备皮
	术前12小时禁食、4小时禁水
	头孢拉定 2g ⟍ ivgtt 术前30分钟
	NS 100ml ⟋
	0.5%甲硝唑 200ml ivgtt 术前30分钟

注意事项：

1. 注意抗感染，覆盖抗肠道细菌的抗菌药物，如甲硝唑。

2. 如患者由于腹部隐痛或不适影响睡眠，可予地西泮5mg qn或酒石酸唑吡坦10mg qn，改善睡眠。

术后医嘱

长期医嘱	临时医嘱
普通外科常规护理	血常规
硬膜外（全麻）后护理	肝功能
一级护理	肾功能
6小时后少量流质饮食	凝血功能
半卧位（6小时，血压平稳后）	血生化
测血压、呼吸、脉搏 q2h×4次	
NS 100ml ⟍ ivgtt bid	
头孢拉定 2g ⟋	
0.5%甲硝唑 100ml ivgtt bid	
10%葡萄糖注射液 500ml ivgtt qd	
5%葡萄糖氯化钠注射液 500ml ⟍ ivgtt qd	
10%氯化钾 10ml ⟋	
5%葡萄糖注射液 500ml ⟍ ivgtt qd	
10%氯化钾 10ml ⟋	
5%葡萄糖注射液 500ml ⟍ ivgtt qd	
10%氯化钾 10ml ⟋	
哌替啶 50～100mg im q8h（必要时）	

注意事项：

1．无典型急性阑尾炎病史者，术前应详细检查盲肠、附件（妇女）、右侧输尿管、胃十二指肠及肠道有无病变，最后才考虑慢性阑尾炎的诊断。慢性阑尾炎的手术应慎重考虑。

2．术中发现阑尾病变与临床症状、体征不符时，应探查附近脏器有无病变。

3．术后注意维持水、电解质和酸碱平衡。

4．术后患者若疼痛剧烈，可予哌替啶 50 ～ 100mg im q8h。

5．术后抗感染可选用青霉素类、头孢菌素类、氨基糖苷类或氟喹诺酮类。同时应用抗肠道细菌的药物，如甲硝唑。

腹 股 沟 疝

术前医嘱

长期医嘱	临时医嘱
普通外科常规护理	血常规＋血型
二级护理	尿常规、便常规
普通饮食	出凝血时间
	肝功能、肾功能
	血钾、钠、钙、氯等电解质
	血糖
	乙肝两对半、肝炎系列抗体、HIV抗体、梅毒抗体
	X线胸片、腹部B超
	心电图
	与患者及其家属谈话并签字
	在硬膜外（或全麻）麻醉下行（或腹腔镜）无张力疝修补术
	备皮
	术前12小时禁食、4小时禁水
	术前当晚灌肠

注意事项：

1．术前有慢性咳嗽应给予相应的处理，有感染者应控制感染，常用青霉素、红霉素、氨基糖苷类、氟喹诺酮类、头孢菌素类等；应祛痰、镇咳，常用氯化铵合剂、溴己新，应避免应用强镇咳药，如可待因等。

2. 术前有便秘应给予相应处理，高纤维饮食、乳果糖等有助改善便秘。

3. 术前患者如有前列腺肥大，应给予处理，控制病情，可应用α_1受体阻滞剂，如特拉唑嗪、阿夫唑嗪、坦索罗辛等；亦可用5α还原酶抑制剂，如非那雄胺。

4. 术前有腹水者，可服用氢氯噻嗪、螺内酯、呋塞米；若合并血清蛋白低，可输白蛋白后用呋塞米。必要时CT增强扫描排除腹腔恶性肿瘤。

5. 绞窄性疝应注意纠正水、电解质、酸碱平衡失调，同时给予甲硝唑和广谱抗菌药物（可选用第二、三代头孢菌素类或氟喹诺酮类）治疗。

术后医嘱

长期医嘱	临时医嘱
外科常规护理	血常规
硬膜外麻醉（全麻）后护理	肝功能
一级护理	肾功能
半流质饮食（术后6小时）	凝血功能
	血生化

注意事项：

1. 1岁以内婴儿可暂不手术。年老体弱、有手术禁忌证者，可用疝带。

2. 将疝内容物还纳腹腔、疝囊高位结扎和修补腹壁缺损是腹股沟疝手术的基本原则。手术方式包括单纯疝囊高位结扎（适用于儿童腹股沟斜疝）、不用补片的疝修补术（如Bassini法和Shouldice法）、开放补片修补术（如无张力疝修补术Lichtenstein法）、腹腔镜疝修补术等。

3. 嵌顿性疝原则上应行急诊疝松解术，以防肠坏死。

4. 对于绞窄性疝已经发生肠坏死或渗出物多的患者，手术后切口有可能感染时，仅做疝囊高位结扎，视情况分别行肠回纳、肠局部切除术或肠段切除吻合术，可行非补片疝修补术，如Bassini法疝修补。腹外疝发生嵌顿或绞窄，其手术选择及医嘱请参考"肠梗阻"。

5. 原则上可不使用抗菌药物，术后预防性抗菌药物可选用青霉素类、氨基糖苷类、第二代头孢菌素，只用1次。

6. 术后3个月内避免劳累和负重。

放射性小肠炎

术前医嘱

长期医嘱	临时医嘱
普通外科常规护理	血常规＋血型
一级（或二级）护理	尿常规、便常规
半流质饮食	出凝血时间
卧床休息	肝功能、肾功能
	血钾、钠、钙、氯等电解质
	血糖
	乙肝两对半、肝炎系列抗体、HIV抗体、梅毒抗体
	胸部X线片
	心电图
	肺功能检查
	X线钡剂灌肠检查
	结肠镜检查（必要时）
	腹部立、卧位X线片
	上腹部、下腹部和盆腔CT检查（必要时）
	与患者及其家属谈话并签字
	在硬膜外麻醉或全麻下行剖腹探查（肠切除或回肠造口）术
	备皮
	术前12小时禁食、4小时禁水
	交叉配血，备血600～1000ml
	麻醉后留置导尿管
	术前留置胃管（有肠梗阻时），无肠梗阻无须留置胃管

长期医嘱	临时医嘱
	术前留置导尿管
	头孢拉定 2g 　　⟋ ivgtt 术前30分钟
	NS 100ml
	0.5%甲硝唑 200ml ivgtt 术前30分钟

注意事项：

1. 注意监测患者生命体征。

2. 必要时可使用抗菌药物预防感染，可选用青霉素类、头孢菌素类、氨基糖苷类或氟喹诺酮类。同时应加用抗肠道细菌的药物，如甲硝唑。

3. 加强全身支持治疗，改善患者营养状况。

4. 应注意纠正水、电解质和酸碱平衡紊乱。

术后医嘱

长期医嘱	临时医嘱
普通外科常规护理	血常规
硬膜外麻醉或全麻后护理	肝功能
一级护理	肾功能
禁食	凝血功能
半卧位（6小时，血压平稳后）	血生化
留置胃管接负压瓶	
留置导尿管接引流袋	
记24小时出入量	
鼻导管吸氧3 ～ 5L/min	
测血压、呼吸、脉搏 qh×8次	
哌替啶 50 ～ 100mg im q8h（必要时）	
NS 100ml 　　⟋ ivgtt bid	
头孢拉定 2g	
0.5%甲硝唑 100ml ivgtt bid	
5%葡萄糖注射液 500ml 　⟋ ivgtt qd	
10%氯化钾 15ml	
5%葡萄糖注射液 500ml 　⟋ ivgtt qd	
10%氯化钾 15ml	
三合一肠外营养液 1500 ～ 2500ml ivgtt qd	

注意事项：

1. 放射性小肠炎又称放射性小肠损伤，分急慢性两期：急性期损伤仅当发生出血和穿孔时才需要手术处理；慢性损伤效应见于数月或数年以后，其本质是肠缺血，在切口下和回盲部等肠襻比较固定的部位损伤尤重。手术适应证是肠梗阻（胃肠减压无效者）、穿孔、脓肿、瘘和出血。缺血所致的纤维化瘢痕严重，手术操作极为困难。在行肠切除或肠旁路手术时，要利用正常的未受放射伤的小肠做吻合。即使如此，由于肠缺血、全身营养差、肠愈合能力差，术后吻合口或切口裂口的发生率仍较高，易发生瘘或其他并发症。因此，保证吻合口愈合和术后营养支持是两个重要环节。

2. 术后注意纠正水、电解质和酸碱紊乱。监测腹腔引流液的颜色和量。

3. 术后预防性使用抗菌药物，可选用头孢菌素类或氟喹诺酮类，必要时可联用氨基糖苷类。同时应加用抗肠道细菌的药物，如甲硝唑。

4. 术后应加强营养支持治疗，可予胃肠外营养（parenteral nutrition，PN），如三合一肠外营养液。

5. 术后留置静脉或硬膜外镇痛泵，术后患者若疼痛剧烈，可予哌替啶 50～100mg im q8h。

6. 防治并发症的发生。如术后持续发热，要注意有无盆腔积液、腹水、泌尿系感染及切口感染，并予引流、积极抗感染等治疗。

阿米巴病肠穿孔

术前医嘱

长期医嘱	临时医嘱
普通外科常规护理	血常规＋血型
一级护理	尿常规、便常规
禁食	出凝血时间
告病重	肝功能
半卧位（休克时例外）	肾功能

长期医嘱	临时医嘱
留置胃管接负压瓶	血钾、钠、钙、氯等电解质
测血压、脉搏、呼吸 qh	血糖
5%葡萄糖氯化钠注射液 250ml ivgtt	乙肝两对半、肝炎系列抗体、HIV抗体、梅毒抗体
NS 100ml　／ ivgtt bid 头孢拉定 2g	粪便检阿米巴滋养体或包囊
	粪便阿米巴培养（必要时）
0.5%甲硝唑 100ml ivgtt bid	X线胸片
乳酸钠林格注射　／ ivgtt qd 液 1000ml	心电图
10%氯化钾 30ml	腹部B超查腹水、肝、胆、胰、脾
	腹部X线片（必要时）
	胸部、腹部、盆腔CT平扫＋增强（必要时）
	与患者及其家属谈话并签字
	在硬膜外麻醉或全麻下行剖腹探查（穿孔修补、腹腔引流）术
	备皮
	交叉配血，备血 400～1000ml
	麻醉后留置导尿管
	头孢拉定 2g　／ ivgtt 术前30分钟 NS 100ml
	0.5%甲硝唑 200ml ivgtt 术前30分钟

注意事项：

1. 单个小穿孔可行穿孔修补术；若穿孔大或成片肠壁坏死，在全身情况允许时，可行病变肠段切除，近端肠断端造口，待稳定后再做肠吻合；若全身及局部情况不允许，则将穿孔处肠外置，待病情稳定后，再行二期手术还纳外置肠段行端端吻合。

2. 术前均应予抗感染和抗阿米巴治疗，抗感染可选用青霉素类、头孢菌素类、氨基糖苷类或氟喹诺酮类。抗阿米巴治疗以甲硝唑为首选，400mg，口服，4次/天；双碘喹啉600mg，口服，3次/天，疗程5～7天。

3. 注意纠正水、电解质紊乱和酸碱失衡。

4. 密切监测生命体征（脉搏、呼吸、血压）。

5. 及时补充血容量，纠正休克。内出血、低血压不能纠正者，立即进行剖腹探查。

术后医嘱

长期医嘱	临时医嘱
普通外科常规护理	血常规
硬膜外麻醉或全麻后护理	肝功能
一级护理	肾功能
禁食	凝血功能
半卧位（6小时，血压平稳后）	血生化
留置胃管接负压瓶	
留置导尿管接引流袋	
记24小时出入量	
鼻导管吸氧3～5L/min	
测血压、呼吸、脉搏 qh×8次	
静脉或硬膜外镇痛泵	
哌替啶 50～100mg im q8h（必要时）	
NS 100ml ⎫ ivgtt bid 头孢拉定 2g ⎭	
10%葡萄糖注射液 500ml ivgtt qd	
乳酸钠林格注射液 500ml ⎫ ivgtt qd 10%氯化钾 15ml ⎭	
0.5%甲硝唑 100ml ivgtt bid	
10%葡萄糖注射液 500ml ⎫ ivgtt qd 10%氯化钾 15ml ⎭	

注意事项：

1. 病情较重者术后送外科重症监护病房（surgical intensive care unit，SICU）监护至呼吸、循环稳定。

2. 无论何种手术都应放置腹腔引流管，且术后应行抗阿米巴治疗（甲硝唑为首选，400mg，口服，4次/天，或双碘喹啉600mg，口服，3次/天，疗程5～7天）。加强全身支持治疗。

3. 术后要用大剂量抗菌药物，污染严重时，可用广谱抗菌药物。

4. 术后若患者疼痛剧烈，可予哌替啶 50～100mg im q8h。

5. 注意纠正水、电解质紊乱和酸碱失衡。

6. 防治并发症的发生。如术后持续发热，要注意有无盆腔积液、腹水、肺部感染、泌尿系感染及切口感染，并予引流、积极抗感染等治疗。

肠 道 损 伤

术前医嘱

长期医嘱	临时医嘱
普通外科常规护理	血常规＋血型
一级护理	尿常规、便常规
禁食	出凝血时间
告病危	肝功能、肾功能
平卧（上身及下身抬高20°）	血钾、钠、钙、氯等电解质
测血压、脉搏、呼吸 qh	血糖
留置胃管接负压瓶	乙肝两对半、肝炎系列抗体、HIV抗体、梅毒抗体
NS 100ml ⟋ ivgtt bid 头孢拉定 2g	诊断性腹腔穿刺、穿刺液常规检查
5%甲硝唑 100ml ivgtt bid	胸腹部X线片
	胸、上腹部、下腹部及盆腔CT平扫＋增强
	B超查肝、胆、胰、脾及腹腔游离液体
	与患者及其家属谈话并签字
	在硬膜外麻醉下行剖腹探查（肠修补、肠切除吻合）术
	备皮
	交叉配血，备血400～800ml
	留置导尿管
	头孢拉定 2g ⟋ ivgtt 术前30分 NS 100ml 钟
	0.5%甲硝唑 200ml ivgtt 术前30分钟

注意事项：

1．密切监测生命体征（脉搏、呼吸、血压）。

2．及时补充血容量，纠正休克。内出血、低血压不能纠正者，立即进行剖腹探查。

3．积极抗感染，可联合应用青霉素类（或头孢菌素类）和氨基糖苷类抗菌药物。同时应用抗肠道细菌的药物，如甲硝唑。

4．安置胃肠减压，建立胃肠外营养通道，加强全身支持治疗。

5．诊断不明确时，可行诊断性腹腔穿刺、穿刺液常规检查，B超查肝、胆、胰、脾及腹腔游离液体。

术后医嘱

长期医嘱	临时医嘱
普通外科常规护理	血常规
硬膜外或气管内麻醉后护理	肝功能
一级护理	肾功能
禁食	凝血功能
半卧位（6小时，血压平稳后）	血生化
鼻导管吸氧 3～5L/min	
留置胃管接负压瓶	
留置导尿管接引流袋	
腹腔引流管接负压瓶	
记24小时出入量	
NS 100ml ⟍ ivgtt bid	
头孢拉定 2g ⟋	
10%葡萄糖注射液 500ml ⟍ ivgtt bid	
10%氯化钾 10ml ⟋	
0.5%甲硝唑 100ml ivgtt bid	
5%葡萄糖注射液 250ml ⟍ ivgtt qd	
10%氯化钾 10ml ⟋	

注意事项：

1．肠破裂一旦诊断明确，应立即进行剖腹探查。腹部穿入伤、腹膜穿破者，应行常规剖腹探查。

2. 小肠破裂以简单修补为主。有以下情况时，应采用部分小肠切除对端吻合：①裂口较大或裂口边缘肠壁挫伤严重。②小段肠管有多处破裂。③肠管大部或完全断裂。④肠系膜损伤影响该段肠管血供。

3. 结肠损伤：①一般认为，受伤在4～6小时内、休克时间不长、输血未超过1000ml、血流动力学紊乱不大、小的结肠伤口均可以行一期修补闭合。②严重右半结肠戳伤或右半结肠钝性伤，如无休克、腹内污染不严重，可行右半结肠切除、末端回肠横结肠吻合术；否则应行末端回肠造瘘术。③由于左半结肠血供差、细菌量多，严重的左半结肠损伤不主张行一期切除吻合术，而提倡行左半结肠切除、近端结肠造瘘术，等4周后病情稳定时，再次进行手术关闭瘘口。④横结肠损伤可视病情行一期修补、修补后横结肠袢外置或行横结肠切除造瘘术。

4. 腹膜反折以上的直肠损伤的诊断和处理与左半结肠损伤相同；腹膜反折以下、齿状线以上的直肠损伤应行直肠全层缝合修补、充分引流直肠周围加结肠造瘘，使粪便改道；齿状线以下的肛管损伤在清创后引流即可，不必常规行结肠造瘘术。

5. 术中要按顺序检查整个小肠，遇到破口先用血管钳夹闭，防止在检查中有肠内容物继续外溢污染腹腔，待最后修补。肠道损伤污染严重，手术时应彻底冲洗并放置引流物。

6. 术后要用大剂量抗菌药物。污染严重时，可用广谱抗菌药物。

7. 禁食时间长者，宜采用PN。

8. 术后注意维持水、电解质和酸碱平衡。

9. 肠管损伤腹腔内肠内容物多时，损伤处理完毕后，可用大量生理盐水冲洗腹腔，至冲洗液清洁为止。

10. 处理合并症，防治并发症的发生。如术后持续发热，要注意有无盆腔积液、腹水、肺部感染、泌尿系感染及切口感染，并予引流、积极抗感染等治疗。

急性坏死性肠炎

术前医嘱

长期医嘱	临时医嘱
普通外科常规护理	血常规＋血型
一级护理	尿常规、便常规
禁食、禁水	出凝血时间
留置导尿管接引流袋	血细胞比容
留置胃管接负压瓶	肝功能、肾功能
半卧位（休克时例外）	血钾、钠、钙、氯等电解质
测血压、脉搏、呼吸 qh	血糖
记24小时出入量（必要时）	乙肝两对半、丙肝抗体、HIV抗
NS 100ml ⎫ ivgtt bid	体、梅毒抗体
头孢拉定 2g ⎭	腹部立、卧位X线片
0.5%甲硝唑 100ml ivgtt bid	X线胸片
10%葡萄糖注射液 1000ml ⎫ ivgtt qd	胸部、上腹部、下腹部及盆腔CT
10%氯化钾 30ml ⎭	平扫＋增强
	心电图
	与患者及家属谈话并签字
	在硬膜外麻醉或全麻下行剖腹探
	查（肠切除、肠造口）术
	备皮
	交叉配血，备血600～1000ml
	头孢拉定 2g ⎫ ivgtt 术前30分钟
	NS 100ml ⎭
	0.5%甲硝唑 200ml ivgtt 术前30
	分钟

注意事项：

1. 密切监测患者生命体征。

2. 应给予禁食，插胃管行胃肠减压。进行PN，加强全身支持治疗。

17

3. 积极抗感染，抗菌药物可选用青霉素类、头孢菌素类、氨基糖苷类或氟喹诺酮类。同时应加用抗肠道细菌的药物，如甲硝唑。

4. 积极进行抗休克治疗，立即建立可靠的静脉输液通道，快速滴注平衡液，失血量达全身总血量的20%，应输注右旋糖酐或血浆代用品6%羟乙基淀粉100～1500ml/d，一般1～3小时输注500～1000ml，或输注血浆代用品聚明胶肽。出血量较大时可输注浓缩红细胞，必要时也可输全血，应保持血细胞比容不低于30%，输入液体中晶体与胶体之比为3∶1。

5. 应注意纠正水、电解质紊乱和酸碱失衡。

6. 小儿患者要注意对药物剂量和输液量进行调整。

术后医嘱

长期医嘱	临时医嘱
普通外科常规护理	血常规
硬膜外或气管内麻醉后护理	肝功能
一级护理	肾功能
禁食	凝血功能
半卧位（6小时，血压平稳后）	血生化
留置胃管接负压瓶	腹腔液细菌培养＋药敏
留置导尿管接引流袋	试验
腹腔引流管接负压吸引	
记24小时出入量	
鼻导管吸氧3～5L/min	
测血压、呼吸、脉搏 qh×8次	
哌替啶 50～100mg im q8h（必要时）	
NS 100ml ⎱ ivgtt bid	
头孢拉定 2g ⎰	
乳酸钠林格注射液 500ml ivgtt qd	
0.5%甲硝唑 100ml ivgtt bid	
10%葡萄糖注射液 1000ml ⎱ ivgtt qd	
10%氯化钾 30ml ⎰	

注意事项：

1. 一般采用内科治疗和全身支持疗法，重点是抗感染和处理休克。当出现腹膜炎表现，疑有肠坏死或穿孔；肠道大出血；

肠梗阻，且进行性加重；或非手术治疗无效时，应考虑手术治疗。

2. 手术时发现病变肠段可疑坏死，可用0.25%普鲁卡因行系膜根部封闭；已有肠坏死、穿孔或出血时，如病变肠段较局限，可行肠切除吻合术，切除范围应达到正常肠黏膜的部位；如果全身情况严重，病变范围过于广泛，无法全部切除，则将严重病变肠段切除，并行近侧肠襻造口术，待病情稳定后再行二期手术。

3. 术后注意纠正水、电解质紊乱和酸碱失衡。注意引流是否通畅、引流液的量和颜色。

4. 术后预防性使用抗菌药物，可选用头孢菌素类或氟喹诺酮类，必要时可联用氨基糖苷类。同时应加用抗厌氧菌的药物，如甲硝唑。

5. 防治并发症的发生。如术后持续发热，要注意有无盆腔积液、腹水、泌尿系感染及切口感染，并予引流、加强抗感染等治疗。

伤寒肠穿孔

术前医嘱

长期医嘱	临时医嘱
普通外科常规护理	血常规＋血型
一级护理	尿常规、便常规
禁食	出凝血时间
告病重	肝功能
半卧位（休克时例外）	肾功能
留置胃管接负压瓶	血钾、钠、钙、氯等电解质
测血压、脉搏、呼吸 qh	血糖
记24小时出入量	乙肝两对半、肝炎系列抗体、
5%葡萄糖氯化钠注射液 250ml ⎫ ivgtt qd	HIV抗体、梅毒抗体
氯霉素 1～1.5g ⎭	血、尿、便伤寒杆菌培养及
乳酸钠林格注射液 500ml ⎫ ivgtt bid	药敏试验
10%氯化钾 15ml ⎭	骨髓伤寒杆菌培养及药敏试
0.5%甲硝唑 100ml ivgtt bid	验（必要时）

长期医嘱	临时医嘱
10% 葡萄糖注射液 500ml ⎤ 10% 氯化钾 15ml ⎦ ivgtt qd	肥达试验 X线胸片 腹部X线片（必要时） 心电图 B超查肝、胆、胰、脾 与患者及其家属谈话并签字 在硬膜外麻醉下行剖腹探查 　（穿孔修补、腹腔引流）术 备皮 交叉配血，备血400～600ml 术前留置导尿管 头孢曲松 2g ⎤ ivgtt 术前 NS 100ml ⎦ 30分钟 0.5%甲硝唑 200ml ivgtt 术前 　　　　　　　　　　30分钟

注意事项：

1．密切监测生命体征（脉搏、呼吸、血压）。

2．及时补充血容量，纠正休克。内出血、低血压不能纠正者，立即进行剖腹探查。

3．积极抗感染，可联合应用青霉素类、头孢菌素类、氟喹诺酮类或氨基糖苷类抗菌药物。同时应用抗厌氧菌的抗菌药物，如甲硝唑。

4．安置胃肠减压，建立胃肠外营养通道，加强全身支持治疗。

5．注意纠正水、电解质紊乱和酸碱失衡。

6．诊断未明确时，可行骨髓伤寒杆菌培养＋药敏试验及腹部X线片。

术后医嘱

长期医嘱	临时医嘱
普通外科常规护理	血常规
硬膜外或气管内麻醉后护理	肝功能
一级护理	肾功能
禁食	凝血功能
半卧位（6小时，血压平稳后）	血生化
留置胃管接负压瓶	
留置导尿管接引流袋	
记24小时出入量	
鼻导管吸氧 3 ~ 5L/min	
测血压、呼吸、脉搏 qh×8次	
静脉或硬膜外镇痛泵镇痛	
哌替啶 50 ~ 100mg im q8h（必要时）	
5% 葡萄糖氯化钠注射液 250ml ╱ ivgtt bid	
氨苄西林 3g	
10% 葡萄糖注射液 500ml ╱ ivgtt qd	
氯霉素 1 ~ 1.5g	
乳酸钠林格注射液 500ml ╱ ivgtt bid	
10% 氯化钾 15ml	
0.5% 甲硝唑 100ml ivgtt bid	
10% 葡萄糖注射液 1000ml ╱ ivgtt qd	
10% 氯化钾 15ml	

注意事项：

1. 伤寒肠穿孔患者诊断明确后应及时进行手术治疗，因伤寒患者身体虚弱，肠穿孔的治疗原则是行穿孔修补术，但对于肠壁很薄接近穿孔的其他病变处，也应做浆肌层缝合，以免术后再度穿孔。腹腔内应放置胶管引流。

2. 病情较重者术后送 SICU 监护至呼吸、循环稳定。

3. 术后要用大剂量抗菌药物，污染严重时，可用第三代头孢菌素或联合用药。

4. 在患者能进食后，氯霉素应改为 0.25 ~ 0.5g，口服，每天4次。体温正常且稳定3天，剂量减半，总疗程2 ~ 3周。使用氯霉素时，应每隔1 ~ 2天查白细胞计数和分类，如白细胞

$<3\times10^9$/L应更换抗菌药物。

5. 禁食时间长者，宜采用PN，加强全身支持治疗。

6. 肠管损伤腹腔内肠内容物多时，损伤处理完毕后，可用大量生理盐水冲洗腹腔，至冲洗液清洁为止，最后腹腔内放入抗菌药物溶液并关腹。

7. 术后若患者疼痛剧烈，可予盐酸哌替啶50 ～ 100mg im q8h。

8. 处理合并症，防治并发症的发生。如术后持续发热，要注意有无盆腔积液、腹水、肺部感染、泌尿系感染及切口感染，并予引流、积极抗感染等治疗。

肠 梗 阻

术前医嘱

长期医嘱	临时医嘱
普通外科常规护理	血常规＋血型
一级护理	尿常规、便常规
禁食、禁水	出凝血时间
半卧位	血细胞比容
留置胃管接负压瓶	肝功能、肾功能
记录24小时出入量	血生化
测量腹围 qd	血糖
0.5%甲硝唑 100ml ivgtt bid	乙肝两对半、肝炎系列抗体、
NS 100ml ＼ivgtt bid	HIV抗体、梅毒抗体
头孢拉定 2g ／	动脉血气分析
5%葡萄糖注射液 1000ml ＼ivgtt qd	心电图
10%氯化钾 20ml ／	X线胸片
10%葡萄糖注射液 500ml ＼ivgtt qd	腹部立、卧位X线片
10%氯化钾 10ml ／	上腹部、下腹部和盆腔CT平扫
	和增强
	与患者及家属谈话并签字
	在硬膜外麻醉（或全麻）下行
	剖腹探查术（粘连松解、肠
	切除、扭转复位等）

长期医嘱	临时医嘱
	备皮
	查血型及交叉配血，备血400～1000ml
	术前留置导尿管
	头孢拉定 2g ／ ivgtt 术前30分钟 NS 100ml
	0.5%甲硝唑 200ml ivgtt 术前30分钟

注意事项：

1. 准确记录出入量，如病情严重，签署病危或病重通知书。

2. 肠梗阻的病理变化复杂，如绞窄性肠梗阻往往在很短时间内即可发生小肠坏死，治疗上应争取时间，在肠坏死以前解除梗阻，并积极改善全身情况，才能挽救患者生命。

3. 注意脱水程度、电解质紊乱及酸碱失衡，常用静脉输注葡萄糖、等渗盐水加以纠正；如梗阻已存在数天，也需补钾。输液所需容量和种类须根据呕吐情况、缺水体征、血液浓缩程度、尿排出量和比重，并结合血清钾、钠、氯和血气分析监测结果而定。

4. 须通过持续胃肠减压吸出胃肠道内的气体和液体，可以减轻腹胀，降低肠腔内压力，减少肠腔内的细菌和毒素，改善肠壁血循环，有利于改善局部病变和全身情况。

5. 患者烦躁或疼痛剧烈时，可适当应用镇静剂（如地西泮），亦可应用解痉剂（如阿托品），慎用哌替啶、吗啡等强镇痛药，以免掩盖病情变化。

术后医嘱

长期医嘱	临时医嘱
普通外科常规护理	血常规
硬膜外麻醉（或全麻）后护理	肝功能
一级或特级护理	肾功能
禁食	凝血功能
鼻导管吸氧 3～5L/min，心电监护	血生化
半卧位（6小时，血压平稳后）	白蛋白输注（必要时）
腹腔引流管持续低负压吸引	
留置胃管接负压瓶	
留置导尿管接引流袋	
记24小时出入量	
测血压、呼吸、脉搏 qh×8次，监测CVP	
哌替啶 50～100mg im q8h（必要时）	
静脉或硬膜外镇痛泵镇痛	
NS 100ml ⎫ ivgtt bid 头孢拉定 2g ⎭	
乳酸钠林格注射液 1000ml ⎫ ivgtt qd 10%氯化钾 20ml ⎭	
5%葡萄糖注射液 500ml ⎫ ivgtt qd 10%氯化钾 10ml ⎭	
5%葡萄糖注射液 500ml ivgtt qd	
0.5%甲硝唑 100ml ivgtt bid	
质子泵抑制剂或法莫替丁 20mg	

注意事项：

1. 急性肠梗阻剖腹探查适应证：①机械性肠梗阻经保守治疗未能缓解。②绞窄性肠梗阻。③疑有肠管血循环障碍。④诊断尚不清但有外科急腹症的手术指征。

2. 单纯粘连性不完全肠梗阻和麻痹性肠梗阻，采用非手术治疗可以缓解；完全性机械性肠梗阻、绞窄性肠梗阻、肿瘤及先天畸形引起的肠梗阻，以及非手术治疗无效或反复频繁发作的不完全性肠梗阻，都应采用手术治疗。由于引起肠梗阻病理性质及病变程度各异，手术治疗多针对引起梗阻的原因：①由肠粘连、肠套叠、肠扭转、粘连索带压迫或肠道内异物等引起的肠梗阻，若肠管尚未发生血运障碍，可采取松解粘连、复位套入或扭转的肠段、切除粘连索带及切开肠管取出异物等方法除去引起肠梗阻的原因。②由肿瘤压迫浸润、急慢性炎症等引起的肠管狭窄梗阻或肠袢因扭转绞窄而缺血坏死等形成的肠梗阻，都应行肠切除吻合术。③如果肠梗阻的原因无法解除（晚期肿瘤浸润固定、炎性包块与周围重要脏器粘着，无法分离时），可将梗阻近端肠管和远端肠管行短路吻合或造口术，以恢复肠道通畅。若梗阻的原因是良性病变，考虑在3个月后再做二期手术，切除病灶。④梗阻部位肠道病变复杂，患者高龄或全身情况差，不能耐受时间长而复杂的手术时，可做肠造口术（或外置术），待二期手术切除梗阻病变。⑤小儿肠套叠的早期，可用空气灌肠复位。如病程较长，疑有肠坏死时，或成人肠套叠，都应及时进行手术治疗。蛔虫引起的肠梗阻，并发肠扭转或出现腹膜刺激征时，应及时进行手术治疗。

3. 手术原则：①去除病因。松解粘连、解除疝环压迫、扭转复位、取蛔虫、切除病变肠管（肿瘤、坏死、狭窄）。②排尽梗阻近侧肠道内的积气积液，减少毒物吸收。③恢复肠道通畅，修补腹壁缺损。④腹腔清洗、引流。⑤对于肠切除后可能发生短肠综合征的患者，可将"可疑缺血"的肠管放入腹腔，待24小时再次探查，此时往往有部分"可疑缺血"的肠管恢复了活力。

4. 术后保持引流管通畅，注意引流液的量和颜色等。

5. 对于术后长期不能进食者，可给予全肠外营养（total parenteral nutrition，TPN）。

6. 术后患者如果疼痛剧烈，可给予哌替啶50 ～ 100mg im q8h。

7. 术后应加强抗感染，预防并发症，可选用头孢菌素类、氨基糖苷类或氟喹诺酮类。同时应加用抗厌氧菌的药物，如甲硝唑、奥硝唑等。

急性弥漫性腹膜炎

术前医嘱

长期医嘱	临时医嘱
普通外科常规护理	血常规＋血型
一级或特级护理	尿常规、便常规
告病重（必要时）	出凝血时间
禁食、禁水	血生化、肝功能、肾功能
留置胃管接负压瓶	乙肝两对半、肝炎系列抗体、
半卧位（无休克）	HIV抗体、梅毒抗体
测血压、脉搏、呼吸 qh，心电监护	立位胸腹部X线片
鼻导管或面罩吸氧3～5L/min（必	上腹部、下腹部和盆腔CT平
要时）	扫＋增强
记录24小时出入量	心电图
NS 100ml ⟍ ivgtt bid	腹腔穿刺、穿刺液常规检查
头孢拉定 2g ⟋	细菌培养＋药物敏感试验
10%葡萄糖注射液 1000ml ⟍ ivgtt qd	血气分析
10%氯化钾 30ml ⟋	与患者及其家属谈话并签字
0.5%甲硝唑 100ml ivgtt bid	即刻在硬膜外或气管内麻醉下
	行剖腹探查
	备皮
	交叉配血，备血600ml
	头孢拉定 2g ⟍ ivgtt 术前30
	NS 100ml ⟋ 分钟
	0.5%甲硝唑 200ml ivgtt 术前
	30分钟

注意事项：

1. 急性弥漫性腹膜炎多为继发性，常见的原因为腹腔内器官破裂穿孔和脏器炎症扩散，须急诊手术治疗。

2. 术前应纠正水、电解质紊乱和酸碱失衡。

3. 因为急性腹膜炎的高代谢率（为正常人的140%），要补充足够的热量和营养支持，补充白蛋白、氨基酸和脂肪乳等，长期不能进食的患者应用静脉高营养。

4. 抗菌药物应主要针对大肠杆菌、肠球菌和厌氧菌引起的混合感染。世界卫生组织推荐基本用药方案为氨苄西林＋庆大霉素＋甲硝唑，药敏试验结果明确后改用更有效的抗菌药物。

5. 对于病情轻，症状和体征有缓解趋势的病例，可采用非手术治疗。手术治疗注意以下情况：①经非手术治疗6～8小时后腹膜炎症加重者。②脏器穿孔破裂引起的腹膜炎。③出现严重的肠麻痹或中毒症状，甚至休克者。④腹膜炎病因未明，无局限趋势者。

6. 手术的原则为处理原发病、彻底清理腹腔和充分引流。

术后医嘱

长期医嘱	临时医嘱
普通外科常规护理	血常规
硬膜外麻醉或全麻后护理	肝功能、肾功能
一级或特级护理	凝血功能
禁食	血生化
告病重或病危，吸氧	腹腔引流液细菌培养＋
半卧位（6小时，血压平稳后），心电监护	药物敏感试验
留置胃管接负压瓶并记量	5%葡萄糖注射液 500ml
留置导尿管接引流袋	ivgtt
腹腔引流管接负压瓶	
记24小时出入量	
测血压、脉搏、呼吸 qh	
5%葡萄糖氯化钠注射液 250ml	
NS 100ml ⎬ ivgtt bid	
头孢拉定 2g	
质子泵抑制剂或法莫替丁 20mg预防应激性溃疡	
10%氯化钾 10ml ivgtt qd	
乳酸钠林格注射液 500ml ⎬ ivgtt qd	
10%氯化钾 15ml	
0.5%甲硝唑 100ml ivgtt bid	
10%葡萄糖注射液 500ml ivgtt qd	
10%葡萄糖注射液 500ml ⎬ ivgtt qd	
10%氯化钾 15ml	

注意事项：

1. 术后根据病因做相应处理，应重视改善全身状况，如水、电解质紊乱和酸碱失衡。

2. 术后仍加强抗感染，可以联合用药，原则上应根据细菌培养结果调整抗菌药物。

3. 补充足够的热量，加强营养支持，输注葡萄糖的同时输注脂肪乳、氨基酸和支链氨基酸。长期不能进食的患者尽早予静脉高营养；手术已做空肠造口的患者，可用肠内营养（enteral nutrition，EN）。

4. 保证引流管通畅。

5. 注意术后并发肝衰竭或肾衰竭、呼吸衰竭和弥散性血管内凝血，并行相应处理。

6. 术后可用哌替啶、吗啡等强镇痛药。

7. 术中发现已形成局限脓肿者，可放置双腔管充分引流，并定期冲洗。

急性肠系膜上动脉缺血

术前医嘱

长期医嘱	临时医嘱
普通外科常规护理	血常规＋血型
一级/二级护理	尿常规、便常规
禁食/流质饮食	出凝血时间
告病重（必要时）	肝功能、肾功能、电解质、血糖
抑酸药物：如奥美拉唑 40mg iv q12h	乙肝两对半、肝炎系列抗体、
抗栓药物：如低分子量肝素100U/kg ih q12h 或阿司匹林肠溶片 0.1g po qd 或利伐沙班 20mg po qd	HIV抗体、梅毒抗体
	心电图
	X线胸片
扩张血管药物：前列地尔 20μg ivgtt q12h	腹部立、卧位X线片
	CTA
抗菌药物：如头孢呋辛 1.5 ivgtt bid	腹部彩超

长期医嘱	临时医嘱
心电监护及吸氧，监测生命体征 留置导尿管并记量（必要时） 留置胃管接负压瓶并记量（必要时）	在没有额外丢失的前提下，每日补充2000～2500L液体，随进食情况逐渐减少液体量 动态观察血白细胞变化情况 术前准备： 　与患者本人及家属谈话并签字 　禁食、备皮 　备红细胞悬液4～10U（必要时） 　1.25万U肝素钠2支 带入OR 　利多卡因1支 带入OR 　第二代头孢粉针 带入OR

术后医嘱

长期医嘱	临时医嘱
普通外科常规护理 全麻/局麻后护理 一级护理 禁食/流质饮食 鼻导管吸氧3～5L/min 全麻清醒后半卧位 留置导尿管并记量 留置胃管接负压瓶并记量 记24小时出入量 测血压、呼吸、脉搏 qh×8次 抑酸药物：如奥美拉唑 40mg iv q12h 抗栓药物：如低分子量肝素100U/kg 　ih q12h 　或阿司匹林肠溶片 0.1g po qd 　或利伐沙班 20mg po qd 扩张血管药物：前列地尔 20μg ivgtt 　q12h 抗菌药物：如头孢呋辛 1.5g ivgtt bid	血常规 肝功能 肾功能 出凝血时间 血生化 按需镇痛：盐酸哌替啶 50～100mg im q8h（必要时） 低分子右旋糖酐 500ml 在没有额外丢失的前提下，每日补充2000～2500ml液体，随进食情况逐渐减少液体量

注意事项：

1. 在急腹症的诊断中，一定不能忽视急性肠系膜上动脉缺血的可能。

2. 常见的引起急性肠系膜上动脉缺血的疾病有孤立性肠系膜上动脉夹层、主动脉夹层累及肠系膜上动脉、肠系膜上动脉栓塞、肠系膜上动脉血栓形成等。

3. CTA对于肠系膜上动脉缺血的诊断具有重要意义，可以明确肠系膜上动脉主干通畅情况，分支血管通畅情况，以及肠道缺血的严重程度。

4. 根据肠道缺血的严重程度决定是否急诊手术：若患者腹膜炎体征明显，CTA提示肠道缺血坏死，伴或不伴白细胞计数升高、体温升高等，建议急诊手术；若CTA提示肠系膜上动脉主干完全闭塞，远端血供差，即使未出现肠道坏死，也建议行急诊手术；若患者腹膜炎体征不明显，CTA未提示肠道明显坏死，肠系膜上动脉主干尚有血流通过，可以暂行保守治疗。

5. 对于怀疑肠坏死的患者，建议行剖腹探查，完整切除坏死肠段后行端端吻合。若肠系膜上动脉缺血是由动脉血栓/栓塞引起，建议同期行肠系膜上动脉切开取栓；若是由夹层引起，建议行介入腔内治疗，开通肠系膜上动脉。

6. 对于暂无肠坏死，但肠系膜上动脉主干完全闭塞的情况，建议行介入治疗，开通肠系膜上动脉。血栓性疾病可以行吸栓、溶栓手术，夹层类疾病可以行支架置入术。

7. 保守治疗期间应给予禁食、补液、抗感染、抑酸、抗栓、扩张血管治疗。密切观察患者的生命体征变化、白细胞变化及症状和体征变化。如果保守治疗期间，患者腹痛持续，白细胞计数进行性升高，肠鸣音减弱甚至消失，心率快，血压低，建议立即行急诊手术；如果患者禁食期间以上指标好转，可给予流质饮食过渡，如果进食后无症状反复，则可以继续保守治疗。

8. 术后/保守治疗成功后，建议长期抗栓治疗。

急性胰腺炎

长期医嘱	临时医嘱
普通外科常规护理	血常规＋血型
一级或特级护理	尿常规、便常规
禁食	出凝血时间
告病重（重症胰腺炎）	肝功能
卧床（重症胰腺炎）	肾功能
胃肠减压及记量（重症胰腺炎）	血钾、钠、钙、氯等电解质
监测心率、血压、呼吸频率、血氧饱和度、尿量	血糖、血尿淀粉酶
	血脂组合
奥美拉唑 40mg iv qd或bid	乙肝两对半、肝炎系列抗体、
氟比洛芬酯 50mg iv q12h或q8h	HIV抗体、梅毒抗体
感染性胰腺坏死时需行抗感染治疗	X线胸片
（经验性使用第三代头孢菌素或碳青霉烯类，根据药敏试验结果调整）	心电图
	血气分析
	肝胆胰脾彩超
	必要时胰腺增强CT或MRCP了解胆道与胰腺情况
	如采取非手术治疗，补液总量参见注意事项
	如采取手术治疗，则与患者及家属谈话并签字
	在气管内麻醉下行剖腹探查、腹腔引流术
	交叉配血6U
	术前12小时禁食、4小时禁水

注意事项：

1. 急性胰腺炎分为水肿性和出血坏死性胰腺炎，也可以用轻型和重型胰腺炎来概括。

2. 水肿性胰腺炎采用非手术治疗可以治愈，其治疗核心在于监测、预防全身炎症反应综合征、脓毒症、多器官功能障碍综合征、腹腔高压及腹腔间隔室综合征的发生。

3. 根据国内外指南，如未合并急性胆管炎及消化道梗阻，轻症胰腺炎无须预防性抗感染治疗及禁食。随着药物、超声介入、内镜介入等技术的进步，部分急性重症胰腺炎采用非手术治疗可治愈，但若合并腹腔感染且穿刺或内镜引流效果不佳，可考虑外科手术。

4. 液体治疗：对于急性重症胰腺炎，可采用目标导向的治疗模式，应反复评估血流动力学状态以指导液体滴注。液体治疗首选乳酸林格液、生理盐水等晶体液。开始时，推荐以 $5 \sim 10ml/（kg \cdot h）$ 的速度进行液体治疗，过程中应警惕液体负荷过重导致的组织水肿及器官功能障碍，治疗成功的指标可参考尿量 $> 0.5ml/（kg \cdot h）$、MAP $> 65mmHg$、CVP $8 \sim 12mmHg$ 等。

5. 镇痛是急性胰腺炎重要的治疗措施，可考虑阿片类、非甾体抗炎药（non steroidal antiinflammatory drugs，NSAIDs）等简单易行的药物，重症监护病房（intensive care unit，ICU）患者可考虑硬膜外镇痛。镇痛应符合全身给药与局部给药联合、自控镇痛与多模式镇痛联合的原则。

6. 生长抑素类似物在急性胰腺炎中的治疗作用缺少高质量临床研究证实，故暂未推荐。

7. 轻症胆源性胰腺炎合并急性胆管炎、胆道梗阻时可考虑行ERCP治疗；合并胆囊结石可于住院期间由主刀医生评估手术风险，根据自身技术能力决定是否行腹腔镜胆囊切除术，必要时待 $1 \sim 3$ 个月炎症消退后进行手术。高脂血症患者，出院需嘱其低脂饮食和减重，必要时口服降脂药物。酒精性胰腺炎患者，需嘱其严格戒酒。需嘱所有急性胰腺炎患者出院后每6个月返门诊随访，监测有无糖尿病或前驱表现。

8. 急性胰腺炎个体差异大，病情变化迅速，临床诊治过程复杂，主治医师需根据指南，结合患者具体情况制订诊疗措施。

（谭进富　武日东　谢文轩）

胃肠外科

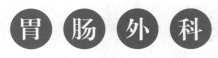

胃十二指肠溃疡

术前医嘱

长期医嘱	临时医嘱
胃肠外科常规护理	血常规＋血型
二级护理	尿常规
低渣半流质饮食	便常规＋隐血
呼吸功能锻炼（有长期吸烟史或年龄＞50岁）	出凝血时间
营养支持治疗（必要时）	血生化、肝功能、肾功能
艾司奥美拉唑 20mg po qd～bid	感染筛查（乙肝两对半、丙肝、梅毒、HIV抗体）
或	心肌标志物＋BNP（有心血管疾病史或年龄＞50岁）
NS 10ml ⎫ iv qd～bid 艾司奥美拉唑 40mg ⎭	X线胸片或胸部CT
	心电图
	超声心动图（有心血管疾病史或年龄＞50岁）
	术前肺功能（有长期吸烟史或年龄＞50岁）
	呼吸功能锻炼（有长期吸烟史或年龄＞50岁）
	胃镜或上消化道造影
	胸部、腹部、盆腔CT平扫＋增强（怀疑存在恶变时）
	与患者及其家属谈话并签字
	在全身麻醉下行腹腔镜或开放胃大部切除术
	备皮
	禁食（术前禁食6～8小时、禁水2～4小时）
	聚乙二醇电解质散 137.1g 冲服
	留置胃管（手术室执行）
	留置导尿管（手术室执行）
	交叉备血（红细胞2U，血浆200ml）
	NS 100ml ⎫ ivgtt bid 头孢呋辛钠 1.5g ⎭ （带入OR）

注意事项：

1. 随着胃十二指肠溃疡药物治疗的进展，溃疡愈合率显著升高，并发症发生率显著降低；内镜及介入等治疗手段的进步，使需要外科干预的比例进一步降低。胃十二指肠溃疡外科治疗的主要适应证是：①严重并发症，如急性穿孔，经药物、内镜或介入治疗无效的大出血和瘢痕性幽门梗阻。②正规内科治疗无效。③胃溃疡怀疑恶变。

2. 下列十二指肠溃疡患者手术适应证要适当放宽：①多年病史、频发、症状重。②大溃疡、球部严重变形。③有穿孔史或反复多次大出血，溃疡仍呈活动性。

3. 下列胃溃疡患者手术适应证要适当放宽：①内科治疗溃疡愈合后，继续用药，溃疡又复发。②胃十二指肠复合溃疡。③直径＞2.5cm的巨大溃疡或疑有恶变。

4. 存在严重并发症的患者应禁食、胃肠减压；急性穿孔患者手术以穿孔修补术为主要术式，术后仍需给予正规抗溃疡药物治疗，如幽门螺杆菌阳性还需给予正规抗幽门螺杆菌治疗。幽门梗阻患者术前还需积极纠正水、电解质紊乱和酸碱平衡失调；大出血患者应纠正凝血功能，输同型红细胞及新鲜冰冻血浆等。

5. 术前应用抑制胃酸分泌的药物，常用质子泵抑制剂，如艾司奥美拉唑、奥美拉唑等。

6. 预防性使用抗菌药物，可选用第一、二代头孢菌素类，如存在青霉素或头孢菌素类过敏史，可改用氟喹诺酮类。一般上消化道手术不加用抗厌氧菌的药物，如甲硝唑、奥硝唑等。

7. 长期吸烟、年龄较大的患者应提前开始呼吸功能训练。

术后医嘱

长期医嘱	临时医嘱
按全麻下行远端胃大部切除术后常规护理	血常规
	CRP
一级护理	PCT
禁食	出凝血时间
心电监护	血生化、肝功能、肾功能

续 表

长期医嘱	临时医嘱
吸氧	心肌标志物＋BNP（有心血管疾病史或年龄＞50岁）
留置胃管接负压瓶记量	5% 葡萄糖氯化钠注射液 500ml ivgtt qd
留置导尿管接袋记量	
记24小时出入量	
NS 10ml / 艾司奥美拉唑 40mg / iv qd～bid	
NS 10ml / 氨溴索 30～60mg / iv bid	
NS 100ml / 头孢呋辛钠 1.5g / ivgtt bid	
特布他林 5mg / 布地奈德 2mg / 雾化吸入 bid	
肠外营养（根据患者体重配制）	

注意事项：

1．目前，胃十二指肠溃疡的主要手术方式是远端胃大部切除术，应切除胃远端2/3～3/4，包括胃体大部、整个胃窦部、幽门及十二指肠球部。溃疡已恶变患者，要行根治性切除。重建方式可根据医生经验和实际病情选择。

2．术前注意纠正水、电解质紊乱和酸碱平衡失调，改善营养状态等。

3．术后继续预防性使用抗菌药物。

4．注意观察病情并防治并发症：动态观察患者腹部情况、引流液性状和量、白细胞、中性粒细胞、血红蛋白、CRP；术后持续发热，要注意有无盆腔积液、腹水、泌尿系感染及切口感染，并予引流、积极抗感染等治疗；鼓励患者早期下地活动促进肠道功能恢复，并降低深静脉血栓发生率等。

胃十二指肠溃疡瘢痕性幽门梗阻

术前医嘱

长期医嘱	临时医嘱
胃肠外科常规护理	血常规＋血型
二级护理	尿常规
禁食	便常规＋隐血
留置胃管接负压瓶记量	出凝血时间
3% 温盐水 250～500ml 保留洗胃 bid	如有严重贫血、低蛋白血症，可
NS 10ml ⎱ iv bid	予交叉配血，输注同型红细
艾司奥美拉唑 40mg ⎰	胞、血浆等
补液（根据脱水情况计算）：	血生化、肝功能、肾功能
5% 葡萄糖氯化钠注射液 500ml ⎱ ivgtt	感染筛查（乙肝两对半、丙肝、
10% 氯化钾 10～15ml ⎰ qd	梅毒、HIV 抗体）
10% 葡萄糖注射液 500ml ⎱ ivgtt qd	心肌标志物＋BNP（有心血管疾
10% 氯化钾 10～15ml ⎰	病史或年龄＞50 岁）
或予静脉营养（根据患者体重配制）	肿瘤标志物（AFP、CEA、CA125、
纠正碱中毒：	CA19-9）
5% 葡萄糖注射液 500ml ⎱ ivgtt qd	心电图
精氨酸注射液 40ml ⎰	超声心动图（有心血管疾病史或
	年龄＞50 岁）
	术前肺功能（有长期吸烟史或年
	龄＞50 岁）
	胃镜检查及活检
	上消化道造影（必要时，使用碘
	普罗胺）
	胸部、腹部、盆腔CT平扫＋
	增强
	20% 白蛋白 100ml ivgtt qd～bid
	NS 100ml ivgtt qd～bid（输白
	蛋白后）
	呋塞米 10mg iv qd～bid（输
	白蛋白后）

长期医嘱	临时医嘱
	与患者及其家属谈话并签字
	在全身麻醉下行腹腔镜或开放远端胃大部切除术
	备皮
	留置导尿管（手术室执行）
	交叉备血（红细胞2U，血浆200ml）
	NS 100ml ╲ ivgtt bid
	头孢呋辛钠 1.5g ╱ （带入OR）

胃肠外科

注意事项：

1. 幽门梗阻常使患者发生营养障碍，造成贫血、低蛋白血症及水、电解质紊乱，术前应充分准备，可给予输注红细胞、血浆，以纠正贫血和低蛋白血症；积极补液、补钾，纠正缺水和低氯低钾性碱中毒；加强营养，必要时可予肠外营养，改善患者营养状况。

2. 幽门梗阻致使胃黏膜严重水肿，潴留的食物腐败常致胃黏膜充血、炎症，不利于手术。术前应留置胃管，持续负压瓶引流。通常胃内食物残渣较多，引流欠通畅，可用温3%氯化钠溶液洗胃，一方面减轻水肿，另一方面可使食物残渣易于引出。另外，应给予抑制胃酸分泌的药物，如艾司奥美拉唑等。

3. 诊断不明确时，应予胃镜检查及上消化道造影检查。造影时使用碘普罗胺，避免使用钡剂。

4. 预防性使用抗菌药物，可选用第一、二代头孢菌素类，如存在青霉素或头孢菌素类过敏史，可改用氟喹诺酮类。一般上消化道手术不加用抗厌氧菌的药物，如甲硝唑、奥硝唑等。

术后医嘱

长期医嘱	临时医嘱
按全麻下＊＊术后常规护理（根据实际情况书写）	血常规
一级护理	CRP
禁食	PCT
心电监护	出凝血时间
吸氧	血生化、肝功能、肾功能
留置胃管接负压瓶记量	心肌标志物＋BNP（有心血管疾病史或年龄＞50岁）
留置导尿管接袋记量	5% 葡萄糖氯化钠注射液 500ml
腹腔引流管接袋记量	ivgtt qd
记录24小时出入量	
使用镇痛泵或使用	
氟比洛芬酯 50mg iv bid	
NS 10ml ⎫ iv bid	
艾司奥美拉唑 40mg ⎭（全胃切除术后不用）	
NS 10ml ⎫ iv bid	
氨溴索 30～60mg ⎭	
NS 100ml ⎫ ivgtt bid	
头孢呋辛钠 1.5g ⎭	
特布他林 5mg ⎫ 雾化吸入 bid	
布地奈德 2mg ⎭	
肠外营养（根据患者体重配制）	

注意事项：

1. 十二指肠溃疡瘢痕性幽门梗阻是外科治疗的绝对适应证，手术方法是远端胃大部切除术。胃酸高、剧烈疼痛的年轻患者，可做迷走神经切断加胃窦切除术。胃酸低、全身情况差的老年患者，宜做胃空肠吻合术。

2. 注意纠正水、电解质紊乱和酸碱平衡失调。加强肠外营养，直至胃肠功能恢复。

3. 术后继续预防性使用抗菌药物。

4. 注意观察病情并防治并发症：动态观察患者腹部情况、

引流液性状和量、白细胞、中性粒细胞、血红蛋白、CRP；术后持续发热，要注意有无盆腔积液、腹水、泌尿系感染及切口感染，并予引流、积极抗感染等治疗；鼓励患者早期下地活动，促进肠道功能恢复并降低深静脉血栓发生率等。

胃十二指肠溃疡大出血

术前医嘱

长期医嘱		临时医嘱
胃肠外科常规护理		血常规＋血型
一级护理		尿常规
禁食		便常规＋隐血
告病重或病危（视实际病情决定）		出凝血时间
心电监护		血生化、肝功能、肾功能
吸氧		感染筛查（乙肝两对半、丙肝、梅
留置胃管接负压瓶记量		毒、HIV抗体）
留置导尿管接袋记量		心肌标志物＋BNP（有心血管疾病
冰NS 100ml	胃管注	史或年龄＞50岁）
去甲肾上腺素 8mg	入夹闭	血氨
	30分钟	消化系统肿瘤标志物（AFP、CEA、
	q8h	CA125、CA19-9）
NS 100ml	ivgtt q8h	交叉配血
头孢哌酮舒巴坦 3.0g		深静脉穿刺置管或开通多条外周静
或		脉通路
NS 100ml	ivgtt bid	输同型红细胞2～4U，新鲜冰冻血
头孢呋辛钠 1.5g		浆200～400ml（视实际病情及血
		制品供应情况决定）
		乳酸钠林格注射液 500～1000ml
		ivgtt qd（快速滴注）
		琥珀酰明胶注射液 500ml ivgtt qd
		NS 100ml 　　　　ivgtt qd
		艾司奥美拉唑 80mg（30分钟滴完）

长期医嘱	临时医嘱
	NS 100ml ╱ ivgtt qd
	艾司奥美拉唑 80mg ╱ （10ml/h，可继续使用71.5h）
	NS 100ml ╱ ivgtt qd
	氨甲环酸 0.5g ╱
	NS 10ml ╱ iv qd
	白眉蛇毒血凝酶 1kU ╱
	维生素K₁ 10mg im qd
	NS 250ml ╱ ivgtt qd
	奥曲肽 1.2mg ╱ 维持24小时
	或
	NS 10ml ╱ iv qd 3～5分钟
	生长抑素 250μg ╱ 随后立即予
	NS 250ml ╱ ivgtt qd
	生长抑素 6mg ╱ 维持24小时
	与患者及其家属谈话并签字
	告病重或病危
	急诊电子胃镜检查，必要时内镜下止血
	急诊选择性血管造影及栓塞（必要时）
	在全身麻醉下行胃大部切除术（非手术治疗无效时）
	备皮
	禁食
	留置胃管（尚未留置者可手术室执行）
	留置导尿管（尚未留置者可手术室执行）
	术前配血（红细胞4U，血浆400ml）

注意事项：

1. 密切观察生命体征（脉搏、呼吸、血压）及周围循环状况。

2. 纠正休克。立即建立可靠的静脉输液通道，快速滴注平

胃肠外科

衡盐溶液。失血量达全身总血量的20%，应输注胶体液如琥珀酰明胶注射液，一般1～3小时输注500～1000ml。出血量较大时可输注浓缩红细胞，同时可予等比输注新鲜冰冻血浆，保持血细胞比容不低于30%，输入液体中晶体与胶体比为3：1。

3. 经胃管灌注冰生理盐水100ml加去甲肾上腺素8mg可以收缩出血血管，使出血减缓或停止；静脉持续应用质子泵抑制剂，如艾司奥美拉唑（首剂80mg＋8mg/h维持）；必要时给予奥曲肽1.2mg维持静脉输注24小时（也可使用生长抑素）。

4. 急诊胃镜可明确诊断和局部止血；急诊选择性血管造影及栓塞可能明确出血血管并栓塞，使出血减缓或停止，为手术创造条件。但应注意部分患者栓塞后可能出现消化道坏死穿孔，须慎重选择。

5. 抗感染可选用第二或第三代头孢菌素类，如有青霉素或头孢菌素类过敏史，可改用氟喹诺酮类。一般不加用抗厌氧菌的药物，如甲硝唑、奥硝唑。根据实际情况还可升级至碳青霉烯类。

6. 注意维持水、电解质和酸碱平衡。

7. 上述处理未能止血者，应当机立断剖腹探查，行胃大部切除术。

术后医嘱

长期医嘱	临时医嘱
按全麻下行**术后常规护理（根据实际情况书写）	血常规
	CRP
一级护理	PCT
禁食	出凝血时间
留置胃管接负压瓶记量	血生化、肝功能、肾功能
留置导尿管接袋记量	心肌标志物＋BNP（有心血管
腹腔引流管接袋记量	疾病史或年龄＞50岁）
记24小时出入量	5% 葡萄糖氯化钠注射液 500ml
使用镇痛泵或氟比洛芬酯 50mg iv bid	ivgtt qd
继续使用术前制酸剂或	输同型红细胞2～4U，新鲜冰
	冻血浆200～400ml（视实际
	病情及血制品供应情况决定）

	长期医嘱	临时医嘱
NS 10ml 艾司奥美拉唑 40mg	iv bid （全胃切除 可不用）	
NS 10ml 氨溴索 30～60mg	iv bid	
NS 100ml 头孢呋辛钠 1.5g	ivgtt bid	
特布他林 5mg 布地奈德 2mg	雾化吸入 bid	
视情况继续使用奥曲肽或生长抑素		
肠外营养（根据患者体重配制）		

注意事项：

1. 胃十二指肠溃疡大出血多数经内科治疗可止血，但有下列情况时应紧急手术：①出血量大，早期即出现休克。②经短期（6～8小时）输血600～800ml，血压仍不能稳定，或稳定后不久血压又下降，或24小时内输血＞1000ml才能维持血压及红细胞比容。③有类似大出血史。④在溃疡药物治疗中出现大出血。⑤60岁以上，伴有动脉硬化症。⑥同时存在幽门梗阻或并发急性穿孔。⑦急诊内镜见溃疡活动性出血难以止住。⑧球后溃疡或胃小弯溃疡（附近为大血管）。

2. 手术应行包括溃疡在内的胃大部切除术。如切除溃疡有困难时，应贯穿缝扎溃疡底部的出血动脉，并行溃疡旷置术。病情危重，不能耐受胃大部切除术时，可采用单纯缝扎止血。

3. 有专家主张对十二指肠溃疡大出血贯穿缝扎出血处后，施行迷走神经切断加引流术（幽门成形或胃空肠吻合），或迷走神经切断加胃窦切除术。

4. 术中应止血确切，术后应尽量避免继续使用止血药物。术后仍应密切观察胃管引流液的颜色和量，防止再出血的可能。

5. 术后可继续使用术前抗菌药物。注意纠正水、电解质紊乱和酸碱平衡失调。如全身营养状况较差或预计不能进食时间超过5天者，应行静脉营养。

6. 注意观察病情并防治并发症。动态观察患者腹部情况、腹腔引流液性状和量、白细胞、中性粒细胞、血红蛋白、CRP；术后持续发热，要注意有无盆腔积液、腹水，泌尿系感染及切口感染，并予引流、积极抗感染等治疗；鼓励患者早期下地活动，促进肠道功能恢复并降低深静脉血栓发生率等。

胃十二指肠溃疡急性穿孔

术前医嘱

长期医嘱	临时医嘱
胃肠外科常规护理	血常规＋血型
一级护理	尿常规
禁食	便常规＋隐血
告病重或病危（视实际病情决定）	出凝血时间
心电监护（视实际病情决定）	血生化、肝功能、肾功能
吸氧	感染筛查（乙肝两对半、丙肝、梅毒、HIV抗体）
留置胃管接负压瓶记量	心肌标志物＋BNP（有心血管疾病史或年龄＞50岁）
NS 10ml ⎫ iv bid 艾司奥美拉唑 40mg ⎭	消化系统肿瘤标志物（AFP、CEA、CA125、CA19-9）
NS 100ml ⎫ ivgtt q8h 头孢哌酮舒巴坦 3.0g ⎭	交叉配血
	心电图
	胸部、腹部、盆腔CT平扫＋增强或立位腹平片
	开通多条外周静脉通路
	乳酸钠林格注射液 500ml ivgtt qd
	5% 葡萄糖氯化钠注射液 500ml ivgtt qd
	腹腔穿刺、穿刺液常规检查（无法行其他检查时）
	与患者及其家属谈话并签字
	即刻在气管内麻醉下行胃大部切除或穿孔修补术

45

长期医嘱	临时医嘱
	备皮
	禁食
	留置胃管（长嘱未执行者可手术室执行）
	留置导尿管（可手术室执行）
	术前配血（红细胞4U，血浆400ml）

注意事项：

1. 密切观察生命体征（脉搏、呼吸、血压）及周围循环状况。

2. 溃疡急性穿孔原则上应及早进行手术治疗。非手术治疗适应证是：①腹膜炎症轻、局限。②年轻患者，一般情况良好，无休克。③单纯性穿孔，无出血、梗阻或癌变。④空腹穿孔。非手术治疗主要措施是禁食、胃肠减压，配合输液和抗感染。要注意的是，若在严密观察6～8小时后症状、体征不见减轻，或反而有加重者，应立即进行手术治疗。

3. 溃疡穿孔后手术患者的三大危险因素：主要脏器严重疾病、术前休克和穿孔时间＞24小时。

4. 由于穿孔后会发生腹膜炎，抗菌药物可选用第三代头孢菌素类。如存在青霉素或头孢菌素类过敏史，可改用氟喹诺酮类。一般上消化道穿孔不加用抗厌氧菌的药物，如甲硝唑、奥硝唑。如感染严重，可升级至碳青霉烯类药物，必要时联用万古霉素。

5. 术前应用抑制胃酸分泌的药物，常用质子泵抑制剂，如艾司奥美拉唑、奥美拉唑。

长期医嘱	临时医嘱
按全麻下行**术后常规护理（根据实际情况书写）	血常规
一级护理	CRP
禁食	PCT
留置胃管接负压瓶记量	出凝血时间
留置导尿管接袋记量	血生化、肝功能、肾功能
腹腔引流管接袋记量	心肌标志物＋BNP（有心血管疾病史或年龄＞50岁）
记24小时出入量	5% 葡萄糖氯化钠注射液 500ml ivgtt qd
使用镇痛泵或氟比洛芬酯 50mg iv bid	

NS 10ml ⟍
艾司奥美拉唑 40mg ╱ iv bid

NS 10ml ⟍
氨溴索 30～60mg ╱ iv bid

NS 100ml ⟍ ivgtt q8h
头孢哌酮舒巴坦3.0g ╱

特布他林 5mg ⟍ 雾化吸入 bid
布地奈德 2mg ╱

补液（若行穿孔修补术后）：
　5% 葡萄糖氯化钠注射液 500ml ⟍ ivgtt qd
　10%氯化钾 10ml ╱
　5% 葡萄糖氯化钠注射液 500ml ⟍ ivgtt qd
　10%氯化钾 10ml ╱
　10% 葡萄糖注射液 500ml ⟍ ivgtt qd
　10%氯化钾 10ml ╱

或肠外营养（胃大部切术后常需使用肠外营养，根据患者体重配制）

注意事项

1. 一期溃疡治愈性手术（胃大部切除术或高选择性迷走神经切断术）：适用于穿孔时间短、腹腔污染轻、胃肠道水肿不明显、患者体质状态好、有恶变可能（尤其是胃溃疡）、出血或幽门狭窄、多发性溃疡。另一种方法是溃疡切除，缝合胃切口，进行迷走神经切断合并幽门成形术。

2. 单纯穿孔缝合修补术不适用于一期溃疡治愈性手术的病

例，可选择单纯穿孔缝合修补术。由于十二指肠溃疡内科治疗效果的改善，目前对十二指肠溃疡穿孔也多主张做单纯穿孔缝合修补术。

3. 感染较重者术后需送SICU监护至呼吸、循环稳定。

4. 注意纠正水、电解质紊乱和酸碱平衡失调。

5. 术后应加强抗感染，可继续使用术前第三代头孢菌素类或氟喹诺酮类药。一般上消化道手术不加用抗厌氧菌的药物，如甲硝唑、奥硝唑。如感染严重可升级至碳青霉烯类药物，必要时联用万古霉素。

上消化道大出血

术前医嘱

长期医嘱	临时医嘱
胃肠外科常规护理	血常规＋血型
一级护理	尿常规
禁食	便常规＋隐血
告病重或病危（视实际病情决定）	出凝血时间
心电监护	血生化、肝功能、肾功能
吸氧	感染筛查（乙肝两对半、丙肝、梅毒、HIV抗体）
留置胃管接负压瓶记量	
留置导尿管接袋记量	心肌标志物＋BNP（有心血管疾病史或年龄＞50岁）
冰NS 100ml ⎫ 胃管注入夹	
去甲肾上腺素 8mg ⎬ 闭30分钟	血氨
⎭ q8h	消化系统肿瘤标志物（AFP、CEA、CA125、CA19-9）
备三腔二囊管（疑食管胃底静脉曲张破裂出血时）	
	交叉配血
NS 100ml ⎫ ivgtt q8h	心电图
头孢哌酮舒巴坦 3.0g ⎭	胸部、腹部、盆腔CT平扫＋增强（病情许可时）
或	
NS 100ml ⎫ ivgtt bid	深静脉穿刺置管或开通多条外周静脉通路
头孢呋辛钠 1.5g ⎭	

长期医嘱	临时医嘱
5% 葡萄糖注射液 100ml | ivgtt qd 异甘草酸镁 0.1g |（肝硬化患者）	输同型红细胞 2～4U，新鲜冰冻血浆 200～400ml（视实际病情及血制品供应情况决定）
5% 葡萄糖注射液 100ml | ivgtt qd 多烯磷脂酰胆碱 10ml |（肝硬化患者）	乳酸钠林格注射液 500～1000ml ivgtt qd（快速滴注）
	琥珀酰明胶注射液 500ml ivgtt qd
	NS 100ml | ivgtt qd 艾司奥美拉唑 80mg |（30分钟滴完）
	NS 100ml | ivgtt qd 艾司奥美拉唑 80mg |（10ml/h，可继续使用71.5h）
	NS 100ml | ivgtt qd 氨甲环酸 0.5g |
	NS 10ml | iv qd 白眉蛇毒血凝酶 1kU | 维生素K_1 10mg im qd
	NS 250ml | ivgtt qd 奥曲肽 1.2mg | 维持24小时 或
	NS 10ml | iv qd 3～5分钟 生长抑素 250μg | 随后立即于
	NS 250ml | ivgtt qd 生长抑素 6mg | 维持24小时
	与患者及其家属谈话并签字
	告病重或病危
	急诊电子胃镜检查，必要时内镜下止血
	急诊选择性血管造影及栓塞（必要时）
	在全身麻醉下行胃大部切除术（非手术治疗无效的胃十二指肠溃疡出血）
	备皮
	禁食
	留置胃管（尚未留置者可手术室执行）
	留置导尿管（尚未留置者可手术室执行）
	术前配血（红细胞4U，血浆400ml）

胃肠外科

49

注意事项：

1. 呕血和黑便是上消化道大出血的主要症状，其常见原因为胃十二指肠溃疡、门静脉高压症、出血性胃炎、胃癌和胆道出血，根据病史、体征的临床分析，诊断多可成立，处理上相对有的放矢。

2. 初步处理应迅速建立中心静脉补液通道或开通多条外周静脉通路，快速输注平衡盐溶液，急查血型、交叉配血，配备足够的红细胞及新鲜冰冻血浆。同时严密监测生命体征、中心静脉压和尿量。

3. 如60分钟内已输注2000ml左右的平衡盐溶液，血压仍不稳定，说明出血量大，此时应输入胶体液如琥珀酰明胶注射液、白蛋白。同时积极申请输注红细胞和新鲜冰冻血浆。

4. 如病情平稳，即行急诊胃镜，可明确出血病灶并局部止血，可喷洒止血药、电凝、上止血夹、套扎止血和/或注射硬化剂。

5. 可疑食管胃底静脉曲张破裂出血，还可利用三腔二囊管压迫止血。

6. 有以下指征者，应迅速剖腹探查：①年龄大于50岁，病史较长的慢性胃溃疡。②无黄疸、腹水和肝性脑病的门静脉高压症所引起的食管胃底静脉曲张破裂出血。③经过积极处理，24小时输血800ml血压仍不稳定。④胃癌出血或内科治疗不能控制的出血。⑤对于部位不明的出血，经过积极的初步处理后血压、心率仍不稳定。

7. 注意尽可能纠正水、电解质紊乱和酸碱平衡失调。

8. 抗感染可选用第二或第三代头孢菌素类，如存在青霉素或头孢菌素类过敏史，可改用氟喹诺酮类。一般不加用抗厌氧菌的药物，如甲硝唑、奥硝唑。根据实际情况还可升级至碳青霉烯类。

术后医嘱

长期医嘱	临时医嘱
按全麻下行**术后常规护理（根据实际情况书写）	血常规
一级护理	CRP
禁食	PCT
留置胃管接负压瓶记量	出凝血时间
留置导尿管接袋记量	血生化、肝功能、肾功能
腹腔引流管接袋记量	心肌标志物＋BNP（有心
记24小时出入量	血管疾病史或年龄＞
使用镇痛泵或氟比洛芬酯 50mg iv bid	50岁）
继续使用术前制酸剂或改用：	5% 葡萄糖氯化钠注射液
NS 10ml ⟍ iv bid	500ml ivgtt qd
艾司奥美拉唑 40mg ╱ （全胃切除可不用）	输同型红细胞2～4U，新
NS 10ml ⟍ iv bid	鲜冰冻血浆200～400ml
氨溴索 30～60mg ╱	（视实际病情及血制品
NS 100ml ⟍ ivgtt bid	供应情况决定）
头孢呋辛钠 1.5g ╱	
特布他林 5mg ⟍ 雾化吸入 bid	
布地奈德 2mg ╱	
5% 葡萄糖注射液 100ml ⟍ ivgtt qd	
异甘草酸镁 0.1g ╱ （肝硬化患者）	
5% 葡萄糖注射液 100ml ⟍ ivgtt qd	
多烯磷脂酰胆碱 10ml ╱ （肝硬化患者）	
视情况继续使用奥曲肽或生长抑素	
肠外营养（根据患者体重配制）	

注意事项：

1. 对于不明原因的上消化道出血，术中应全面仔细地探查，甚至借助电子胃镜或术中血管造影来明确出血部位。条件允许时，尽可能对原发病做治愈性手术。

2. 术中应止血确切，术后应尽量避免继续使用止血药物。术后仍应密切观察胃管引流液的颜色和量，防止再出血的可能。

3. 术后一般继续使用术前抗菌药物。注意纠正术后水、电解质紊乱和酸碱平衡失调。如全身营养状况较差或预计不能进食时间超过5天者，应行静脉营养。

4. 如为门静脉高压症引起的食管胃底静脉曲张破裂出血，术后应护肝治疗和应用维生素 K_1、白蛋白等，并监测血氨。

5. 注意观察病情并防治并发症：动态观察患者腹部情况、腹腔引流液性状和量、白细胞、中性粒细胞、血红蛋白、CRP；术后持续发热，要注意有无盆腔积液、腹水、泌尿系感染及切口感染，并予引流、积极抗感染等治疗；鼓励患者早期下地活动，促进肠道功能恢复并降低深静脉血栓发生率等。

胃　癌

术前医嘱

长期医嘱	临时医嘱
胃肠外科常规护理	血常规＋血型、尿常规、便常规＋隐血
二级护理	出凝血时间
低渣、半流质饮食或禁食（有梗阻时）	血生化、肝功能、肾功能
留置胃管接负压瓶（有梗阻时）	感染筛查（乙肝两对半、丙肝、梅毒、HIV抗体）
呼吸功能锻炼（有长期吸烟史或年龄＞50岁）	心肌标志物＋BNP（有心血管疾病史或年龄＞50岁）
营养支持治疗（必要时）	肿瘤标志物（AFP、CEA、CA125、CA19-9）
艾司奥美拉唑 20mg po qd～bid	心电图
	超声心动图（有心血管疾病史或年龄＞50岁）
	术前肺功能（有长期吸烟史或年龄＞50岁）
	胃镜检查及活检
	超声胃镜检查（早期胃癌可选）
	上消化道造影（必要时，使用碘普罗胺）
	胸部、腹部、盆腔CT平扫＋增强
	上腹部MRI平扫＋增强（可选）
	与患者及其家属谈话并签字
	在全身麻醉下行腹腔镜或开放根治性胃大部切除术或根治性全胃切除术

长期医嘱	临时医嘱
	备皮
	禁食（术前禁食6～8小时、禁水2～4小时）
	聚乙二醇电解质散 137.1g 冲服
	留置胃管（手术室执行）
	留置导尿管（手术室执行）
	交叉备血（红细胞2U，血浆200ml）
	NS 100ml ⎫ ivgtt bid（带入OR）
	头孢呋辛钠 1.5g ⎭

注意事项：

1. 对于考虑消化道肿瘤的患者，术前应完善内镜检查并获取病理。影像学检查可以了解肿瘤在局部及远处的进展情况。这是制订治疗方案的关键。

2. 对于无远处转移的进展期胃癌，可予术前新辅助化疗，以期达到术前降期、提高根治性切除率、降低复发率等效果。近年来，也有进行新辅助靶向或免疫治疗获得良好效果的尝试。进行新辅助治疗的患者应有明确的病理诊断，身体状况良好，重要器官功能与造血功能正常，无严重合并症。

3. 术前应用抑制胃酸分泌的药物，常用质子泵抑制剂，如艾司奥美拉唑、奥美拉唑。

4. 长期吸烟、年龄较大的患者应提前开始呼吸功能训练。

5. 营养状态差的患者，应积极进行口服肠内营养支持治疗，必要时可予肠外营养支持。

6. 预防性使用抗菌药物，可选用第一、二代头孢菌素类，如存在青霉素或头孢菌素类过敏史，可改用氟喹诺酮类。一般上消化道手术不加用抗厌氧菌的药物，如甲硝唑、奥硝唑。

胃肠外科

术后医嘱

长期医嘱	临时医嘱
按全麻下行根治性远端胃/全胃切除术后常规护理	血常规
一级护理	CRP
禁食	PCT
心电监护	出凝血时间
吸氧	血生化
留置胃管接负压瓶记量	肝功能、肾功能
留置导尿管接袋记量	心肌标志物＋BNP（有心血管疾病史或年龄＞50岁）
腹腔引流管接袋记量	
记录24小时出入量	5% 葡萄糖氯化钠注射液 500ml ivgtt qd
使用镇痛泵或使用氟比洛芬酯 50mg iv bid	
NS 10ml 艾司奥美拉唑 40mg ／ iv bid（全胃切除术后不用）	
NS 10ml 氨溴索 30～60mg ／ iv bid	
NS 100ml 头孢呋辛钠 1.5g ／ ivgtt bid	
特布他林 5mg 布地奈德 2mg ／ 雾化吸入 bid	
肠外营养（根据患者体重配制）	

注意事项：

1. 外科手术是胃癌的主要治疗手段，也是目前能治愈胃癌的唯一方法。胃癌的手术目标是R0切除，对于T_2以上的Borrmann Ⅰ～Ⅱ型胃癌，切缘至少应达3cm；对于Borrmann Ⅲ～Ⅳ型胃癌，该标准则应达5cm。若肿瘤侵犯贲门或幽门，5cm切缘并非必须，但应通过术中冰冻病理保证R0切除。通常远端胃癌应在幽门下3～4cm离断十二指肠球部，近端胃癌应在贲门上3～4cm离断食管。同时还需要根据肿瘤部位清除相应的区域淋巴结，并切除大小网膜、横结肠系膜前叶与胰腺被膜，重建消化道。

胃窦癌可选择根治性远端胃大部切除术，并行毕Ⅱ式胃空肠吻合术重建消化道。胃底癌、胃食管结合部癌多行根治性全胃切除，并予食管空肠Roux-en-Y吻合术重建消化道；也可视情况选用根治性近端胃切除＋胃食管吻合术。胃体癌可根据其具体位置及大小合理选择根治性远端胃切除或全胃切除。

根据清除淋巴结的范围，胃癌根治性切除分4种不同术式：D0（未完全清除第一站淋巴结）、D1（清除了全部第一站淋巴结）、D2（清除了全部第二站淋巴结）和D3（清除了全部第三站淋巴结）。目前，国内外指南均认为D2切除是$cT_{2\sim4}$和cT_1N_+的标准术式。但对于早期胃癌，行D1术式已足够。

2. 早期胃癌可予内镜下黏膜切除术（endoscopic mucosal resection，EMR）和内镜黏膜下剥离术（endoscopic submucosal dissection，ESD）治疗：早期胃癌内镜下切除术主要包括EMR和ESD。原则上内镜治疗适用于淋巴结转移可能性极低的肿瘤。日本《胃癌处理规约》（第5版）将适应证范围进行了一定扩大，现EMR和ESD适应证为：直径＜2cm的黏膜内癌（cT_{1a}），分化型癌，不伴溃疡。ESD适应证为：直径＞2cm，黏膜内癌（cT_{1a}），分化型癌，不伴溃疡；直径＜3cm，肉眼可见的黏膜内癌（cT_{1a}），分化型癌，伴溃疡。ESD的扩大适应证：直径＜2cm，肉眼可见的黏膜内癌（cT_{1a}），未分化型，不伴溃疡；初次ESD或EMR后判断内镜可治愈性（eCura评价体系）为C1，局部复发后内镜下判断为cT_{1a}的病变；对于高龄（＞75岁）或服用抗血栓药物治疗的早期胃癌患者，亦建议内镜下治疗。目前尚无基于我国人群的扩大适应证研究结果。对于不适合EMR/ESD的早期胃癌患者或内镜术后eCura C2者，应予手术治疗。

3. 晚期胃癌Ⅳ期（伴远处转移）患者手术不作为主要治疗手段，主要针对胃癌导致的梗阻、出血、穿孔等并发症而行手术，或仅放置腹腔热灌注管进行热灌注化疗。对于姑息手术后、不能手术或术后复发等晚期胃癌患者进行化疗，能减缓肿瘤的发展速度，改善症状。

4. 不能根治但有幽门梗阻患者，可做胃空肠吻合术或仅做营养性空肠造瘘，伴出血患者可试行胃癌周围血管结扎。

5. 术后可继续预防性使用抗菌药物。

6. 一般从术后第1天开始使用肠外营养，直至胃肠功能恢复。

7. 患者术后通常存在液体潴留，需注意控制液体入量，适当补充白蛋白并予利尿，纠正电解质和酸碱平衡紊乱。

8. 注意观察病情并防治并发症：动态观察患者腹部情况、引流液性状和量、白细胞、中性粒细胞、血红蛋白、CRP；术后持续发热，要注意有无盆腔积液、腹水、泌尿系感染及切口感染，并予引流、积极抗感染等治疗；鼓励患者早期下地活动，促进肠道功能恢复并降低深静脉血栓发生率等。

胃大部切除术后并发症——胃排空延迟

长期医嘱	临时医嘱
普通外科常规护理	定期复查
一级或二级护理（视实际病情决定）	血常规
禁食	血生化
留置胃管接负压瓶记量	血气分析
3% 温盐水 100～250ml 保留洗胃 tid	肝功能、肾功能
甲氧氯普胺 10mg im bid	上消化道造影（使用碘普罗胺）
多潘立酮 10mg tid 或莫沙必利 5mg tid	胃镜检查（必要时）
NS 10ml ⟋ iv bid 艾司奥美拉唑 40mg	胃镜下留置空肠营养管（必要时）
NS 250ml ⟋ ivgtt qd 奥曲肽 1.2mg ⟋ 维持24小时 或	请针灸科会诊
NS 10ml ⟋ iv qd 3～5分钟 生长抑素 250μg ⟋ 随后立即予	
NS 250ml ⟋ ivgtt qd 生长抑素 6mg ⟋ 维持24小时	
补液（根据脱水情况计算）： 　5% 葡萄糖氯化钠注射液 500ml ⟋ ivgtt qd 　10% 氯化钾 10～15ml ⟋	

长期医嘱	临时医嘱

10% 葡萄糖注射液 500ml ＼ ivgtt qd
10% 氯化钾 10 ～ 15ml ／
或静脉营养（根据患者体重配制）
或肠内营养（根据患者体重配制）
纠正碱中毒：
　5% 葡萄糖注射液 500ml ＼ ivgtt qd
　精氨酸注射液 40ml ／

注意事项：

1. 上腹部手术后胃排空延迟（胃排空障碍）并不少见，主要见于胃手术后和胰十二指肠切除术后，多为麻痹性梗阻，应以非手术治疗为主，一般在2 ～ 4周内胃排空能力可恢复正常。非手术治疗主要是维持水、电解质平衡和营养支持，根据胃液丢失量进行液体补充，并通过检验结果了解电解质和酸碱失衡情况（通常为低钾低氯性碱中毒），并进行相应纠正。有研究表明，3%高渗盐水 100 ～ 200ml 保留洗胃，可以减轻胃壁水肿，改善排空障碍。

2. 临床研究表明，甲氧氯普胺、多潘立酮、莫沙必利和红霉素能加速胃排空，对上消化道麻痹性梗阻有效。目前临床上红霉素已少见使用，通常选择甲氧氯普胺搭配一种胃肠动力药物使用。另外，也可请针灸科会诊协助治疗。

3. 胃液丢失量需等量补充，每升加10%氯化钾 10 ～ 15ml。注意动态复查检测。

4. 梗阻性质及原因的诊断可通过上消化道造影、胃镜检查等进行。注意上消化道造影应使用亲水性、可吸收排泄的对比剂（如碘普罗胺），避免使用钡剂。上消化道造影或胃镜检查可了解胃肠道动力、吻合口的通畅性、有无吻合口漏或残端漏等并发症、可疑梗阻点等。另外，胃镜检查对上消化道的刺激有时可能激活胃肠道蠕动，帮助动力恢复。一般保守治疗1 ～ 2周后如无改善，综合评估手术后吻合口愈合情况良好，可予胃镜检查。胃镜下还可放置空肠营养管行肠内营养。

胃大部切除术后并发症——术后吻合口或残端出血

术前医嘱	术后医嘱
禁食	按全麻下行**术后常规护理（根据实际情况书写）
一级护理	
心电监护	一级或特级护理（视实际病情决定）
吸氧（鼻导管或面罩，2～5L/h）	
留置胃管	禁食
留置导尿管	心电监护
血常规	吸氧（鼻导管或面罩，2～5L/h）
出凝血时间	留置胃管接负压瓶记量
血型（再入院患者）	留置导尿管接袋记量
交叉配血（同型红细胞4～6U、新鲜冰冻血浆400～600ml，视实际病情及血制品供应情况决定）	腹腔引流管接袋记量
	记24小时出入量
	使用镇痛泵或氟比洛芬酯 50mg iv bid

术前医嘱		术后医嘱	
冰NS 100ml 去甲肾上腺素 8mg	胃管注入夹闭30分钟 q8h	继续使用术前制酸剂或改用： NS 10ml 艾司奥美拉唑 40mg	iv bid （如改行全胃切除可不用）
NS 100ml 艾司奥美拉唑 80mg	ivgtt qd （30分钟滴完）		
NS 100ml 艾司奥美拉唑 80mg	ivgtt qd （10ml/h，可继续使用71.5h）	NS 10ml 氨溴索 30～60mg	iv bid
NS 100ml 氨甲环酸 0.5g	ivgtt qd	NS 100ml 头孢呋辛钠 1.5g	ivgtt bid
NS 10ml 白眉蛇毒血凝酶1kU	iv qd	特布他林 5mg 布地奈德 2mg	雾化吸入 bid
维生素K$_1$ 10mg im qd		视情况继续使用奥曲肽或生长抑素	
NS 250ml 奥曲肽 1.2mg 或	ivgtt qd 维持24小时	肠外营养（根据患者体重配制） 肠内营养（根据患者体重配制）	
NS 10ml 生长抑素 250μg	iv qd 3～5分钟 随后立即予		
NS 250ml 生长抑素 6mg	ivgtt qd 维持24小时		

58

术前医嘱	术后医嘱
NS 100ml / ivgtt bid 头孢呋辛钠 1.5g	
与患者及其家属谈话并签字	
告病重或病危（视实际病情决定）	
急诊电子胃镜检查，尝试内镜下止血 或	
在全身麻醉下行剖腹探查止血术＋备 行空肠营养管置入术	
带空肠营养管入 OR	
备皮	
留置胃管（如病房未留置可在 OR 留置）	
留置导尿管（如病房未留置可在 OR 留置）	
术前备血（红细胞 4～6U，血浆 400～600ml）	
NS 100ml / ivgtt bid 头孢呋辛钠 1.5g 带入 OR	

注意事项：

1. 术后 24 小时内，从胃管流出少量暗红色或咖啡色血性胃液，属正常现象；如流出大量鲜血，持续不止，有休克征象，多须再次手术。出血部位大多在缝合后的小弯侧胃残端内面或胃肠吻合口，可切开胃体，找到出血点缝扎止血。

2. 术后第 4 天以后的出血多为继发性出血，由炎症或缝线脱落引起，经止血药物和输血治疗后多能奏效。若出血仍不停止，或出现休克现象，经治疗后不能稳定者，应再次手术止血。止血后可考虑放置空肠营养管，便于术后过渡到肠内营养。

3. 近年来，内镜设备和技术迅速发展，成为胃大部切除术后吻合口或残端出血的重要检查和治疗手段，多在积极止血、输血、抗休克治疗的同时进行胃镜检查和止血。但需注意，如果患者出血量大、明显休克，应首选手术，避免延误治疗。术中如无法明确出血来源，也可考虑术中胃镜检查协助诊断。

4. 术后腹腔出血的处理与上述类似，术中需注意探查可疑或微小的残端漏及吻合口漏，这通常是造成局部感染、血管腐蚀出血的原因。

胃大部切除术后并发症——吻合口漏
（包括十二指肠残端漏）

术前医嘱	术后医嘱
禁食	按全麻下行＊＊术后常规护理（根据实际情况书写）
一级护理	
心电监护	一级护理或特级护理（视实际病情决定）
吸氧（鼻导管或面罩，2～5L/h）	
留置胃管	禁食
血常规	心电监护
CRP、PCT	吸氧（鼻导管或面罩，2～5L/h）
出凝血时间	留置胃管接负压瓶记量
急诊生化＋肝功能＋肝酶＋胰腺炎组合	留置导尿管接袋记量
	腹腔引流管接袋记量
引流液淀粉酶测定	记24小时出入量
血型（再入院患者）	使用镇痛泵或氟比洛芬酯 50mg iv bid
B超查腹水	
胸部、腹腔、盆腔CT平扫＋增强	NS 10ml ⎰ iv bid
NS 10ml ⎱ iv bid	艾司奥美拉唑 40mg ⎱（如改行全胃切除可不用）
艾司奥美拉唑 40mg ⎰	
NS 250ml ⎱ ivgtt qd	
奥曲肽 1.2mg ⎰ 维持24小时	NS 10ml ⎰ iv bid
或	氨溴索 30～60mg ⎱
NS 10ml ⎱ iv qd 3～5分钟	NS 100ml ⎰ ivgtt q8h
生长抑素 250μg ⎰ 随后立即予	头孢哌酮舒巴坦 3.0g ⎱
NS 250ml ⎱ ivgtt qd	特布他林 5mg ⎰ 雾化吸入 bid
生长抑素 6mg ⎰ 维持24小时	布地奈德 2mg ⎱
NS 100ml ⎱ ivgtt q8h	视情况继续使用奥曲肽或生长抑素
头孢哌酮舒巴坦 3.0g ⎰	
与患者及其家属谈话并签字	肠外营养（根据患者体重配制）

术前医嘱	术后医嘱
告病重或病危（视实际病情决定）	
超声引导下腹腔穿刺置管引流术	
或	
在全麻下行剖腹探查、吻合口/残端 　修补、腹腔引流、备十二指肠造 　瘘、营养性空肠造瘘术	
术前备血（红细胞2～4U，血浆 　200～400ml）	
带空肠营养管入OR	
备皮	
留置胃管（如病房未留置可在OR 　留置）	
留置导尿管（如病房未留置可在OR 　留置）	
NS　100ml　　　　　／ivgtt　bid	
头孢哌酮舒巴坦　3.0g　／带入OR	
留置导尿管（OR执行）	

注意事项：

1. 胃大部切除术后的胃肠吻合口漏较少见。发生吻合口漏后，胃肠内容物流入腹腔，会引起严重的腹膜炎。术后早期发生者须立即进行手术修补；如发生较晚，已形成局限的脓肿或外漏，则除行超声引导下穿刺置管引流外，还应进行胃管持续减压和积极支持治疗。

2. 十二指肠残端漏是严重的并发症，一旦发生即表现为右上腹部剧烈疼痛和明显的急性腹膜炎体征，通常需要手术治疗。微小的残端漏症状可能不明显，但可能造成局部积液、感染、腐蚀血管而导致大出血。术后1～2天出现的残端破裂，可试行残端重新缝合，并在十二指肠降段外侧壁放置T管造瘘以引流减压；如十二指肠残端破裂发生在术后3天以上时，缝合破裂处通常很困难，效果亦不尽如人意，可考虑从破裂口放入T管或蕈样导管造瘘引流，造瘘管周围以大网膜覆盖包裹，残端周围另放双腔管引流，必要时可予少量负压。应留置胃管持续减压，胃管尖端可放置至十二指肠水平段或降段。腹腔内要冲洗干净，同时放置空肠营养管。

3. 胃切除术后发生吻合口漏或十二指肠残端漏会导致丢失大量体液和电解质，术前应注意水、电解质平衡，术后应注意补充营养，早期可先予肠外营养配置输注，逐渐过渡到肠内营养。并用抗菌药物（如第三代头孢）控制感染。

胃大部切除术后并发症——术后梗阻

术前医嘱	术后医嘱
禁食 一级护理 心电监护 吸氧 留置胃管 血常规 CRP、PCT 出凝血时间 急诊生化＋肝功能＋肝酶＋胰腺炎组合 血型（再入院患者） NS 10ml ⟍ 艾司奥美拉唑 40mg ⟋ iv bid NS 250ml ⟍ ivgtt qd 奥曲肽 1.2mg ⟋ 维持24小时 或 NS 10ml ⟍ iv qd 3～5分钟 生长抑素 250μg ⟋ 随后立即予 NS 250ml ⟍ ivgtt qd 生长抑素 6mg ⟋ 维持24小时 补液（根据脱水情况计算）： 　5% 葡萄糖氯化钠注射液 500ml ⟍ ivgtt qd 　10% 氯化钾 10～15ml	按全麻下行**术后常规护理（根据实际情况书写） 一级护理或特级护理（视实际病情决定） 禁食 心电监护 吸氧 留置胃管接负压瓶记量 留置导尿管接袋记量 腹腔引流管接袋记量 记24小时出入量 使用镇痛泵或氟比洛芬酯 50mg iv bid 继续使用术前制酸剂或改用： NS 10ml ⟍ iv bid 艾司奥美拉唑 40mg ⟋ （如改行全胃切除可不用） NS 10ml ⟍ iv bid 氨溴索 30～60mg ⟋ NS 100ml ⟍ ivgtt bid 头孢呋辛钠 1.5g ⟋ 特布他林 5mg ⟍ 雾化吸入 bid 布地奈德 2mg ⟋

术前医嘱	术后医嘱

10% 葡萄糖注射液 500ml ⎫ ivgtt qd
10% 氯化钾 10 ～ 15ml ⎭
或予静脉营养（根据患者体重配制）
纠正碱中毒：
  5% 葡萄糖注射液 500ml ⎫ ivgtt qd
  精氨酸注射液 40ml ⎭
胸部、腹腔、盆腔CT平扫＋增强
上消化道造影（使用碘普罗胺）
胃镜检查（必要时）
与患者及其家属谈话并签字
在全身麻醉下行剖腹探查＋备行空
  肠营养管置入术
带空肠营养管入OR
备皮
留置胃管（如病房未留置可在OR
  留置）
留置导尿管（如病房未留置可在OR
  留置）
术前备血（红细胞4 ～ 6U，血浆
  400 ～ 600ml）
NS 100ml ⎫ ivgtt bid
头孢呋辛钠 1.5g ⎭ 带入OR
	视情况继续使用奥曲肽或生长抑素
	肠外营养（根据患者体重配制）
	肠内营养（根据患者体重配制）

注意事项：

1. 胃大部切除后吻合口梗阻，一般经禁食、胃肠减压、维持水电解质平衡和营养支持等非手术治疗后都可以恢复。若经非手术治疗梗阻仍不能解除，上消化道造影见对比剂不能通过吻合口，且患者有频繁呕吐的症状，可尝试胃镜检查明确梗阻原因，评估内镜下扩张、支架置入等治疗手段是否可行。如仍无法解除梗阻，需再次手术探查，解除梗阻，恢复胃肠道通畅。注意纠正水、电解质紊乱和酸碱平衡失调。

2. 吻合口梗阻有机械性梗阻和胃排空障碍两种：①机械性梗阻。多由胃肠吻合口过小、胃壁及肠壁内翻太多、手术引起的水肿所致，上消化道造影检查证实后，须再次手术扩大原吻合口，解除梗阻。②胃排空障碍。多系功能性，经非手术治疗后多可治愈。

3. 输入袢梗阻有急性完全性梗阻和慢性不完全性梗阻两类：①急性完全性梗阻常由输入袢太长、扭曲、压迫和内疝引起，可导致肠坏死、穿孔等，诊断明确后须急诊手术行输入袢、输出袢吻合或Y形吻合；有时胃镜检查充气可能使肠袢复位解除梗阻。②慢性不完全性梗阻如经非手术治疗不能缓解，亦应手术解除梗阻，手术方式同急性完全性梗阻。

4. 输出袢梗阻多由粘连、大网膜炎性水肿或坏死压迫、横结肠系膜裂孔未固定或固定不良等引起，须手术治疗解除梗阻原因。

十二指肠损伤

术前医嘱

长期医嘱	临时医嘱
胃肠外科常规护理	血常规＋血型、尿常规、便常规＋隐血
一级护理	出凝血时间
禁食	血生化、肝功能、肾功能
告病重或病危（视实际病情决定）	感染筛查（乙肝两对半、丙肝、梅毒、HIV抗体）
心电监护（视实际病情决定）	心肌标志物＋BNP（有心血管疾病史或年龄＞50岁）
吸氧	
留置胃管接负压瓶记量	消化系统肿瘤标志物（AFP、CEA、CA125、CA19-9）
NS 10ml ／ iv bid	
艾司奥美拉唑 40mg ／	交叉配血
NS 100ml ／ ivgtt	心电图
头孢哌酮舒巴坦 3.0g ／ q8h	胸部、腹部、盆腔CT平扫＋增强或立位腹平片或上消化道造影（使用碘普罗胺）
	诊断性腹腔穿刺、穿刺液常规检查（无法行其他检查时）

长期医嘱	临时医嘱
	开通多条外周静脉通路
	乳酸钠林格注射液 500ml ivgtt qd
	NS 250ml ╱ ivgtt qd
	奥曲肽 1.2mg ╱ 维持24小时
	或
	NS 10ml ╱ iv qd 3～5分钟
	生长抑素 250μg ╱ 随后立即予
	NS 250ml ╱ ivgtt qd
	生长抑素 6mg ╱ 维持24小时
	NS 100ml ╱ ivgtt qd
	氨甲环酸 0.5g ╱
	NS 10ml ╱ iv qd
	白眉蛇毒血凝酶 1kU ╱
	维生素K$_1$ 10mg im qd
	与患者及其家属谈话并签字
	即刻在气管内麻醉下行剖腹探查术及十二指肠修补吻合术
	备皮
	禁食
	留置胃管（长嘱未执行者可手术室执行）
	留置导尿管（可手术室执行）
	术前配血（红细胞4U，血浆400ml）

注意事项：

1. 密切观察生命体征（脉搏、呼吸、血压）及周围循环情况。

2. 有明显内出血者，予止血药物，如氨甲环酸、白眉蛇毒血凝酶、维生素K$_1$，及时补充血容量，纠正休克。内出血、低血压不能纠正者，立即行剖腹探查术。

3. 抗感染治疗一般选用第三代头孢菌素类，如存在青霉素或头孢菌素类过敏史，可改用氟喹诺酮类。一般不加用抗厌氧菌的药物，如甲硝唑、奥硝唑。如感染严重可升级至碳青霉烯类药物，必要时联用万古霉素。

4. 留置胃肠减压，建立肠外营养通道，加强全身支持治疗。

5. 诊断不明确时，可予胸部、腹部、盆腔CT平扫＋增强、立位腹平片或上消化道造影（使用碘普罗胺）。一般不行胃镜检查。

术后医嘱

长期医嘱	临时医嘱
按全麻下行**术后常规护理（根据实际情况书写）	血常规
一级护理	CRP
禁食	PCT
留置胃管接负压瓶记量	出凝血时间
留置导尿管接袋记量	血生化、肝功能、肾功能
腹腔引流管接袋记量	心肌标志物＋BNP（有心血管疾病史或年龄＞50岁）
记24小时出入量	5% 葡萄糖氯化钠注射液 500ml ivgtt qd
使用镇痛泵或氟比洛芬酯 50mg iv bid	
NS 10ml ⎫ iv bid	
艾司奥美拉唑 40mg ⎭	
继续使用奥曲肽或生长抑素	
NS 10ml ⎫ iv bid	
氨溴索 30 ～ 60mg ⎭	
NS 100ml ⎫ ivgtt q8h	
头孢哌酮舒巴坦 3.0g ⎭	
特布他林 5mg ⎫ 雾化吸入 bid	
布地奈德 2mg ⎭	
视情况继续使用奥曲肽或生长抑素	
肠外营养（根据患者体重配制）	
或肠内营养（根据患者体重配制）	

注意事项：

1. 十二指肠损伤一经诊断，应紧急行手术剖腹探查。损伤裂口不大时，可予修补。

2. 损伤十二指肠周径3/4以上者，可行十二指肠损伤口和空肠 Roux-en-Y 吻合术，或视情况缝闭十二指肠远断端，十二指肠近断端与空肠行端侧吻合,恢复肠道通畅。

3. 术中应在十二指肠肠管内外放引流减压:①内引流。胃管放至十二指肠损伤的稍上端肠管内,或在十二指肠上另外造口引流减压,或在上段空肠造瘘,将另一胃管从此处逆行插入十二指肠并用于术后减压。②外引流。于损伤附近、手术区域置管引流,保持引流通畅。如有双套管,可予双套管引流便于冲洗及负压吸引。

4. 术中应留置空肠营养管,术后保持营养供给。早期可主要经肠外营养,逐渐恢复后可过渡到肠内营养,如此可减少术后吻合口瘘的发生率,加快吻合口愈合。

5. 术后注意抗感染、抗休克及维持水与电解质平衡。

6. 注意观察病情并防治并发症:动态观察患者腹部情况、腹腔引流液性状和量、白细胞、中性粒细胞、血红蛋白、CRP;术后持续发热,要注意有无盆腔积液、腹水、泌尿系感染及切口感染,并予引流、积极抗感染等治疗;鼓励患者早期下地活动,促进肠道功能恢复并降低深静脉血栓发生率等。

十二指肠憩室

术前医嘱

长期医嘱	临时医嘱
胃肠外科常规护理	血常规+血型
二级护理	尿常规
半流质或软食	便常规+隐血
侧卧位(体位引流)	出凝血时间
艾司奥美拉唑 20mg po qd	血生化、肝功能、肾功能
甲氧氯普胺 5~10mg tid	感染筛查(乙肝两对半、丙肝、梅毒、
或多潘立酮 10mg po tid	HIV抗体)
或莫沙必利 5mg po tid	心肌标志物+BNP(有心血管疾病史或
	年龄>50岁)
	X线胸片或胸部CT
	心电图

长期医嘱	临时医嘱
	超声心动图（有心血管疾病史或年龄＞50岁）
	术前肺功能（有长期吸烟史或年龄＞50岁）
	呼吸功能锻炼（有长期吸烟史或年龄＞50岁）
	胃镜或上消化道造影（使用碘普罗胺）
	上腹部CT平扫＋增强
	与患者及其家属谈话并签字
	在全身麻醉下行十二指肠憩室切除术或憩室旷置术
	备皮
	禁食（术前禁食6～8小时、禁水2～4小时）
	聚乙二醇电解质散 137.1g 冲服或术前当晚灌肠
	留置胃管（手术室执行）
	留置导尿管（手术室执行）
	交叉备血（红细胞2U，血浆200ml）
	NS 100ml　　　／ivgtt bid（带入OR） 头孢呋辛钠 1.5g／

注意事项：

1. 调节饮食，避免干、硬、难消化的食物，予易消化的软食。

2. 术前应用抗酸药物，可口服质子泵抑制剂，如艾司奥美拉唑。

3. 由于憩室内食物潴留，引流不畅而发生急性或慢性炎症，可予抗菌药物抗炎，抗菌药物可选用头孢菌素类或氟喹诺酮类等。

4. 可采用体位引流减少憩室内潴留的食物，减轻患者的症状。

5. 术前可使用胃肠动力药减轻患者的症状，胃肠动力药可选用甲氧氯普胺5～10mg tid、多潘立酮10mg tid或莫沙必利

5mg tid。

6．术前注意纠正水、电解质紊乱和酸碱平衡失调。

术后医嘱

长期医嘱	临时医嘱
按全麻下行**术后常规护理（根据实际情况书写）	血常规
一级护理	CRP、PCT
禁食	出凝血时间
留置胃管接负压瓶记量	血生化、肝功能、肾功能
留置导尿管接袋记量	心肌标志物＋BNP（有心血管疾病史或年龄＞50岁）
腹腔引流管接袋记量（如有）	5% 葡萄糖氯化钠注射液 500ml ivgtt qd
使用镇痛泵或氟比洛芬酯 50mg iv bid	
NS 10ml / iv bid 艾司奥美拉唑 40mg	
NS 10ml / iv bid 氨溴索 30～60mg	
NS 100ml / ivgtt bid 头孢呋辛钠 1.5g	
特布他林 5mg 雾化吸入 bid 布地奈德 2mg	
补液：	
5% 葡萄糖氯化钠注射液 500ml / ivgtt qd 10% 氯化钾 10ml	
5% 葡萄糖氯化钠注射液 500ml / ivgtt qd 10% 氯化钾 10ml	
10% 葡萄糖注射液 500ml ivgtt qd 10% 氯化钾 10ml	
或肠外营养（根据患者体重配制）	

注意事项：

1．十二指肠憩室在并发出血、梗阻、穿孔时必须行外科手术治疗。若无并发症，一般不必治疗。术中确认壶腹部极为重要。若辨认有困难，应果断切开胆总管，置入探子或导管确认，然后才开始分离切除憩室。

2. 可根据憩室部位、大小选择憩室切除缝合术或小憩室内翻缝合术，切除困难的憩室行憩室旷置术（胃大部切除加胃空肠吻合术）。

3. 十二指肠憩室合并胆、胰管梗阻时，应分别再做胆肠、胰肠吻合术。

4. 十二指肠憩室穿孔（由炎症穿孔或胆总管探查时探子进入十二指肠导致）常是致命性的。此时，应行毕氏Ⅱ式胃肠吻合和胆管切断、胆管空肠端侧 Roux-en-Y 吻合术及穿孔周围引流术。术中发现的憩室穿孔可行修补术。

5. 术后注意抗感染，维持水、电解质和酸碱平衡。

肠系膜上动脉压迫综合征

术前医嘱

长期医嘱	临时医嘱
胃肠外科常规护理	血常规＋血型
二级护理	尿常规
半流质或软食（发作期禁食、	便常规＋隐血
胃肠减压）	出凝血时间
餐后俯卧位（或左侧卧位）	血生化、肝功能、肾功能
多潘立酮 10mg po tid	感染筛查（乙肝两对半、丙肝、梅毒、
或莫沙必利 5mg po tid	HIV 抗体）
	心肌标志物＋BNP（有心血管疾病史或
	年龄＞50岁）
	X 线胸片或胸部 CT
	心电图
	超声心动图（有心血管疾病史或年龄
	＞50岁）
	术前肺功能（有长期吸烟史或年龄
	＞50岁）
	呼吸功能锻炼（有长期吸烟史或年龄
	＞50岁）

长期医嘱	临时医嘱
	上消化道造影（使用碘普罗胺）或胃镜检查
	上腹部CTA平扫＋增强
	选择性肠系膜上动脉造影（必要时）
	与患者及其家属谈话并签字
	在全身麻醉下行十二指肠空肠Roux-en-Y吻合术或十二指肠悬韧带（屈氏韧带）松解术
	备皮
	禁食（术前禁食6～8小时、禁水2～4小时）
	术前当晚灌肠
	留置胃管（手术室执行）
	留置导尿管（手术室执行）
	交叉备血（红细胞2U，血浆200ml）
	NS　100ml ⎫ ivgtt bid（带入OR）
	头孢呋辛钠　1.5g ⎭

注意事项：

1. 发作期间应休息、禁食，给予肠外营养；留置胃管行胃肠减压、洗胃；应用胃肠解痉药物，如阿托品减轻患者症状。

2. 症状缓解后宜少食多餐，进容易消化稀软饮食，餐后俯卧或左侧卧位30分钟。

3. 术前可应用胃肠动力药减轻患者症状，如多潘立酮或莫沙必利。

4. 术前营养不良者予高热量、高蛋白质及高维生素饮食。

5. 上消化道造影提示十二指肠水平段"笔杆征"，上腹部CTA平扫＋增强见肠系膜上动脉与主动脉之间的夹角变小（＜15°）、宽度缩窄（＜8mm），基本能够明确诊断。如术前诊断不明确时，还可行选择性肠系膜上动脉造影。

6. 术前注意纠正水、电解质和酸碱平衡失调。

术后医嘱

长期医嘱	临时医嘱
按全麻下行**术后常规护理（根据实际情况书写）	血常规
	CRP
一级护理	PCT
禁食	出凝血时间
留置胃管接负压瓶记量	血生化、肝功能、肾功能
留置导尿管接袋记量	心肌标志物＋BNP（有心血管疾病史或年龄＞50岁）
腹腔引流管接袋记量（如有）	
使用镇痛泵或氟比洛芬酯 50mg iv bid	5% 葡萄糖氯化钠注射液 500ml ivgtt qd
NS 10ml ⎫ iv bid 艾司奥美拉唑 40mg ⎭	
NS 10ml ⎫ iv bid 氨溴索 30～60mg ⎭	
NS 100ml ⎫ ivgtt bid 头孢呋辛钠 1.5g ⎭	
特布他林 5mg ⎫ 雾化吸入 bid 布地奈德 2mg ⎭	
肠外营养（根据患者体重配制）	

注意事项：

1. 肠系膜上动脉压迫综合征一般采用内科治疗。内科治疗无效时可行手术治疗。常用的手术方法为十二指肠水平部与空肠Roux-en-Y吻合术、十二指肠悬韧带（屈氏韧带）松解术或胃空肠吻合术。

2. 患者多有营养不良，故术后应加强营养，可予肠外营养，直至胃肠功能恢复。

3. 术后可继续预防性使用抗感染药物。

4. 注意维持水、电解质和酸碱平衡。

5. 注意观察病情并防治并发症：动态观察患者腹部情况、腹腔引流液性状和量、白细胞、中性粒细胞、血红蛋白、CRP；术后持续发热，要注意有无盆腔积液、腹水、泌尿系感染及切口感染，并予引流、积极抗感染等治疗；鼓励患者早期下地活动，促进肠道功能恢复和降低深静脉血栓发生率等。

肠 结 核

术前医嘱

长期医嘱	临时医嘱
普通外科常规护理	血常规
二级护理	尿常规、便常规
无渣半流质饮食	出凝血时间
卧床休息	肝功能
异烟肼 0.3g po qd	肾功能
对氨基水杨酸钠 2g po qid	血钾、钠、钙、氯等电解质
	血糖
链霉素 0.75g im qd	乙肝两对半、肝炎系列抗体、HIV 抗体、梅毒抗体
甲硝唑 0.4g po tid 术前3日开始	结核菌素试验
链霉素 1g po tid 术前3日开始	红细胞沉降率
	CRP
	胸部 X 线片
	心电图
	B 超查肝、肠系膜淋巴结
	腹部立、卧位 X 线片（必要时）
	纤维结肠镜检查
	胃镜或 X 线钡餐检查（必要时）
	与患者及其家属谈话并签字
	在气管内麻醉下行（腹腔镜）剖腹探查（肠切除、右半结肠切除、腹腔引流）术
	备皮
	术前12小时禁食、4小时禁水
	交叉配血，备血 400 ～ 1000ml
	术前当晚及术晨低压清洁灌肠（梗阻患者）
	无肠梗阻者术前1天无渣半流质饮食，术前晚口服泻药肠道准备
	麻醉后留置导尿管、胃管（有梗阻者留置，或术前留置，无梗阻者无须留置胃管）
	头孢拉定 2g ｜ ivgtt 术前30分钟
	NS 100ml
	0.5%甲硝唑 200ml ivgtt 术前30分钟

73

注意事项：

1. 能进食患者可口服抗结核药物。经典治疗以链霉素、异烟肼、对氨基水杨酸为首选，疗程1～2年。目前常用"异烟肼0.3g＋利福平0.45g＋乙胺丁醇0.75g，口服，1天1次，疗程为6～9个月"。

2. 腹痛可用阿托品或其他抗胆碱能药物。摄入不足或腹泻严重者应注意水、电解质与酸碱平衡。

3. 发生肠外瘘应行抗结核支持治疗，结核病稳定后再切除病变肠段。

4. 术前应用抗厌氧菌药物，预防厌氧菌感染，可选用甲硝唑。

5. 术前应加强营养（高热量、高蛋白质、高维生素饮食），积极全身支持治疗。

6. 术前诊断不明确时，可行纤维结肠镜检查、腹部立卧位X线片、胃镜或X线钡餐检查。

术后医嘱

长期医嘱	临时医嘱
普通外科常规护理	血常规
气管内麻醉后护理	肝功能
一级护理	肾功能
禁食	凝血功能
告病重	血生化
半卧位（6小时，血压平稳后）	
留置胃管接负压瓶	
留置导尿管接引流袋	
记24小时出入量	
测血压、脉搏、呼吸 qh×6次	
静脉或硬膜外镇痛泵护理	
哌替啶 50～100mg im q8h（必要时）	
链霉素 0.75g im qd	

长期医嘱	临时医嘱
NS　100ml ⟍ ivgtt bid	
头孢拉定　2g ⟋	
5%葡萄糖注射液　500ml ⟍ ivgtt qd	
异烟肼　0.2～0.4g ⟋	
乳酸钠林格注射液　500ml ⟍ ivgtt bid	
10%氯化钾　15ml ⟋	
0.5%甲硝唑　100ml ivgtt bid	
10%葡萄糖注射液　500ml ivgtt qd	

胃肠外科

注意事项：

1．肠结核主要采用内科抗结核治疗和全身支持疗法。手术治疗适应证为：①完全性肠梗阻。②急性肠穿孔或慢性肠穿孔引起肠外瘘。③肠道大量出血经积极抢救不能满意止血。

2．小肠结核应切除病变肠段做端端吻合术。

3．回盲部结核做右半结肠切除术，将回肠末端与横结肠做端侧或侧侧吻合，避免单纯回肠横结肠捷径侧侧吻合术。

4．急性肠穿孔应将病变肠段切除行端端吻合＋腹腔引流术。

5．术后应密切监测生命体征。

6．术后患者如疼痛剧烈，可予哌替啶50～100mg im q8h。

7．术后继续抗结核治疗1～2年。

8．术后应注意维持水、电解质和酸碱平衡，继续加强营养（高热量、高蛋白质、高维生素饮食）及全身支持治疗。

9．术后抗感染，可选用青霉素类、头孢菌素类、氟喹诺酮类或氨基糖苷类，同时继续抗厌氧菌治疗。

溃疡性结肠炎

术前医嘱

长期医嘱	临时医嘱
普通外科常规护理	血常规＋血型
一级（或二级）护理	尿常规、便常规
半流质饮食	出凝血时间
告病重	血细胞比容
卧床休息	肝功能、肾功能
柳氮磺吡啶（水杨酸偶氮磺胺吡啶）1.0～1.5g po qid	血钾、钠、钙、氯等电解质
	血糖
地芬诺酯（苯乙哌啶）2.5mg po bid	乙肝两对半、丙肝抗体、HIV抗体、梅毒抗体
泼尼松 10mg po tid	粪便找阿米巴原虫
（或苯丙酸诺龙 25mg im q2w）	粪便细菌培养及药敏试验
	结核菌素试验
	免疫功能检查
	胸部正侧位X线片
	心电图
	纤维结肠镜检查（必要时）
	X线钡剂灌肠检查（必要时）
	腹部立、卧位X线片（必要时）
	与患者及其家属谈话并签字
	在硬膜外麻醉下行剖腹探查（肠切除、全结肠或直肠切除、回肠造口）术
	备皮
	术前12小时禁食、4小时禁水
	交叉配血，备血400～800ml
	术前留置胃管
	术前留置导尿管
	头孢拉定 2g ⟍ ivgtt 术前30分钟
	NS 100ml ⟋
	0.5%甲硝唑 200ml ivgtt 术前30分钟

注意事项：

1. 由于患者大多有营养不良，应给予高营养、低渣饮食，适当给予叶酸、维生素B_{12}等多种维生素和微量元素。如患者有严重营养不良、肠瘘及短肠综合征，可予TPN，应用时间不宜太长。

2. 如患者腹痛剧烈，可酌情给予抗胆碱药，如阿托品0.5mg im prn。

3. 如患者有腹泻，可酌情给予止泻药，如洛哌丁胺4mg qd或蒙脱石散1包qd～tid。

4. 若患者合并感染，可静脉给予广谱抗菌药物，可选用青霉素类、头孢菌素类、氟喹诺酮类或氨基糖苷类，同时继续抗厌氧菌药物治疗。

5. 糖皮质激素是目前控制病情活动最有效的药物，适用于本病活动期，主张初始要足量、疗程偏长、维持因人而异。剂量为泼尼松30～40mg/d，重者可达60mg/d，病情缓解后一般以每周递减5mg的速度将剂量逐渐减少至停用。氨基水杨酸制剂是治疗本病的常用药物，对控制轻、中型患者的病情活动性有一定疗效，主要适用于病变局限在结肠者，可用柳氮磺吡啶1g qid，用药3～4周，病情缓解后可减量使用3～4周，然后改为维持量1g bid，维持1～2年。免疫抑制剂适用于对糖皮质激素治疗效果不佳或糖皮质激素依赖的慢性活动性病例，可用硫唑嘌呤2mg/（kg·d）或巯嘌呤1.5mg/（kg·d），该类药显效时间需3～6个月，维持用药一般1～2年。

6. 如患者睡眠较差，可予加用地西泮5mg qn。

7. 本病如出现梗阻、腹膜炎、大出血，可参阅有关疾病的医嘱执行。

8. 病变在直、乙状结肠者，可用5-氨基水杨酸1～2g，灌肠，1次/天。近来用肠外营养加环孢素治疗，疗效好。

9. 注意纠正水、电解质紊乱和酸碱平衡失调。

术后医嘱

长期医嘱	临时医嘱
普通外科常规护理	血常规
硬膜外麻醉后护理	肝功能
一级护理	肾功能
禁食	凝血功能
告病危或病重	血生化
半卧位（6小时，血压平稳后）	
鼻导管吸氧3～5L/min	
留置胃管接负压瓶	
留置导尿管接引流袋、腹腔引流管记量	
记24小时出入量	
测血压、呼吸、脉搏 qh×8次	
静脉或硬膜外镇痛泵镇痛	
哌替啶 50～100mg im q8h（必要时）	
NS 100ml ⎫ ivgtt bid	
头孢拉定 2g ⎭	
乳酸钠林格注射液 500ml ⎫ ivgtt qd	
10%氯化钾 15ml ⎭	
5%葡萄糖注射液 500ml ⎫ ivgtt bid	
10%氯化钾 15ml ⎭	
5%葡萄糖注射液 500ml ivgtt bid	
0.5%甲硝唑 100ml ivgtt bid	

注意事项：

1. 溃疡性结肠炎主要是内科治疗，但在下列情况时应手术治疗：①急性肠穿孔。②肠道大出血。③急性中毒性结肠扩张。④癌变或可疑癌变。⑤脓肿瘘管形成。⑥内科治疗无效。

2. 病变局限者可做病变肠段切除；如病变广泛，累及全部结肠和直肠，标准术式是全结肠切除加回肠造瘘术。其他术式有全结肠切除术、回肠直肠吻合术、全直肠结肠切除加可控回肠袋造瘘术，以及直肠结肠切除、直肠远端黏膜剔除加回肠袋肛管吻合术。患者情况差，不能一次耐受根治手术时，可采用分次手术切除。

3. 中毒性巨结肠结肠穿孔后死亡率将从原来的4%骤升至

24%，应做回肠、横结肠或乙状结肠造口减压术。待病情好转后，再做二期手术切除病变肠段。

    4. 术后应密切监测生命体征。

    5. 术后患者如疼痛剧烈，可予哌替啶 50 ～ 100mg im q8h。

    6. 术后应注意维持水、电解质和酸碱平衡，继续加强营养（高热量、高蛋白质、高维生素饮食）及全身支持治疗。

    7. 术后抗感染，可选用青霉素类、头孢菌素类、氟喹诺酮类或氨基糖苷类，同时继续抗厌氧菌药物治疗。

克 罗 恩 病

术前医嘱

长期医嘱	临时医嘱
普通外科常规护理	血常规＋血型
一级（或二级）护理	尿常规、便常规
半流质饮食	出凝血时间、红细胞沉降率、CRP
卧床休息	血细胞比容
泼尼松 10mg po tid（必要时）	肝功能、肾功能
	血生化
5-氨基水杨酸制剂1.0g po qid（必要时）	血糖
	乙肝两对半、丙肝抗体、HIV抗体、梅毒抗体
	粪便细菌培养及药敏试验
	结核菌素试验
	免疫功能检查
	胸部X线片
	心电图
	B超查腹腔有无脓肿或包块
	CT小肠造影（CTE）了解病变肠段与范围
	纤维结肠镜检查（必要时）
	X线钡剂灌肠检查（必要时）
	腹部立、卧位X线片（必要时）

长期医嘱	临时医嘱
	与患者及其家属谈话并签字
	全麻下行剖腹探查（肠切除、脓肿切开引流、腹腔引流）术
	备皮
	术前12小时禁食、4小时禁水
	交叉配血，备血200～400ml
	术前留置胃管
	术前留置导尿管
	术前晚清洁灌肠
	头孢拉定　2g ⎱ ivgtt 术前30分钟 NS 100ml ⎰
	0.5%甲硝唑　200ml ivgtt 术前30分钟

胃肠外科

注意事项：

1. 由于患者大多有营养不良，应给予高营养、低渣饮食，适当给予叶酸、维生素B_{12}等多种维生素和微量元素。如患者有严重营养不良、肠瘘及短肠综合征，可予TPN，应用时间不宜太长。

2. 如患者腹痛剧烈，可酌情给予抗胆碱药，如阿托品0.5mg im prn。

3. 如患者有腹泻，可酌情给予止泻药，如洛哌丁胺4mg qd或蒙脱石散1包qd～tid。

4. 若患者合并感染，可静脉给予广谱抗菌药物，可选用青霉素类、头孢菌素类、氟喹诺酮类或氨基糖苷类，同时继续抗厌氧菌药物治疗。

5. 糖皮质激素是目前控制病情活动最有效的药物，适用于本病活动期，主张初始要足量、疗程偏长、因人而异。剂量为泼尼松30～40mg/d，重者可达60mg/d，病情缓解后一般以每周递减5mg的速度将剂量逐渐减少至停用。5-氨基水杨酸制剂对控制轻、中型患者的病情活动性有一定疗效，主要适用于病变局限在结肠者，可用5-氨基水杨酸制剂1g qid，用药3～4周，病情缓解后可减量使用3～4周，然后改为维持量1g tid，维持1～2年。免疫抑制剂适用于对糖皮质激素治疗效果不佳或糖皮质激素依赖的慢性活动性病例，可用硫唑嘌呤2mg/（kg·d）或巯嘌呤1.5mg/（kg·d），该类药显效时间需3～6个月，维持用药一般1～2年。

6. 某些抗菌药物对本病有一定疗效，如甲硝唑（对肛周瘘管者疗效好）、环丙沙星等。

7. 如患者睡眠较差，可予加用地西泮5mg qn。

8. 本病如出现梗阻、腹膜炎、大出血，可参阅有关疾病的医嘱执行。

9. 病变在直肠、乙状结肠者，可用5-氨基水杨酸1～2g，灌肠，1次/天。近来用肠外营养加环孢素治疗，疗效好。

10. 注意纠正水、电解质紊乱和酸碱平衡失调。

术后医嘱

长期医嘱	临时医嘱
普通外科常规护理	血常规
一级护理	肝功能
禁食	肾功能
半卧位（6小时，血压平稳后）	凝血功能
留置胃管接负压瓶	血生化
留置导尿管接引流袋、腹腔引流管记量	5%葡萄糖注射液 500ml／ivgtt
记24小时出入量	止血药
测血压、呼吸、脉搏 qh×8次	白蛋白（必要时）
NS 100ml ／ivgtt bid	
头孢拉定 2g	
乳酸钠林格注射液 1000ml ／ivgtt qd	
10%氯化钾 30ml	
10%葡萄糖注射液 500ml ／ivgtt qd	
维生素C 0.2g	
完全胃肠外静脉营养制剂	
0.5%甲硝唑 100ml ivgtt bid	
生长抑素（必要时）	

注意事项：

1. 克罗恩病一般采用内科治疗，外科治疗适应证是：①内科治疗效果不佳。②梗阻。③慢性穿孔后形成腹腔脓肿、肠内

（外）瘘。④大出血。⑤中毒性巨结肠。⑥急性穿孔。⑦严重肛周病变。⑧癌变。

2. 手术应切除病变肠管，选择肉眼正常的肠段做肠端端吻合。如局部粘连严重、无法分离，则在病变近侧3cm处切断正常肠管，内翻关闭远端，以近侧肠管与横结肠做端侧吻合。3～6个月后进行二期手术切除病变肠段。

3. 术后应密切监测生命体征。

4. 术后患者如疼痛剧烈，可予应用哌替啶50～100mg im q8h。

5. 术后应注意维持水、电解质和酸碱平衡，继续加强营养（高热量、高蛋白质、高维生素饮食）及全身支持治疗。

6. 术后抗感染，可选用青霉素类、头孢菌素类、氟喹诺酮类或氨基糖苷类，同时继续抗厌氧菌药物治疗。

结　肠　癌

术前医嘱

长期医嘱	临时医嘱
普通外科常规护理	血常规＋血型
二级护理	尿常规、便常规
无渣、半流质饮食	出凝血时间
口服泻药清洁肠道	肝功能
（有肠梗阻的除外）	肾功能
	血钾、钠、钙、氯等电解质
	血糖
	乙肝两对半、肝炎系列抗体、HIV抗体、梅毒抗体
	CEA、胃肠肿瘤相关标志物
	心电图
	纤维结肠镜检查
	胸部、腹部和盆腔CT平扫加增强
	肝脏MRI（有结肠癌肝转移时考虑做）

长期医嘱	临时医嘱
	PET/CT（有结肠癌肝转移时考虑做）
	与患者及其家属谈话并签字
	在全麻下行（腹腔镜）右半结肠（或左半结肠、横结肠、乙状结肠）根治性切除术
	备皮
	术前12小时禁食、4小时禁水
	交叉配血，备血400～1000ml
	术前留置胃管（肠梗阻患者）
	麻醉后留置导尿管
	复方聚乙二醇电解质溶液 2000～3000ml po
	头孢拉定 2g ╲
	NS 100ml ╱ ivgtt 术前30分钟
	0.5%甲硝唑 200ml ivgtt 术前30分钟
	（手术超过3小时，上述抗菌药物增加1次，头孢拉定剂量同前，0.5%甲硝唑100ml）

注意事项：

1. 术前使用抗菌药物预防感染，可选用青霉素类、头孢菌素类、氨基糖苷类或氟喹诺酮类。同时应加用抗肠道细菌的药物，如甲硝唑。

2. 术前诊断不明确者可行肠镜检查加病理检查。

3. 建立胃肠外营养通道，加强全身支持治疗。

4. 如患者睡眠较差，可予加用地西泮5mg qn。

5. 术前营养不良者予高热量、高蛋白质、高维生素饮食。

术后医嘱

长期医嘱	临时医嘱
普通外科常规护理	血常规
硬膜外或全麻后护理	肝功能
一级护理	肾功能
禁食	血生化
告病危或病重，心电监护，吸氧	凝血功能

长期医嘱	临时医嘱
半卧位（6小时，血压平稳后）	
留置胃管接负压瓶	
留置导尿管接引流袋	
记24小时出入量、腹腔引流量	
测血压、呼吸、脉搏 qh×8次	
静脉或硬膜外镇痛泵镇痛	
哌替啶 50～100mg im q8h（必要时）	
NS 100ml ⎫ ivgtt bid	
头孢拉定 2g ⎭	
乳酸钠林格注射液 1000ml ⎫ ivgtt qd	
10%氯化钾 30ml ⎭	
5%葡萄糖注射液 500ml ivgtt bid	
0.5%甲硝唑 100ml ivgtt bid	
完全胃肠外静脉营养制剂	

注意事项：

1. 结肠癌根治术应切除包括癌肿在内的肠袢及其系膜和淋巴结：盲肠、升结肠、结肠肝曲肿瘤，应行右半结肠切除（包括升结肠、右半横结肠、盲肠和15cm回肠）；横结肠癌，应切除全部横结肠，包括肝曲和脾曲；脾曲和降结肠癌，切除左半横肠和降结肠，或部分乙状结肠；乙状结肠癌，切除全部乙状结肠或部分降结肠和部分直肠。

2. 右侧结肠癌并发急性肠梗阻时，可做右半结肠切除、一期回肠横结肠吻合术；如患者情况不允许，先做盲肠造口解除梗阻，二期手术再根治切除。左侧结肠癌并发急性梗阻时，首选肿瘤根治切除、横结肠造口术，在肠道充分准备后，二期手术恢复肠道通畅。若肿瘤已不能切除，则在癌肿的近端行姑息性结肠造口术。

3. 放疗对结肠癌无效，进展期结肠癌根治切除后均配合术后辅助化疗，进展期结肠癌一线化疗方案：①FOLFOX6（奥沙利铂＋亚叶酸钙＋氟尿嘧啶）。②XELOX（奥沙利铂＋卡培他滨）。③MAYO（亚叶酸钙＋氟尿嘧啶）。

4. 术后预防性使用抗菌药物，可选用头孢菌素类或氟喹诺酮类，必要时可联用氨基糖苷类，同时应加用抗肠道细菌的药物，如甲硝唑。

5. 术后第二天开始使用PN，直至胃肠功能恢复。

6. 注意纠正水、电解质紊乱和酸碱平衡失调。

7. 术后患者如疼痛剧烈，可酌情给予NSAIDs或哌替啶50～100mg im q8h。

8. 防治并发症的发生。如术后持续发热，要注意有无盆腔积液、腹水、泌尿系感染及切口感染，并予引流、积极抗感染等治疗。

直 肠 癌

术前医嘱

长期医嘱	临时医嘱
普通外科常规护理	血常规＋血型
二级护理	尿常规、便常规
无渣、半流质饮食	出凝血时间
	肝功能
	肾功能
	血钾、钠、钙、氯等电解质
	血糖
	乙肝两对半、肝炎系列抗体、HIV抗体、梅毒抗体
	CEA、CA19-9、CA125、AFP
	X线胸片
	心电图
	胸部、腹部和盆腔CT平扫＋增强
	肝脏MRI（有结肠癌肝转移时考虑做）
	PET/CT（有结肠癌肝转移时考虑做）
	盆腔MRI
	经直肠超声（必要时）
	肛门直肠测压
	纤维结肠镜检查

长期医嘱	临时医嘱
	腹部立、卧位X线片（合并急性肠梗阻时）
	与患者及其家属谈话并签字
	在全麻下行（腹腔镜）直肠癌根治术
	备皮
	交叉配血，备血400～1000ml
	术前12小时禁食、4小时禁水
	术前留置胃管（有梗阻者）
	麻醉后留置导尿管
	复方聚乙二醇电解质溶液 2000～3000ml po（有梗阻者不可用泻药）
	头孢拉定 2g ／ ivgtt 术前30分钟
	NS 100ml ／
	0.5%甲硝唑 200ml ivgtt 术前30分钟

注意事项：

1. 术前使用抗菌药物预防感染，可选用青霉素类、头孢菌素类、氨基糖苷类或氟喹诺酮类。同时应加用抗肠道细菌的药物，如甲硝唑。

2. 对术前诊断不明确者，可行直肠镜或乙状结肠镜检查加病理检查。

3. 建立胃肠外营养通道，加强全身支持治疗。

4. 患者由于便血而常有贫血，可酌情输注浓缩红细胞。

5. 术前营养不良者予高热量、高蛋白质、高维生素饮食。

术后医嘱

长期医嘱	临时医嘱
普通外科常规护理	血常规
全身（硬膜外）麻醉后护理	肝功能
一级护理	肾功能
禁食	血生化
告病危或病重，心电监护，吸氧	凝血功能
半卧位（6小时，血压平稳后）	
留置胃管接负压瓶、腹腔引流管记量	

长期医嘱	临时医嘱

留置导尿管接引流袋

记24小时出入量

测血压、呼吸、脉搏 qh×8次

静脉或硬膜外镇痛泵镇痛

哌替啶 50～100mg im q8h（必要时）

NS 100ml ╲
　　　　　　ivgtt bid
头孢拉定 2g ╱

乳酸钠林格注射液 1000ml ╲
　　　　　　　　　　　　ivgtt qd
10%氯化钾 30ml ╱

0.5%甲硝唑 100ml ivgtt bid

胃肠外科

注意事项：

1. 根治性直肠癌切除术是直肠癌的主要治疗方法。凡能切除的直肠癌及无禁忌证者，应尽早行直肠癌根治术。癌肿局限于直肠壁，仅有局部淋巴结转移者，都适宜于根治切除术，如癌肿已侵犯子宫、阴道壁，可同时切除。有孤立性肝转移者，亦可同时行肝叶肝段切除或肝楔形切除术。

2. 手术方法及切除范围：①腹会阴联合直肠癌根治术（Miles手术）。适用于距肛缘5cm以内的直肠癌，切除范围应为直肠全部、乙状结肠下端及其系膜、肠系膜下动脉和周围淋巴结、肛门及周围3cm以内的全部组织。乙状结肠下端在左腹壁做永久性造瘘。有条件单位可行术前辅助治疗提高术后保肛率，最低为齿状线上2cm。②经腹腔直肠癌切除术（Dixon手术）。适用于距肛缘6cm以上的直肠癌，癌肿切除后有足够的直肠在盆腔内与乙状结肠行对端吻合。距肛缘6～9cm的直肠癌，需要借助闭合器和吻合器才能完成Dixon手术。③乙状结肠造口术。适用于直肠癌并发急性肠梗阻时的一期减压手术，或晚期直肠癌不宜行根治切除术，以及年老体弱不能耐受较大手术者的姑息性手术。

3. 进展期直肠癌一线化疗方案：①FOLFOX6（奥沙利铂＋亚叶酸钙＋氟尿嘧啶）。②XELOX（奥沙利铂＋卡培他滨）。③MAYO（亚叶酸钙＋氟尿嘧啶）。

4. 与术后单纯放疗相比，术后放化疗结合，可明显降低 T_3 以上和 N_1 以上的患者的局部复发率，延长生存时间。T_3N_0 以上的患者，术后可追加盆腔放疗（45.0 ～ 50.4Gy）。

5. 术后预防性使用抗菌药物，可选用头孢菌素类或氟喹诺酮类，必要时可联用氨基糖苷类，同时应加用抗肠道细菌的药物，如甲硝唑。

6. 术后第二天开始使用PN，直至胃肠功能恢复。

7. 注意纠正水、电解质紊乱和酸碱平衡失调。

8. 防治并发症的发生。如术后持续发热，要注意有无盆腔积液、腹水、泌尿系感染及切口感染，并予引流、积极抗感染等治疗。

9. 齿状线上 2 ～ 5cm低位直肠癌用盆腔MRI评估，$T_{3～4}N_1$ 以上新辅助后可以保肛，要预防回肠造口。

直肠肛管周围脓肿

术前医嘱

长期医嘱	临时医嘱
普通外科常规护理	血常规＋血型
一级（或二级）护理	尿常规、便常规
无渣、半流质饮食	出凝血时间
	肝功能
	肾功能
	血钾、钠、钙、氯等电解质
	血糖
	乙肝两对半、肝炎系列抗体、HIV抗体、梅毒抗体
	胸部正侧位X线片
	心电图
	超声检查或CT检查（深部脓肿时），直肠肛管MRI

长期医嘱	临时医嘱
	纤维结肠镜检查（必要时）
	与患者及其家属谈话并签字
	在局部麻醉或硬膜外麻醉下行脓肿切开引流术
	备皮
	交叉配血，备血400～1000ml
	术前12小时禁食
	术前清洁灌肠（必要时）

注意事项：

1．积极抗菌药物治疗，联合选用2～3种对革兰阴性杆菌有效的抗菌药物，可选用青霉素类、头孢菌素类或氨基糖苷类抗菌药物。

2．可予温水坐浴及局部理疗，以促进局部血液循环。

3．口服缓泻剂或石蜡油以减轻排便时疼痛。

术后医嘱

长期医嘱	临时医嘱
普通外科常规护理	血常规
局部麻醉（或硬膜外麻醉）后护理	血生化
二级（或一级）护理	
无渣、半流质饮食	
平卧	
测血压、呼吸、脉搏 q2h×3次（硬膜外麻醉或鞍麻后）	
甲硝唑片 0.4g po tid	
或 0.5%甲硝唑 100ml ivgtt bid	
NS 100ml ＼ ivgtt bid	
头孢拉定 2g ／	
液体石蜡油 20～30ml po qn	
温水坐浴（肤阴洁或1‰高锰酸钾溶液）bid	
哌替啶 50～100mg im q8h（必要时）	

注意事项：

1．浅表脓肿做肛周放射状切开引流。

2. 坐骨肛管间隙脓肿、骨盆直肠间隙脓肿应在穿刺定位下距肛缘 3～5cm，做前后方向略偏后的弧形切口，逐层切开直达脓腔，通畅引流。

3. 向直肠突出的骨盆直肠后间隙脓肿、直肠壁脓肿、括约肌间脓肿、直肠后间隙脓肿可经直肠切开引流。

4. 所有直肠肛管脓肿确诊后都应立即切开引流，等其出现波动或自行穿破往往需要时间，在此期间，脓肿会突破更多组织扩散，形成复杂肛瘘，甚至发生便失禁。

5. 表浅的直肠肛管周围脓肿确诊后可在局麻下切开引流，不必住院。深部脓肿都应在硬膜外麻醉或全身麻醉下切开引流，切口应够大，切开后置管引流，以保证引流通畅，避免遗留肛门瘘管的后遗症。若为括约肌间脓肿，可以切开引流一期挂线治愈。

6. 注意维持水、电解质和酸碱平衡。

7. 术后继续温水坐浴。

8. 术后患者若疼痛剧烈，可给予哌替啶 50～100mg im q8h。

9. 切开引流时取脓液送培养及药敏试验，选用敏感的抗菌药物。

直 肠 脱 垂

术前医嘱

长期医嘱	临时医嘱
普通外科常规护理	血常规＋血型
二级护理	尿常规、便常规
无渣、半流质饮食	出凝血时间
	肝功能
	肾功能
	血钾、钠、钙、氯等电解质
	血糖
	乙肝两对半、肝炎系列抗体、HIV抗体、梅毒抗体

长期医嘱	临时医嘱
	胸部正侧位X线片，排粪造影了解黏膜脱垂
	心电图
	肛门直肠测压（有条件单位）
	结肠镜检查
	与患者及其家属谈话并签字
	在硬膜外麻醉下行肛门环缩或全麻下行腹腔镜直肠悬吊术
	备皮
	交叉配血，备血200ml（必要时）
	术前12小时禁食、4小时禁水
	复方聚乙二醇电解质溶液2000ml po
	头孢拉定 2g / ivgtt 术前30分钟
	NS 100ml
	0.5%甲硝唑 200ml ivgtt 术前30分钟

胃肠外科

注意事项：

1. 术前有慢性咳嗽者应给予相应的处理，有感染者应控制感染，常用青霉素、红霉素、氨基糖苷类、氟喹诺酮类、头孢菌素类等；应祛痰、镇咳，常用氯化铵合剂、溴己新，应避免应用强镇咳药，如可待因。

2. 术前有便秘者也应给予相应处理，高纤维饮食有助于改善便秘，可适当应用半纤维素或亲水胶体类泻药，如欧车前子制剂和天然高分子多聚糖。

3. 术前患者如有前列腺肥大，亦应给予处理，控制病情，可应用α_1受体阻滞剂，如特拉唑嗪、阿夫唑嗪、坦索罗辛；亦可用5α-还原酶抑制剂，如非那雄胺。

4. 术前有腹水者，可服用氢氯噻嗪、螺内酯、呋塞米；若合并血清蛋白低应予补充，可输白蛋白后用呋塞米。

5. 加强营养，改善患者全身情况。

6. 注意纠正水、电解质紊乱及酸碱平衡失调。

长期医嘱	临时医嘱
普通外科常规护理	血常规
局部麻醉（或硬膜外麻醉）后护理	肝功能
二级护理	肾功能
无渣、半流质饮食	凝血功能
平卧	血生化
测血压、呼吸、脉搏 q2h×4次（硬膜外麻醉后）	
1‰高锰酸钾溶液温水坐浴 bid	
石蜡油 20～30ml po qn	
NS 100ml ⎱ ivgtt bid	
头孢拉定 2g ⎰	
0.5%甲硝唑 100ml ivgtt bid	
哌替啶 50～100mg im q8h（必要时）	

胃肠外科

注意事项：

1. 幼儿直肠脱垂有自愈的可能，应注意缩短排便时间，排便后立即将脱出的直肠复位，取俯卧位，用胶布固定双臀。

2. 儿童或体弱者的轻度黏膜脱垂或年老不能耐受手术者，可采用黏膜下硬化剂注射疗法。黏膜有急性感染、溃疡或坏死者忌用。

3. 老年人肛门松弛，或会阴部肌肉神经功能紊乱者，可行肛门环缩术。轻度的直肠脱垂可用硬化剂注射疗法。

4. 原发性直肠全层脱垂或原发性直肠、乙状结肠脱垂，应行直肠悬吊固定术。

5. 术后抗感染，可选用青霉素类、头孢菌素类或氨基糖苷类抗菌药物。

6. 注意维持水、电解质和酸碱平衡。

直 肠 息 肉

术前医嘱

长期医嘱	临时医嘱
普通外科常规护理	血常规＋血型
二级护理	尿常规、便常规
无渣、半流质饮食	出凝血时间
复方聚乙二醇电解质	肝功能
溶液2000ml po	肾功能
	血钾、钠、钙、氯等电解质
	血糖
	乙肝两对半、肝炎系列抗体、HIV抗体、梅毒
	抗体
	CEA
	AFP
	胸部正侧位X线片
	心电图
	纤维结肠镜检查
	直肠MRI（必要时）
	与患者及其家属谈话并签字
	在硬膜外麻醉下经肛息肉切除术或经腹直肠节
	段切除术
	备皮
	交叉配血，备血200ml
	术前晚口服复方聚乙二醇电解质溶液肠道准备
	头孢拉定　2g　　／　ivgtt 术前30分钟
	NS　100ml　　／
	0.5%甲硝唑　200ml ivgtt 术前30分钟

注意事项：

1. 术前使用抗菌药物预防感染，可选用青霉素类、头孢菌素类、氨基糖苷类或氟喹诺酮类。同时应加用抗肠道细菌的药物，如甲硝唑。

2. 术前诊断不明确者可行直肠镜或乙状结肠镜检查加病理

检查。

术后医嘱

长期医嘱	临时医嘱
普通外科常规护理	血常规
硬膜外麻醉后护理	血生化
二级护理	
流质饮食	
平卧	
测血压、呼吸、脉搏 qh×4次	
NS 100ml ⎱ ivgtt bid	
头孢拉定 2g ⎰	
0.5%甲硝唑 100ml ivgtt bid	

注意事项:

1. 电灼切除术:息肉位置较高,无法自肛门切除者,可通过直肠镜、乙状结肠镜或纤维结肠镜显露息肉,有蒂息肉可经内镜用圈套器套住蒂部电灼。广基的息肉电灼不安全。

2. 经肛门切除术:适用于直肠下段息肉。广基息肉,应切除包括息肉四周的部分黏膜,缝合创面;若属绒毛状腺瘤,切线距肉眼所见腺瘤缘不少于1cm。

3. 肛门镜下显微手术切除术(TEM):适用于直肠上段的腺瘤和早期直肠癌的局部切除术。

4. 开腹手术:高位息肉无法经肛门切除者,须经腹切开直肠前壁切除息肉。有癌变的直肠息肉要按直肠癌治疗。

5. 多发的家族性息肉病,应根据息肉的分布决定直肠(或结肠)切除的范围。

6. 炎性息肉,以治疗原发病为主;增生性息肉,症状不明显,无须特殊治疗。

7. 术后抗感染,可选用青霉素类、头孢菌素类或氨基糖苷类抗菌药物。

8. 注意维持水、电解质和酸碱平衡。

痔

术前医嘱

长期医嘱	临时医嘱
普通外科常规护理	血常规＋血型
二级护理	尿常规、便常规
无渣、半流质饮食	出凝血时间
消肿药口服（必要时）	肝功能
	肾功能
	血钾、钠、钙、氯等电解质
	血糖
	乙肝两对半、肝炎系列抗体、HIV抗体、梅毒抗体
	胸部正侧位X线片
	心电图
	纤维结肠镜检查
	与患者及其家属谈话并签字
	在局部麻醉或骶管麻醉下行PPH、外剥内扎、痔胶圈套扎术
	备皮
	术前12小时禁食
	术晨清洁灌肠或复方聚乙二醇电解质溶液 po
	头孢拉定 2g ⎫ ivgtt 术前30分钟
	NS 100ml ⎭
	0.5%甲硝唑 200ml ivgtt 术前30分钟

注意事项：

1. 保持排便通畅，养成定时排便的习惯，多吃蔬菜和富含维生素的食物。

2. 便秘时可用石蜡油或缓泻剂。

3. 应用1：5000高锰酸钾温水坐浴，保持肛门口清洁。

4. 可在肛管内注入含吲哚美辛药物的油膏或栓剂，起抗炎、润滑作用。

5. 及时治疗直肠炎症性疾病。

6. 术前使用抗菌药物预防感染，可选用青霉素类、头孢菌素类、氨基糖苷类或氟喹诺酮类。同时应加用抗肠道细菌的药物，如甲硝唑。

术后医嘱

长期医嘱	临时医嘱
普通外科常规护理	血常规
局部麻醉（或骶管麻醉）后 　护理	血生化
二级护理	NS 100ml　　　⎱ 头孢拉定 2g　　⎰ ivgtt bid
无渣、半流质饮食	0.5%甲硝唑 100ml ivgtt bid
平卧	适当静脉补液
测血压、呼吸、脉搏 qh×4次 　（骶管麻醉或鞍麻后）	
温水坐浴（肤阴洁或1‰高锰 　酸钾溶液）bid（必要时）	
哌替啶 50～100mg im q8h（必 　要时）	

注意事项：

1. Ⅰ期或Ⅱ期合并出血、较小的痔块，可用注射硬化疗法、胶圈套扎或微波热凝，无须住院。更大的孤立痔块，可行痔梭形切除术；严重的环形痔，应行痔环形切除术。疼痛严重的血栓性外痔，可行外痔血栓剥离术。血栓性外痔若未手术，1～3周血栓或可消退，症状缓解。

2. 术后抗感染，可选用青霉素类、头孢菌素类或氨基糖苷类抗菌药物。

3. 术后继续保持排便通畅。

4. 术后继续用1：5000高锰酸钾温水坐浴。

5. 注意维持水、电解质和酸碱平衡。

6. 术后患者如果疼痛剧烈，可给予哌替啶 50～100mg im q8h。

肛 裂

术前医嘱

长期医嘱	临时医嘱
普通外科常规护理	血常规＋血型
二级护理	尿常规、便常规
无渣、半流质饮食	出凝血时间
会阴部清洗 qd（术前1天）	肝功能
	肾功能
	血钾、钠、钙、氯等电解质
	血糖
	乙肝两对半、肝炎系列抗体、HIV抗体、梅毒抗体
	胸部正侧位X线片
	心电图
	纤维结肠镜检查（静脉麻醉下）
	与患者及其家属谈话并签字
	在局部麻醉或骶管麻醉下行肛裂切除术
	备皮
	术前12小时禁食
	术前晚及术晨清洁灌肠或口服复方聚乙二醇电解质溶液
	头孢拉定 2g ⎤ ivgtt 术前30分钟
	NS 100ml ⎦
	0.5%甲硝唑 200ml ivgtt 术前30分钟

注意事项：

1. 保持排便通畅，多吃蔬菜等富含纤维素的食物。

2. 溃疡局部涂麻醉油膏或用10%～20%硝酸银溶液烧灼溃疡面，促进伤口愈合。

3. 排便前后用1：5000高锰酸钾温水坐浴，保持局部清洁，解除括约肌痉挛。

4. 口服缓泻剂或石蜡油，使大便松软、润滑。

5. 增加饮水和多纤维食物，以纠正便秘，保持排便通畅。

6. 防治感染可用抗肠道细菌的抗菌药物，如甲硝唑。

术后医嘱

长期医嘱	临时医嘱
普通外科常规护理	血常规
局部麻醉（或骶管麻醉）后	血生化
护理	NS 100ml
二级护理	头孢拉定 2g 　　ivgtt bid
无渣、半流质饮食	0.5%甲硝唑 100ml ivgtt bid
平卧（骶管麻醉后）	适当静脉补液
测血压、呼吸、脉搏 q2h×4	
次（骶管麻醉后）	
庆大霉素 8万U po bid	
石蜡油 20～30ml po qn	
温水坐浴 bid	
镇痛药（必要时）	
消肿药	

注意事项：

1. 轻症患者可采用非手术方法，经久不愈反复发作、保守治疗无效且持续疼痛症状较重者可采用手术治疗。

2. 扩肛术：可解除括约肌痉挛，溃疡基底部纤维组织被裂开，扩大创面，有利于肉芽组织新生，促进裂口愈合。肛裂局部麻醉后，使患者侧卧位，先用示指扩肛后，逐渐伸入两中指，维持扩张5分钟。

3. 肛门括约肌切断术：切断肛裂基底部外括约肌皮下部或切开部分肛门内括约肌，以消除肛门括约肌痉挛，促进溃疡愈合。

4. 肛裂切除术：切除肛裂及上端肥大的肛乳头、下端皮垂、外痔等，切断创面底部的外括约肌皮下部，必要时切除部分痉挛的内括约肌，创面引流换药，直至愈合。

5. 术后抗感染，可选用青霉素类、头孢菌素类或氨基糖苷类抗菌药物。

98

6. 术后继续保持排便通畅。

7. 术后继续用 1：5000 高锰酸钾温水坐浴。

肛　瘘

术前医嘱

长期医嘱	临时医嘱
普通外科常规护理	血常规＋血型
二级护理	尿常规、便常规
无渣、半流质饮食	出凝血时间
会阴部清洗 qd（术前3	肝功能
天开始）	肾功能
	血钾、钠、钙、氯等电解质
	血糖
	乙肝两对半、肝炎系列抗体、HIV抗体、梅毒抗体
	胸部正侧位X线片
	心电图
	直肠肛管MRI了解瘘管数量与走向
	纤维结肠镜检查
	与患者及其家属谈话并签字
	在局部麻醉或骶管麻醉下行瘘管切除或挂线术
	备皮
	术前12小时禁食
	术晨清洁灌肠或口服复方聚乙二醇电解质溶液
	头孢拉定 2g ／ ivgtt 术前30分钟
	NS 100ml
	0.5%甲硝唑 200ml ivgtt 术前30分钟

注意事项：

1. 保持排便通畅，多吃蔬菜等富含纤维素的食物。

2. 排便后用 1：5000 高锰酸钾温水坐浴，保持局部清洁。

3. 抗感染药物治疗，可选用青霉素类、头孢菌素类、氨基糖苷类或氟喹诺酮类。同时应加用抗肠道细菌的药物，如甲硝唑。

术后医嘱

长期医嘱	临时医嘱
普通外科常规护理	血常规
局部麻醉（或骶管麻醉）后	血生化
护理	NS 100ml ⎫ ivgtt bid
二级护理	头孢拉定 2g ⎭
无渣、半流质饮食	0.5%甲硝唑 100ml ivgtt bid
平卧	适当静脉补液
测血压、呼吸、脉搏 qh×4次	
（骶管麻醉或鞍麻后）	
温水坐浴（肤阴洁或1‰高锰酸	
钾溶液）bid	
甲硝唑片 0.4g po bid	
庆大霉素 8万U im bid	
双醋酚丁 5～10mg（或石蜡油	
20～30ml）po qn	
哌替啶 50～100mg im q8h（必	
要时）	

注意事项：

1. 低位单纯性肛瘘和复杂瘘的皮下支可行瘘管切开术，要求创口呈"V"形敞开，术中应先确定内口位置和瘘管行经方向，再行切开或切除术。大而深的伤口可行一期缝合一部分，以缩短愈合时间。

2. 高位单纯性瘘和复杂性瘘可用挂线疗法；复杂性高位瘘管往往须分次手术，两次挂线的间隔时间应在3～6个月，观察肛门部瘢痕的形成和括约肌的功能，据此，考虑下一步治疗。肛门瘘管除复杂者外，一般可在门诊治疗。

3. 结核性肛瘘先行抗结核治疗再行手术治疗。

4. 术后发生尿潴留较常见，可对症处理。伤口应每天早晨及便后用高锰酸钾溶液坐浴及换药，使伤口从基底向上逐渐愈合，否则肛瘘易复发。

5. 术后患者如果疼痛剧烈，可给予哌替啶50～100mg im q8h。

先天性肥厚性幽门狭窄

术前医嘱

长期医嘱	临时医嘱
新生儿常规护理	血常规＋血型
一级护理	尿常规、便常规
母乳喂养	出凝血时间
静脉补液（必要时）	肝功能
	肾功能
	血钾、钠、钙、氯等电解质
	血糖
	乙肝两对半、肝炎系列抗体、HIV抗体、梅毒抗体
	X线钡餐/水溶性对比剂上消化造影、心电图
	B超查幽门肌厚度、幽门管长度
	与患儿家长谈话并签字
	在全麻下行黏膜外幽门环肌切开术
	备皮
	交叉配血，备血100ml
	术前12小时禁食、4小时禁水
	术前留置胃管
	术前留置导尿管
	NS 20ml ⎫ ivgtt
	头孢曲松钠25mg/kg ⎭ 术前1小时

注意事项：

1. 由于梗阻、呕吐，患儿常有营养不良、脱水、碱中毒和电解质紊乱，术前应积极纠正水、电解质紊乱和酸碱平衡失调，补充钾盐，要求血碳酸氢盐＜28mmol/L或血氯＞92mmol/L才能手术。

2. 必要时采用静脉内营养，改善患儿营养状况。无小儿外科的医院，术前、术后可会同儿科医生处理。

3. 阿托品1:4000新鲜注射液是将阿托品0.5mg（1ml）用注射用水稀释成2ml而成。用量应逐滴增加至患儿面部皮肤潮红为止。

4. 一般于术后24小时即可全量口服进食，并且可以出院。若术中有黏膜穿破，应推迟进食。

5. 凝血功能障碍或有出血倾向者使用维生素K_1或输血浆。

6. 术前诊断不明确时，可予B超查幽门肌厚度、幽门管长度，必要时可行钡餐检查或水溶性对比剂上消化造影。

术后医嘱

长期医嘱	临时医嘱
新生儿常规护理	血常规
全麻后护理	肝功能
一级护理、吸氧	肾功能
留置导尿管接引流袋	凝血功能
禁食（12小时后可饮葡萄糖水5ml q2h；24小时	血生化
后喂奶5ml q2h，逐次增加5ml；48小时后正常	动脉血气分析（必
喂奶）	要时）
测体温、心率、呼吸 qh×6次	
5%葡萄糖注射液 500ml ⎫ 混合后按80～120ml/kg	
10%氯化钠 10ml ⎬ ivgtt qd	
NS 20ml ⎫ ivgtt bid	
头孢曲松钠 25mg/kg ⎭	

注意事项：

1. 本病确诊后经3～5天术前准备，可做Ramstedt黏膜外幽门环肌切开术。

2. 病情较重的患儿术后送SICU监护至循环、呼吸稳定。

3. 术后密切监测患儿生命体征。

4. 术后预防性使用抗菌药物，选用第二、三代头孢菌素。

5. 术后注意纠正水、电解质紊乱和酸碱平衡失调。

6. 术后加强患儿营养，促使患儿早日恢复。

7. 术后加强护理，防治并发症的发生。如术后持续发热，要注意有无盆腔积液、腹水、肺部感染、泌尿系感染及切口感染，并予引流、积极抗感染等治疗。

先天性肠旋转不良

术前医嘱

长期医嘱	临时医嘱
小儿外科常规护理	血常规＋血型
一级护理	尿常规、便常规
禁食	出凝血时间
告病重或病危	肝功能
留置胃管接负压瓶	肾功能
记24小时出入量	血钾、钠、钙、氯等电解质
面罩吸氧3～5L/min（必要时）	血糖
10%葡萄糖注射液 300ml	乙肝两对半、肝炎系列抗体、HIV抗体、
10%氯化钠 6ml ⎫ ivgtt qd	梅毒抗体
10%氯化钾 3ml ⎭	动脉血气分析
	胸部正侧位X线片
	腹部立、卧位X线片
	心电图
	X线钡剂灌肠检查
	B超查肝、脾位置
	与患儿家长谈话并签字
	在全麻下行剖腹探查（梗阻松解或肠切
	除加端端吻合）术
	备皮
	术前12小时禁食、4小时禁水
	交叉配血，备血200ml
	术前留置胃管
	术前留置导尿管
	0.5%甲硝唑 7.5mg/kg ivgtt 术前30分钟
	NS 20ml ⎫ ivgtt qd
	头孢曲松钠 25mg/kg ⎭ 术前30分钟

注意事项：

1. 1岁以内小儿液体补充，每天每千克体重按110～120ml计算。累积损伤的补充，用1/3～1/2张液体；生理需要量的补充，用1/5～1/4张液体。有休克时，全血或血浆每天每千克体重按10ml计算；手术中额外损伤的量照加。

2. 注意补钾，维持酸碱平衡。

3. 长期不能进食者应采用TPN治疗。

4. 无小儿外科专业的医院，婴幼儿手术前后的治疗最好请儿科医生协助。术后处理并不复杂，由于远端肠段的失用性变细，因而胃肠功能恢复缓慢，需要的是耐心。最好能进行静脉营养支持。胃肠减压不仅有利于吻合口愈合，还可防止消化液误吸入肺内。

术后医嘱

长期医嘱	临时医嘱
小儿外科常规护理	血常规
全麻后护理	肝功能
一级护理	肾功能
禁食	血生化
告病危	凝血功能
面罩吸氧3～5L/min	动脉血气分析（必要时）
留置胃管接负压瓶	
留置导尿管接引流袋	
记24小时出入量	
测血压、呼吸、脉搏（1次/0.5小时）×8次	
0.5%甲硝唑 7.5mg/kg ivgtt bid	
NS 20ml ⎫ ivgtt bid 头孢曲松钠 25mg/kg ⎭	

注意事项：

1. 单纯性肠旋转不良用Ladd术式：松解纤维性索带，解除对十二指肠的压迫，显露全部十二指肠；将盲肠置于右上腹，十二指肠置于右侧腹部；检查腹内其他脏器有无先天异常（如十二指肠隔膜）。

2. 肠旋转不良伴肠扭转的手术：先按逆时针方向将扭转的中肠复位，然后检查小肠的活力，确定坏死范围；若坏死范围小，可切除，然后用Ladd式式处理，若中肠坏死范围大，则不应切除太多肠段，可将扭转小肠复位后放入腹腔，缝合腹腔，待24小时后再次进行手术进腹。如此可发现边缘区有部分组织存活，从而减少切除范围。

3. 术后注意监测生命体征。

4. 术后预防性使用抗菌药物，可选用青霉素类或头孢菌素类，同时加用抗肠道细菌的抗菌药物，如甲硝唑。

5. 术后注意维持水、电解质和酸碱平衡。

6. 术后加强营养支持治疗，采用TPN。

7. 患儿如有呼吸困难、口唇发绀等缺氧症状时，可进行动脉血气分析，以了解患儿血氧情况。

8. 术后加强护理，防治并发症的发生。如术后持续发热，要注意有无盆腔积液、腹水、泌尿系感染及切口感染，并予引流、积极抗感染等治疗。

先天性肠闭锁和肠狭窄

术前医嘱

长期医嘱	临时医嘱
小儿外科常规护理	血常规＋血型
一级护理	尿常规、便常规
禁食	出凝血时间
告病重或病危	肝功能
留置胃管接负压瓶（必要时）	肾功能
记24小时出入量	血钾、钠、钙、氯等电解质
面罩吸氧3～5L/min（必要时）	血糖
10%葡萄糖注射液 300ml ivgtt	乙肝两对半、肝炎系列抗体、HIV抗体、
10%氯化钠 6ml ＼ ivgtt qd	梅毒抗体
10%氯化钾 3ml ╱	动脉血气分析

长期医嘱	临时医嘱
	胸部正侧位X线片
	腹部X线片
	心电图
	X线钡剂灌肠检查
	全消化道X线钡餐检查
	与患儿家长谈话并签字
	在全麻下行十二指肠空肠吻合术或肠切 　　除加肠端端吻合术
	备皮
	交叉配血,备血200ml
	术前留置导尿管
	0.5%甲硝唑　7.5mg/kg　ivgtt　术前1小时
	NS　20ml　　　　　　　　　／　ivgtt
	头孢曲松钠　25mg/kg　　　　术前30分钟

注意事项:

1. 1岁以内小儿液体补充,每天每千克体重按110～120ml计算。晶体液的补充,应根据每天体液丢失总量,用1/5～1/3张液体补充。有休克时,全血或血浆每天每千克体重按10ml计算;手术中额外损失的量照加。

2. 注意补钾,维持酸碱平衡。

3. 长期不能进食者应采用TPN。

4. 无小儿外科专业的医院,婴幼儿手术前后的治疗最好请儿科医生协助。术后处理并不复杂,由于远端肠段的失用性变细,因而胃肠功能恢复缓慢,需要的是耐心。最好能进行静脉营养支持。胃肠减压不仅有利于吻合口愈合,还可防止消化液误吸入肺内。

胃肠外科

长期医嘱	临时医嘱
小儿外科常规护理	血常规
全麻后护理	肝功能
禁食	肾功能
告病危	血生化
面罩吸氧3～5L/min（必要时）	凝血功能
留置胃管接负压瓶	动脉血气分析（必要时）
留置导尿管接引流袋	
记24小时出入量	
测血压、呼吸、脉搏（1次/0.5～1小时）×8次	
NS 20ml ⎱ ivgtt bid	
头孢曲松钠 25mg/kg ⎰	
0.5%甲硝唑 7.5mg/kg ivgtt bid	

胃肠外科

注意事项：

1. 本病常伴有其他严重的先天异常，术前必须排除肠旋转不良，因为肠旋转不良不允许花长时间做术前准备。先天性肠狭窄或闭锁诊断明确后都须手术治疗，重建一个通畅的胃肠道。

2. 十二指肠狭窄或闭锁时，可行十二指肠空肠吻合术；若有十二指肠隔膜，可在此处切开十二指肠，切去隔膜，然后缝闭十二指肠。但术中应查清壶腹开口位置，因为开口也位于隔膜的系膜侧。若有环状胰腺，术中应注意勿伤及胰腺，千万不要将环状胰腺切开，环状胰腺切断后的死亡率极高，环状胰腺合并梗阻的处理方法是行十二指肠侧侧吻合，或胃空肠吻合形成旁路。

3. 空回肠狭窄或闭锁，行肠切除端端吻合术；结肠狭窄或闭锁，行结肠切除＋近端结肠造口术，待以后视情况行二期手术。由于近侧肠袢扩张，远侧肠袢失用性变细，对端吻合有一定困难。此时可采用侧侧吻合；也可将远侧肠管口的对系膜缘切开，使该口扩大，以便端端吻合。

4. 术后注意监测生命体征。

5. 术后预防性使用抗菌药物，可选用青霉素类或头孢菌素类。同时加用抗肠道细菌的抗菌药物，如甲硝唑。

6. 术后注意维持水、电解质和酸碱平衡。

7. 术后加强营养支持治疗，采用TPN。

8. 患儿如有呼吸困难、口唇发绀等缺氧症状时，可进行动脉血气分析，以了解患儿血氧情况。

9. 术后加强护理，防治并发症的发生。如术后持续发热，要注意有无盆腔积液、腹水、泌尿系感染及切口感染，并予引流、积极抗感染等治疗。

先天性巨结肠

术前医嘱

长期医嘱	临时医嘱
小儿外科常规护理	血常规＋血型
一级护理	尿常规、便常规
流质或无渣、半流质饮食	出凝血时间
温盐水灌肠 1次/晚	肝功能
10%葡萄糖注射液 300ml ivgtt	肾功能
10%氯化钠 5ml ∖ ivgtt qd	血钾、钠、钙、氯等电解质
10%氯化钾 3ml ∕	血糖
甲硝唑肛栓 0.3g 肛塞 qn	乙肝两对半、肝炎系列抗体、HIV抗体、
（术前3天开始）	梅毒抗体
	胸部正侧位X线片
	腹部X线片
	直肠括约肌测压（必要时）
	直肠镜检查加活检（必要时）
	与患儿家长谈话并签字
	在全麻下行Soave术（直肠后结肠拖出术）
	或Duhamel术（直肠肌鞘内拖出术）
	备皮
	术前12小时禁食、4小时禁水
	交叉配血，备血200ml
	术前留置胃管
	术前留置导尿管
	0.5%甲硝唑 7.5mg/kg ivgtt 术前30分钟
	NS 20ml ∖ ivgtt
	头孢曲松钠 25mg/kg ∕ 术前30分钟

注意事项：

1. 决定手术治疗的患儿，手术前应充分准备，每天扩肛及温盐水灌肠，开塞露塞肛，补充营养，维持水、电解质平衡。手术后应定时扩肛锻炼、排便。

2. 1岁以内患儿液体补充，每天每千克体重按110～120ml计算。稍大患儿每天维持液需要量一般按表2-1计算。例如，15kg患儿日需水计算：第一个10kg［100ml/（kg·d）×10］为1000ml/d，加第二个5kg［50ml/（kg·d）×5］为250ml/d，合计为1250ml/d。注意，这种计算方法仅供参考，输液时必须密切观察患儿的体征，及时发现容量的缺失或过多。晶体液的补充应根据每天体液丢失的总量，用1/5～1/3张液体补充。有休克时，全血或血浆每天每千克体重按10ml计算；手术中额外损失的量照加。

表2-1 患儿液体需要量

体重	液体需求量
0～10kg	100ml/（kg·d）（A）
10～20kg	50ml/（kg·d）（B）
>20kg	20ml/（kg·d）（C）

注：维持液需求量＝A＋B＋C

3. 长期不能进食者应采用TPN。

4. 胃肠减压不仅有利于吻合口愈合，还可防止消化液误吸入肺内。

术后医嘱

长期医嘱	临时医嘱
小儿外科常规护理	血常规、血生化
全麻后护理	肝功能
一级护理	肾功能
禁食	

长期医嘱	临时医嘱
告病危或病重	凝血功能
面罩吸氧 3 ～ 5L/min	动脉血气分析（必要时）
留置胃管接负压瓶	
留置导尿管接引流袋	
记 24 小时出入量	
测血压、呼吸、脉搏 1 次 /0.5 小时	
0.5% 甲硝唑 7.5mg/kg ivgtt bid	
NS 20ml ⎫ ivgtt bid	
头孢曲松钠 25mg/kg ⎭	

注意事项：

1. 诊断已经明确的先天性巨结肠应行手术治疗。手术要求切除狭窄的病变肠段和明显扩张肥厚的部分结肠，以达到正常排便的功能。手术的方式很多，可根据病变情况及医生的经验选择。对于必须手术而病情过重者，可先行结肠造口术以改善病情，以后再行根治术。

2. 术后注意监测生命体征。

3. 术后预防性使用抗菌药物，可选用青霉素类或头孢菌素类。同时加用抗肠道细菌的抗菌药物，如甲硝唑。

4. 术后注意维持水、电解质和酸碱平衡。

5. 术后加强营养支持治疗，采用TPN。

6. 患儿如有呼吸困难、口唇发绀等缺氧症状时，可进行动脉血气分析，以了解患儿血氧情况。

7. 术后加强护理，防治并发症的发生，如术后持续发热要注意有无盆腔积液、腹水、泌尿系感染及切口感染，并予引流、积极抗感染等治疗。

先天性直肠肛管畸形

术前医嘱

长期医嘱	临时医嘱
小儿外科常规护理	血常规＋血型
一级护理	尿常规、便常规
禁食	出凝血时间
告病重	肝功能
记24小时出入量	肾功能
面罩吸氧3～5L/min（必要时）	血钾、钠、钙、氯等电解质
	血糖
10%葡萄糖注射液 300ml ivgtt	乙肝两对半、肝炎系列抗体、HIV抗体、梅毒抗体
10%氯化钠 5ml ⎫ ivgtt qd	胸部正侧位X线片
10%氯化钾 3ml ⎭	腹部X线片或倒悬位腹部X线片
	瘘管造影（必要时）
	与患儿家长谈话并签字
	在全麻下行肛膜切除或肛管直肠成形术
	备皮
	交叉配血，备血200ml
	术前留置胃管
	术前留置导尿管
	0.5%甲硝唑 7.5mg/kg ivgtt 术前30分钟
	NS 20ml ⎫ ivgtt
	头孢曲松钠 25mg/kg ⎭ 术前30分钟

注意事项：

1. 1岁以内患儿液体补充，每天每千克体重按110～120ml计算。累积损失的补充，用1/3～1/2张液体；生理需要量的补充，用1/5～1/4张液体。有休克时，全血或血浆每天每千克体重按10ml计算；手术中额外损失的量照加。

2. 长期不能进食者应采用TPN。

3. 注意维持水、电解质和酸碱平衡。

4. 无小儿外科专业的医院，婴幼儿手术前后的治疗最好请儿科医生协助。

术后医嘱

长期医嘱	临时医嘱
小儿外科常规护理	血常规
全麻后护理	肝功能
一级护理	肾功能
禁食	血生化
告病危或病重	凝血功能
面罩吸氧 3 ～ 5L/min	动脉血气分析（必要时）
留置胃管接负压瓶	
留置导尿管接引流袋	
记24小时出入量	
测血压、呼吸、脉搏 1次/0.5小时	
0.5% 甲硝唑 7.5mg/kg ivgtt bid	
NS 20ml ⎫ ivgtt bid	
头孢曲松钠 25mg/kg ⎭	

注意事项：

1. 肛管直肠闭锁均须手术治疗。单纯肛膜闭锁仅需切除肛膜；低位直肠闭锁可经会阴游离直肠盲端，自肛门拖出行肛管成形术；高位直肠闭锁则做结肠造口，以后行二期手术。

2. 术后处理并不复杂，由于远端肠段的失用性变细，胃肠功能恢复缓慢，临床上需要的是耐心，最后能进行静脉营养支持。胃肠减压不仅有利于吻合口愈合，还可防止消化液误吸入肺内。

3. 术后注意监测生命体征。

4. 术后预防性使用抗菌药物，可选用青霉素类或头孢菌素类。同时加用抗肠道细菌的抗菌药物，如甲硝唑。

5. 术后注意维持水、电解质和酸碱平衡。

6. 术后加强营养支持治疗，采用TPN。

7. 患儿如有呼吸困难、口唇发绀等缺氧症状时，可进行动脉血气分析，以了解患儿血氧情况。

8. 术后加强护理，防治并发症的发生。如术后持续发热，要注意有无盆腔积液、腹水、泌尿系感染及切口感染，并予引流、积极抗感染等治疗。

（侯　洵　谭进富）

胃肠外科

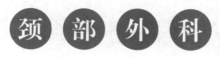

甲状腺功能亢进症（甲亢）

术前医嘱

长期医嘱	临时医嘱
按甲亢术前外科常规护理	血常规＋血型
二级护理	尿常规
普食	肾功能
鲁氏（Lugol）碘液 10gtt tid	肝功能
普萘洛尔片 10mg tid	凝血功能
	血生化、电解质
	术前筛查组合（梅毒抗体、HIV抗体、肝炎组合）
	甲状腺功能组合、抗甲状腺抗体组合、抗甲状腺球蛋白抗体、甲状腺球蛋白、甲状旁腺素
	心电图
	X线胸片或颈、胸部CT
	甲状腺B超
	声带检查

注意事项：

1. 患者已在门诊服用抗甲状腺药物，使基础代谢率和甲状腺功能在正常范围。

2. 术前准备应在手术前10～14天开始服用鲁氏碘液10gtt tid，普萘洛尔片10mg tid（心率控制于60～90次/分）。

3. 如甲状腺较大或有气管压迫症状，应摄颈、胸部CT，了解气管受压、移位情况。了解有无胸骨后甲状腺肿。

术后医嘱

长期医嘱	临时医嘱
按气管内麻醉下甲亢术后常规护理	5%葡萄糖注射液 500ml ⎫ ivgtt 维生素C 2.0g ⎭
一级护理	5%葡萄糖氯化钠注射液 500ml ivgtt

117

长期医嘱	临时医嘱
禁食	乳酸钠林格注射液　500ml　ivgtt
常规喷喉　bid	床边备气管切开包
颈部引流管接袋记量	

注意事项：

1. 术后预防甲状腺危象可予鲁氏碘液和普萘洛尔片，连续服用5～7天。

2. 术后第1天可予半流质饮食，第2天可予普食。

3. 术后咳嗽、咳痰可予铵远合剂10ml tid，氨溴索30mg bid口服。

4. 术后复查生化，了解血钙水平，如血钙降低并有手指或面部等麻木情况，给予适当补钙治疗。

5. 1周后依据甲状腺功能情况评估是否补充甲状腺素。

结节性甲状腺肿

术前医嘱

长期医嘱	临时医嘱
按结节性甲状腺肿术前外科常规护理	血常规＋血型
	尿常规
二级护理	肾功能
普食	肝功能
	凝血功能
	血生化、电解质
	术前筛查组合（梅毒抗体、HIV抗体、肝炎组合）
	甲状腺功能组合、抗甲状腺抗体组合、抗甲状腺球蛋白抗体、甲状腺球蛋白、甲状旁腺素、CEA、降钙素
	心电图
	X线胸片或颈、胸部CT
	甲状腺B超
	声带检查

注意事项：

如甲状腺较大或有气管压迫症状，应进行颈、胸部CT检查，了解气管受压、移位情况。了解有无胸骨后甲状腺肿。

术后医嘱

长期医嘱	临时医嘱
按气管内麻醉下甲状腺切除术后常规护理	5%葡萄糖注射液 500ml ⎱ ivgtt 维生素C 2.0g ⎰
一级护理	5%葡萄糖氯化钠注射液 500ml ivgtt
禁食	乳酸钠林格注射液 500ml ivgtt
常规喷喉 bid	床边备气管切开包
颈部引流管接袋记量	

注意事项：

1. 术后第1天可予半流质饮食，第2天可予普食。

2. 术后咳嗽、咳痰可予铵远合剂10ml tid，氨溴索30mg bid 口服。

3. 术后第2天予左甲状腺素钠片50μg qd（一侧甲状腺全切除），或75μg qd（一侧甲状腺全切除及对侧次全切除或全切除）口服。

4. 术后复查生化，了解血钙水平，如血钙降低并有手指或脸部等麻木情况，给予适当补钙治疗。

5. 术后1个月应返院复诊，根据甲状腺功能调整左甲状腺素钠用量。

甲 状 腺 癌

术前医嘱

长期医嘱	临时医嘱
按结节性甲状腺肿术前外科常规护理	血常规＋血型
	尿常规
二级护理	肾功能
普食	肝功能
	出凝血功能

长期医嘱	临时医嘱
	血生化电解质
	术前筛查组合（梅毒抗体、HIV抗体、肝炎组合）
	甲状腺功能组合、抗甲状腺抗体组合、抗甲状腺球蛋白抗体、甲状腺球蛋白、甲状旁腺素、CEA、降钙素
	心电图
	颈部、胸部CT平扫＋增强
	甲状腺超声
	声带检查

术后医嘱

长期医嘱	临时医嘱
按气管内麻醉下甲状腺切除术后常规护理	5%葡萄糖注射液 500ml ╱ ivgtt 维生素C 2.0g
一级护理	5%葡萄糖氯化钠注射液 500ml ivgtt
禁食	乳酸钠林格注射液 500ml ivgtt
常规喷喉 bid	床边备气管切开包
颈部引流管接袋记量	

注意事项：

1. 术后第1天可予半流质饮食，第2天可予普食。

2. 术后咳嗽、咳痰可予铵远合剂10ml tid，盐酸氨溴索30mg bid口服。

3. 术后第2天予左甲状腺素钠 75μg qd（一侧甲状腺全切除），或100μg qd（一侧甲状腺全切除及对侧次全切除或全切除）口服。

4. 术后复查生化，了解血钙水平，如血钙降低并有手指或面部等麻木情况，给予适当补钙治疗。

5. 术后1个月应返院复诊，根据甲状腺功能调整左甲状腺素钠用量。

（单　臻　王斯文）

颈部外科

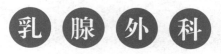

乳 腺 癌

术前医嘱

长期医嘱	临时医嘱
按乳腺癌术前外科常规护理	血常规＋血型
二级护理	尿常规
普食	肾功能
	肝功能
	凝血功能
	血生化、电解质
	血脂组合
	术前筛查组合（梅毒抗体、HIV抗体、肝炎组合）
	乳腺肿瘤组合
	心电图
	X线胸片
	术前肺功能检查（70岁以上）
	超声心动图
	乳腺B超/乳腺超声造影
	肝胆胰脾B超
	妇科超声（必要时）
	钼靶/MR（必要时）

注意事项：

1. 乳腺B超应包括双侧乳腺及腋窝淋巴结。

2. 对术前诊断不明者，根据医院条件行穿刺活检，或在手术当天根治术前先行肿物切除，送病理检测。

3. 对于某些不适宜手术或要求保乳的患者，可先行术前新辅助化疗后再手术治疗。

长期医嘱	临时医嘱	
按气管内麻醉下左乳腺癌根治术后常规护理	5%葡萄糖注射液 500ml 维生素C 2.0g	ivgtt
一级护理	5%葡萄糖氯化钠注射液 500ml ivgtt	
禁食	乳酸钠林格注射液 500ml ivgtt	
常规喷喉 bid		
腋窝引流管接持续负压吸引记量		
胸壁引流管接持续负压吸引记量		

注意事项：

1. 术后第1天可予半流质饮食，第2天可予普食。

2. 注意术侧上肢有无肿胀或缺血表现，及时处理。如肿胀、疼痛明显，宜行血管彩色多普勒检查，排除静脉血栓形成。

（王斯文　张赟建）

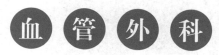

腹主动脉瘤/主动脉夹层

术前医嘱

长期医嘱	临时医嘱
按腹主动脉瘤/主动脉夹层术前外科常规护理	血常规＋血型
一级护理	尿常规
低盐低脂普食（糖尿病患者应为糖尿病饮食）	肾功能
	肝功能
测血压、心率 bid	血脂组合
阿托伐他汀钙片 10mg qd	凝血功能
	血生化、电解质
	术前筛查组合（梅毒抗体、HIV抗体、肝炎组合）
	心梗组合＋BNP（或pro-BNP）（必要时）
	心电图
	X线胸片/胸部CT
	超声心动图
	腹主动脉彩色多普勒检查（针对腹主动脉瘤）
	全主动脉CTA或MRA检查
	主动脉造影（必要时）

血管外科

注意事项：

1. 术前如有血压高者，应予降压药物控制血压，必要时静脉降压过渡至口服降压药物。

2. 术前可适当予以乳果糖软化大便，保持大便通畅。

3. 术前严重贫血、血小板降低应予相应成分输血纠正。

4. 术前应完善相关检查，对于高危患者应注意心肺功能的评估，一般不进行肺功能检查避免胸腔压力或腹压增高。

5. 对术前有腹痛、腰痛者，高度怀疑动脉瘤濒临破裂，应简化并尽快完善急诊检查。

术后医嘱（人工血管置换术）

长期医嘱	临时医嘱
按气管内麻醉下腹主动脉瘤切除、人工血管置换术/胸主动脉夹层杂交术后常规护理	血常规、CRP
一级护理	肝功能、肾功能
禁食	血生化、电解质
低流量给氧	凝血功能
心电血氧监测	心梗组合＋BNP（或pro-BNP）
测CVP bid（必要时）	动脉血气分析（必要时）
胃管接一次性负压吸引记量	5%葡萄糖注射液 500ml ⎱ ivgtt
导尿管接袋记量	氯化钾 10ml ⎰
腹、盆腔引流管引流记量	5%葡萄糖氯化钠注射液 500ml ivgtt
胸腔引流管接负压水封瓶（必要时）	琥珀酰明胶 500ml ivgtt（必要时）
记24小时出入量	头孢呋辛 1.5g ivgtt
常规喷喉 bid	
氨溴索注射液 30mg iv bid	
奥美拉唑 40mg iv bid	
肠外营养支持	

术后医嘱（腔内修复术）

长期医嘱	临时医嘱
按气管内麻醉下腹主动脉瘤切除/主动脉夹层腔内隔绝术后常规护理	患肢制动24小时
一级护理	血常规、CRP
禁食	肾功能
低流量给氧	肝功能
心电血氧监测	血生化、电解质
测CVP bid（必要时）	凝血功能
常规喷喉 bid	心梗组合＋BNP（或pro-BNP）
氨溴索注射液 30mg iv bid	动脉血气分析（必要时）
导尿管接袋记量	5%葡萄糖注射液 500ml ⎱ ivgtt
奥美拉唑 40mg iv bid	氯化钾 10ml ⎰
	5%葡萄糖氯化钠注射液 500ml ivgtt
	琥珀酰明胶 500ml ivgtt（必要时）
	头孢呋辛 1.5g ivgtt

血管外科

注意事项：

1. 术后必要时送 SICU 监护至循环、呼吸稳定。

2. 预防性抗生素可选用第二、三代头孢菌素。

3. 如血压偏低、心率快、CVP 低，注意补充血容量；如血压偏高，注意控制血压。

4. 注意双下肢血供情况，如有缺血表现及时处理。

5. 监测肾功能变化；围手术期可适当水化，水、电解质需补足生理需要量，纠正酸碱失衡。

6. 注意患者基础疾病的治疗。

下肢静脉功能不全

术前医嘱

长期医嘱	临时医嘱
按下肢静脉功能不全术前外科常规护理	血常规
二级护理	血型
普食	尿常规
马栗种子提取物片 0.4g bid 或地奥司明片 1 片 bid	肾功能
	肝功能
	血生化、电解质
	凝血功能
	血型
	术前筛查组合（梅毒抗体、HIV 抗体、肝炎组合）
	心电图
	X 线胸片
	下肢静脉彩色多普勒检查
	下肢静脉造影（必要时）

注意事项：

1. 彩色多普勒检查了解深静脉瓣膜功能，有无反流及反流程度，明确诊断是下肢深静脉瓣膜功能不全还是单纯性静脉曲张，以决定是否行深静脉瓣膜修复成形术。若同时存在穿支静脉功能不全时，应行穿支静脉相关的治疗。

2. 下肢明显曲张的浅静脉，应于术前划线定位，指引术中硬化剂注射或点式抽剥。

术后医嘱

（下肢深静脉瓣膜功能不全）

长期医嘱	临时医嘱
按下肢深静脉瓣膜修复/戴戒等术后 　常规护理	血常规、CRP
一级护理	5%葡萄糖注射液 500ml
禁食	氯化钾 10ml ivgtt
去枕平卧6小时（硬膜外麻醉时）	5%葡萄糖氯化钠注射液 500ml
低流量吸氧	ivgtt
心电、血氧饱和度监护（全麻时）	
马栗种子提取物片0.4g bid或地奥司 　明片 1片 bid	
依诺肝素 0.1ml/10kg ih qd	

术后医嘱

［下肢静脉曲张（开放手术）］

长期医嘱	临时医嘱
按硬膜外麻醉下/全麻下大隐静脉高 　位结扎抽剥、SEPS术后常规护理	血常规
一级护理	CRP
禁食	5%葡萄糖注射液 500ml ivgtt
去枕平卧6小时（硬膜外麻醉时）	5%葡萄糖氯化钠注射液 500ml
低流量吸氧	ivgtt
心电、血氧饱和度监护（全麻时）	
马栗种子提取物片0.4g bid或地奥司 　明片 1片 bid	

注：SEPS，subfascial endoscopic perforator vein surgery，腔镜下筋膜腔交通支离断术。

[下肢静脉曲张（腔内治疗）]

长期医嘱	临时医嘱
按局麻下大/小隐静脉腔内热消融闭 合术后常规护理	依诺肝素 0.1ml/10kg ih qd
二级护理	
普食	
马栗种子提取物片 0.4g bid 或地奥司 明 1 片 bid	

注意事项：

1. 开放手术当天晚上可予半流质饮食，术后第1天可予普食，局麻者术后可进食。

2. 术后患肢宜抬高，减轻水肿。

3. 如下肢明显肿胀、疼痛，应行下肢静脉彩色多普勒检查，排除深静脉血栓形成。

4. 术后注意观察患肢运动、感觉情况。如有异常，考虑缝扎过深误伤神经，及时拆除相应部位缝扎线。

5. 术后可酌情给予抗凝药物，预防静脉血栓形成。

6. 术后患肢应弹力绷带或弹力袜加压包扎，拆除绷带后应继续穿着弹力袜。

下肢动脉硬化闭塞症

术前医嘱

长期医嘱	临时医嘱
按下肢动脉硬化闭塞症术前 外科常规护理	血常规
二级护理	尿常规
低盐低脂饮食	血生化、电解质
测血压 bid（必要时）	肾功能
测四段血糖（必要时）	肝功能
阿司匹林肠溶片 0.1g po qd	凝血功能
	血型

血管外科

长期医嘱	临时医嘱
硫酸氢氯吡格雷 75mg po qd	术前筛查组合（梅毒抗体、HIV抗体、肝炎组合）
阿托伐他汀钙 10mg po qn（必要时）	心电图
	X线胸片
沙格雷酯 0.1g po tid	肺功能检查（必要时）
西洛他唑 0.1g po bid	超声心动图
贝前列素钠片 40μg tid	双下肢动脉＋颈动脉彩超（含髂动脉）
泮托拉唑肠溶片 40mg qd	双髂动脉＋双大腿＋双小腿＋双足 CTA
	双下肢踝肱指数

注意事项：

1. 注意患者基础疾病的治疗，如高血压、糖尿病、高脂血症、高尿酸血症等。

2. 术前应完善相关检查，对于高危患者应注意心肺等功能及心脑血管意外风险的评估。

3. 抗栓药物及血管扩张药物种类视病变情况开立医嘱。

术后医嘱

长期医嘱	临时医嘱
按局麻下下肢动脉腔内成形术后常规护理	血常规、CRP
一级护理	肾功能
普食	肝功能
心电、血氧饱和度监护	血生化、电解质
测血压 bid（必要时）	凝血功能
测四段血糖（必要时）	心梗组合＋BNP（或pro-BNP）
阿司匹林肠溶片 0.1g po qd	患肢制动24小时
硫酸氢氯吡格雷 75mg po qd	5%葡萄糖注射液 500ml ivgtt
阿托伐他汀钙 10mg po qn（必要时）	乳酸钠林格注射液 500ml ivgtt
西洛他唑 0.1g po bid	双下肢踝肱指数
沙格雷酯 0.1g po tid	双下肢动脉超声复查（必要时）
贝前列素钠片 40μg tid	
泮托拉唑肠溶片 40mg qd	

注意事项：

1. 抗栓药物（单抗、双抗或双通道）及血管扩张药物视病变及手术情况开立医嘱。

2. 注意基础疾病的治疗。

3. 监测肾功能变化；围手术期可适当水化，注意纠正水、电解质紊乱和酸碱失衡。

4. 硫酸氢氯吡格雷应避免与奥美拉唑同时使用。

5. 术后1个月应返院复查。

颈动脉硬化闭塞症

术前医嘱

长期医嘱	临时医嘱
按颈动脉硬化闭塞症术前外科	血常规
常规护理	尿常规
二级护理	血生化、电解质
低盐低脂饮食	肾功能
测双上肢血压 bid（必要时）	肝功能
测四段血糖（必要时）	凝血功能
阿司匹林肠溶片 0.1g po qd	血型
硫酸氢氯吡格雷 75mg po qd	术前筛查组合（梅毒抗体、HIV抗体、
阿托伐他汀钙 10mg po qn	肝炎组合）
泮托拉唑肠溶片 40mg qd	心电图
	X线胸片
	肺功能检查（必要时）
	超声心动图
	双侧颈动脉彩超
	颈动脉、头部CTA平扫＋增强＋三维

注意事项：

1. 注意患者基础疾病的治疗，如高血压、糖尿病、高脂血症、高尿酸血症等。

2. 术前应完善相关检查，对于高危患者应注意心肺功能及心脑血管以外的风险评估。

3. 术前行颈动脉彩超了解双侧颈内动脉及椎动脉情况，哪一侧为优势动脉。

4. 硫酸氢氯吡格雷应避免与奥美拉唑同时使用。

术后医嘱

长期医嘱	临时医嘱
按气管内麻醉下颈动脉内膜剥脱术/腔内成形术后常规护理	血常规、CRP
一级护理	血生化、电解质
禁食	肾功能
低流量吸氧	肝功能
心电血氧监测	凝血功能
常规喷喉 bid	5% 葡萄糖注射液 500ml ╲ ivgtt
氨溴索注射液 30mg iv bid	氯化钾注射液 10ml ╱
导尿管接袋记量	5% 葡萄糖氯化钠注射液 500ml ivgtt
奥美拉唑 40mg iv bid	乳酸钠林格注射液 500ml ivgtt
阿司匹林肠溶片 0.1g po qd	
硫酸氢氯吡格雷 75mg po qd	
阿托伐他汀钙 10mg po qn	
泮托拉唑肠溶片 40mg qd	

注意事项：

1. 术后应注意患者意识状态、四肢肌力的观察，防止脑梗死的发生。

2. 术后第1天应予禁食，第2天可予低盐低脂饮食。

3. 腔内治疗术后应予双抗治疗（两种抗血小板药物同时使用）。

4. 注意基础疾病的治疗。

颈动脉体瘤

术前医嘱

长期医嘱	临时医嘱
按颈动脉体瘤术前外科常规护理	血常规
二级护理	尿常规
普食	血生化、电解质
	肾功能
	肝功能
	凝血功能
	血型
	术前筛查组合（梅毒抗体、HIV抗体、肝炎组合）
	心电图
	X线胸片
	肺功能检查（必要时）
	超声心动图（必要时）
	颈部、头部CTA 平扫＋增强＋三维

注意事项：

1. 注意评估颈动脉体瘤与颈动脉之间的关系情况。

2. 评估颅内 Willis 环完整性及椎动脉的情况

3. 注意患者基础疾病的治疗。

4. 如瘤体较大、血供丰富，术前可行供瘤血管栓塞术。

术后医嘱

长期医嘱	临时医嘱
按气管内麻醉下颈动脉体瘤	血常规、CRP
切除术后常规护理	血生化、电解质
一级护理	肾功能
禁食	肝功能
低流量吸氧	凝血功能
心电血氧监测	5% 葡萄糖注射液 500ml
常规喷喉 bid	氯化钾注射液 10ml ivgtt

长期医嘱	临时医嘱
氨溴索注射液 30mg iv bid	5%葡萄糖氯化钠注射液 500ml ivgtt
导尿管接袋记量	乳酸钠林格注射液 500ml ivgtt
颈引流管接袋记量	

注意事项：

1．术后第1天可予禁食，第2天可予普食。

2．术后应注意患者意识状态及四肢肌力的观察，防止脑梗死的发生。

3．若出现声音嘶哑、低沉，饮水呛咳，可适当给予甲钴胺营养神经。

（姚　陈）

血管外科

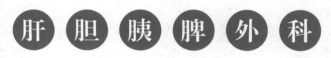

肝胆胰脾外科

原发性肝癌

术前医嘱

长期医嘱	临时医嘱
按原发性肝癌术前外科常规护理	血常规＋血型
	尿常规、便常规
二级或三级护理	血生化组合（肾功能、电解质、血糖）
普食或半流质饮食	肝功能
	凝血功能
	乙肝两对半
	肝炎系列
	HBV-DNA（乙肝患者）
	HIV抗体
	梅毒螺旋体抗体
	AFP
	异常凝血酶原（PIVKA-II）
	CA19-9（怀疑为肝内胆管癌患者）
	CEA（怀疑为肝内胆管癌患者）
	葡萄糖耐量试验（OGTT）或吲哚氰绿清除试验（ICGR）(15)
	肝体积测算（必要时）
	心电图
	X线胸片
	上腹部B超、超声造影
	上腹部增强CT或增强MRI（首选普美显MRI）
	选择性肝动脉造影（必要时）

注意事项：

1. 术前有腹水者，可服用氢氯噻嗪、螺内酯、呋塞米。需监测腹围变化，记24小时尿量，监测电解质变化。

2. 术前血清蛋白低应予补充，合并有腹水者使用白蛋白后用呋塞米利尿。

3. 凝血功能有障碍或有出血倾向者使用维生素K_1或输

血浆。

4. 有癌性发热或疼痛者加用吲哚美辛25mg或其他NSAIDs，每天1～3次。

5. 对术前诊断不明确者，可考虑行肝穿刺活组织检查。

6. 术前营养不良者予高热量、高蛋白质、高维生素及低脂饮食。

术后医嘱

长期医嘱	临时医嘱
按气管内麻醉下肝癌切除术后常规护理	血常规
一级护理	血生化组合（肾功能、电解质、血糖）
禁食	肝功能
吸氧（低氧血症时）	凝血功能
常规喷喉 q12h	动脉血气分析（必要时）
右颈内静脉穿刺护理	
测 CVP bid（必要时）	
胃管接一次性负压吸引瓶，记量（必要时）	
导尿管接引流袋，记量	
腹腔引流管接引流袋，记量	
记 24 小时出入量	
护肝药物（根据病情选择）	
抑制胃酸分泌药物（根据病情选择）	

注意事项：

1. 手术较大，病情较重者术后送SICU监护至循环、呼吸稳定。

2. 若血压偏低、心率快、CVP低，注意补充血容量。

3. 注意纠正水、电解质紊乱和酸碱失衡，监测血糖水平。

4. 预计术后禁食时间长于7天患者，术后第1天开始使用PN，宜用中长链脂肪乳，高支链氨基酸溶液，直至胃肠功能恢复。

5. 预防性抗菌药物应选用第二代头孢菌素，麻醉后、手术开始前使用1次，如手术时间＞3小时，术后追加1次。最长不超过2天。

6. 监测肝功能变化，肝功能较差，有肝性脑病倾向者加用精氨酸或谷氨酸钠，并改用支链氨基酸，监测血氨水平。术后应予补充白蛋白。

7. 如术后持续发热要注意有无膈下积液、肺部感染、泌尿系感染及切口感染，予引流、积极抗感染等处理。

肝 囊 肿

术前医嘱

长期医嘱	临时医嘱
按肝囊肿术前外科常规护理	血常规＋血型
二级或三级护理	尿常规、便常规
普食或半流质饮食	血生化组合（肾功能、电解质、血糖）
	肝功能
	凝血功能
	乙肝两对半、肝炎系列、HIV抗体、梅毒螺旋体抗体
	心电图
	X线胸片
	上腹部B超
	上腹部增强CT或增强MRI（必要时）

注意事项：

1. 无临床症状的囊肿不需手术治疗。

2. 有症状者，如周围器官压迫、囊内感染或出血，明确后可手术治疗，一般采取肝囊肿开窗术。

3. 凝血功能有障碍或有出血倾向者使用维生素K_1或输血浆。

4. 囊肿巨大须行肝叶切除术时，术前可行OGTT或ICGR（15）。

5. 疑为肝包虫囊肿时，病灶严禁诊断性穿刺。手术中注意防止囊液外溢。

6. 鉴别诊断有困难者应进一步行超声造影或增强CT/MRI检查。

术后医嘱

长期医嘱	临时医嘱
按气管内麻醉下肝囊肿开窗（切除）术后常规护理	血常规
一级护理	血生化组合（肾功能、电解质、血糖）
禁食	肝功能
吸氧（低氧血症时）	凝血功能
常规喷喉 q12h	
右颈内静脉穿刺护理	
胃管接一次性负压吸引瓶，记量（必要时）	
导尿管接引流袋，记量	
腹腔引流管接引流袋，记量	
记 24 小时出入量	
护肝药物（根据病情选择）	
抑制胃酸分泌药物（根据病情选择）	

注意事项：

1. 注意纠正水、电解质紊乱和酸碱失衡。

2. 凝血功能有障碍或有出血倾向者使用维生素K_1或输血浆。

3. 预防性抗菌药物应选用第二代头孢菌素，麻醉后、手术开始前使用1次，如手术时间>3小时，术后追加1次。最长不超过2天。

4. 监测肝功能变化，低白蛋白血症时应予补充白蛋白。

细菌性肝脓肿

术前医嘱

长期医嘱	临时医嘱
按细菌性肝脓肿术前外科常规护理	血常规＋血型
二级或三级护理	尿常规、便常规
普食或半流质饮食	血生化组合（肾功能、电解质、血糖）
NS 20ml ⎱ iv q12h	肝功能
头孢曲松钠 1.0g ⎰	凝血功能
	乙肝两对半、肝炎系列、HIV抗体、梅毒螺旋体抗体
	血培养＋药敏试验（寒战、高热时）
	心电图
	X线胸片
	上腹部B超
	上腹部增强CT或增强MRI（必要时）
	超声引导下穿刺（脓液培养＋药敏试验），置管引流

注意事项：

1. 术前营养不良者予全身支持治疗，改善患者一般情况。

2. 鉴别诊断有困难者应进一步行超声造影或增强CT/MRI检查，必要时穿刺活检。

3. 致病菌未能确定前先应用广谱抗菌药物，待细菌培养及抗菌药物敏感试验结果再决定是否调整抗菌药物。

4. 较大的脓肿可行脓肿置管引流，慢性厚壁脓肿可行肝叶切除术。

5. 注意防治膈下脓肿、脓胸及化脓性心包炎、脓毒血症等危及生命的并发症。

术后医嘱

长期医嘱	临时医嘱
按B超引导下肝脓肿置管引流术后 常规护理	临时医嘱 血常规
一级护理	血生化组合（肾功能、电解质、血糖）
普食或半流质饮食	
脓腔引流管接引流袋，记量	
NS 20ml ⎫ iv q12h	
头孢曲松钠 1.0g ⎭	

注意事项：

1. 继续给予全身支持治疗，改善患者一般情况。

2. 注意纠正水、电解质紊乱和酸碱失衡。

3. 根据细菌培养及药敏结果应用广谱抗菌药，可用第三代头孢菌素或氟喹诺酮类＋甲硝唑。

4. 凝血功能有障碍或有出血倾向者使用维生素K_1或输血浆。

肝血管瘤

术前医嘱

长期医嘱	临时医嘱
按肝血管瘤术前外科常规护理	血常规＋血型
二级或三级护理	尿常规、便常规
普食或半流质饮食	血生化组合（肾功能、电解质、血糖）
	肝功能
	凝血功能
	乙肝两对半、肝炎系列、HIV抗体、梅毒螺旋体抗体
	AFP
	心电图
	OGTT或ICGR（15）（必要时）
	X线胸片
	上腹部B超、超声造影
	上腹部增强CT或MRI（首选普美显MRI）

注意事项：

1. 有临床症状，或动态观察，肿瘤进行性增大者，可行肝叶或肝段切除术或肝血管瘤切除术。

2. 术前诊断不明确者，可行肝穿刺活组织检查。

3. 肝血管瘤巨大，出现凝血功能障碍或有出血倾向者使用维生素 K_1 或输血浆。

术后医嘱

长期医嘱	临时医嘱
按气管内麻醉下肝血管瘤切除术后常规护理	血常规
一级护理	血生化组合（肾功能、电解质、血糖）
禁食	肝功能
吸氧（低氧血症时）	凝血功能
常规喷喉 q12h	动脉血气分析（必要时）
右颈内静脉穿刺护理	
测 CVP bid（必要时）	
胃管接一次性负压吸引瓶，记量（必要时）	
导尿管接引流袋，记量	
腹腔引流管接引流袋，记量	
记 24 小时出入量	
护肝药物（根据病情选择）	
抑制胃酸分泌药物（根据病情选择）	

注意事项：

1. 手术较大，病情较重者术后送 SICU 监护至循环、呼吸稳定。

2. 注意纠正水、电解质紊乱和酸碱失衡，注意补充血容量。

3. 预防性抗菌药物应选用第二代头孢菌素，麻醉后、手术开始前使用1次，如手术时间 >3 小时，术后追加1次。最长不超过2天。

4. 监测肝功能变化，术后应予补充白蛋白。

肝 外 伤

术前医嘱

长期医嘱	临时医嘱
按肝外伤术前外科常规护理	急查血常规＋血型
一级护理	急查凝血功能
禁食	急查血生化组合（肾功能、电解质、血糖）
24小时心电监护	急查胸腹平片
告病重	急查上腹部B超
	诊断性腹腔穿刺（必要时）
	输入乳酸钠林格注射液，根据循环情况调整用量
	输注人工代血浆（必要时）
	输注同型血浆（必要时）
	配输同型红细胞（必要时）
	乙肝两对半
	肝炎系列
	HIV抗体
	梅毒螺旋体抗体
	尿常规、便常规
	肝功能
	心电图
	上腹部增强 CT检查（病情允许时）
	选择性肝动脉造影（必要时）

注意事项：

1. 若血压偏低，心率快，CVP低有休克表现，注意快速输液输血，补充血容量。

2. 有明显内出血和休克的患者，在抗休克同时作手术前准备。

3. 凝血功能有障碍或有出血倾向者使用维生素K_1或输血浆。

4. 急诊手术处理原则：彻底止血、清创、引流。

术后医嘱

长期医嘱	临时医嘱
按气管内麻醉下肝部分切除术/肝破 　裂修补术后常规护理	血常规 肾功能
一级护理	血生化组合（肾功能、电解质、
禁食	血糖）
吸氧（低氧血症时）	凝血功能
常规喷喉 q12h	动脉血气分析（必要时）
右锁骨下静脉穿刺护理	
测 CVP bid（必要时）	
胃管接一次性负压吸引瓶，记量 （必要时）	
导尿管接引流袋，记量	
腹腔引流管接引流袋，记量	
记 24 小时出入量	
护肝药物（根据病情选择）	
抑制胃酸分泌药物（根据病情选择）	

注意事项：

1. 术后病情较重者送 SICU 监护至循环、呼吸稳定。

2. 注意监测生命体征、凝血机制、血糖水平。

3. 注意纠正水、电解质紊乱和酸碱失衡。

4. 预防性抗菌药物应选用第二代头孢菌素，麻醉后、手术开始前使用 1 次，如手术时间 >3 小时时，术后追加 1 次。最长不超过 2 天。

5. 术后予护肝治疗，监测肝功能变化，术后应予补充白蛋白。

6. 防治胆道出血、感染、胆瘘、肝脓肿等并发症。

门静脉高压症（脾大、脾功能亢进）

术前医嘱

长期医嘱	临时医嘱
按门静脉高压症（脾大、脾功能亢进）术前外科常规护理	血常规＋血型
	尿常规、便常规
	血生化组合（肾功能、电解质、血糖）
二级或三级护理	肝功能
普食或半流质饮食	凝血功能
	乙肝两对半、肝炎系列、HBV-DNA（乙肝患者）、HIV抗体、梅毒螺旋体抗体
	心电图
	X线胸片
	上腹部B超
	电子纤维胃镜检查

注意事项：

1. 门静脉高压症（脾大、脾功能亢进）出现上消化道出血的患者按上消化道大出血处理。

2. 术前PLT＜50×10^9/L，术前半小时输注PLT 15～30U后才开始手术。

3. 出现凝血功能障碍或有出血倾向者术前使用维生素K_1或输血浆。

4. 手术方式可采用脾切除术，既往有食管胃底静脉曲张破裂出血者行断流术或分流术。

术后医嘱

长期医嘱	临时医嘱
按气管内麻醉下、脾切除、门奇静脉断流术后常规护理	血常规
	血生化组合（肾功能、电解质、血糖）
一级护理	
禁食	肝功能

长期医嘱	临时医嘱
吸氧（低氧血症时）	凝血功能
常规喷喉 q12h	动脉血气分析（必要时）
右锁骨下静脉穿刺护理	
测 CVP bid（必要时）	
胃管接一次性负压吸引瓶记量	
导尿管接引流袋记量	
腹腔引流管接引流袋记量	
记 24 小时出入量	
护肝药物（根据病情选择）	
抑制胃酸分泌药物（根据病情选择）	

注意事项：

1. 病情较重者术后送 SICU 监护至循环、呼吸稳定。

2. 注意纠正水、电解质紊乱和酸碱失衡，注意补充血容量。

3. 预防性抗菌药物应选用第二代头孢菌素，麻醉后、手术开始前使用1次，如手术时间>3 小时，术后追加1次。最长不超过2天。

4. 监测血小板计数变化，术后PLT ＞ 300×10^9/L 应予抗凝药物，如双嘧达莫、阿司匹林。PLT ＞ 800×10^9/L 应予单采血小板治疗。

先天性胆管囊状扩张症

术前医嘱

长期医嘱	临时医嘱
按先天性胆管囊状扩张症 　术前外科常规护理	血常规＋血型
二级或三级护理	尿常规、便常规
普食或半流质饮食	血生化组合（肾功能、电解质、血糖）
	肝功能
	凝血功能
	乙肝两对半、肝炎系列、HIV 抗体、梅毒螺 　旋体抗体

长期医嘱	临时医嘱
	心电图
	X线胸片
	上腹部B超
	上腹部增强CT/MRI检查
	磁共振水成像（MRCP）
	经皮肝穿刺肝胆道造影术（PTC）或ERCP
	检查（必要时）

注意事项：

1. 因为PTC或ERCP检查为侵入性检查，易引发胆道感染、胰腺炎，应慎用。

2. 对术前严重黄疸的患者，可行经皮肝穿刺胆道引流术（PTCD）引流减黄。

3. 术前因黄疸出现凝血功能障碍或有出血倾向者使用维生素K_1或输血浆。

4. 对先天性胆总管囊肿，应彻底切除囊肿，行肝总管-空肠Roux-en-Y吻合术；对单侧肝内胆管囊状扩张可选择肝部分切除手术。

术后医嘱

长期医嘱	临时医嘱
按气管内麻醉下胆总管囊肿切除，肝总管-空肠Roux-en-Y吻合术后常规护理	血常规
	血生化组合（肾功能、电解质、血糖）
一级护理	
禁饮食	肝功能
吸氧（低氧血症时）	凝血功能
常规喷喉 q12h	动脉血气分析（必要时）
右锁骨下静脉穿刺护理	
测CVP bid（必要时）	
胃管接一次性负压吸引瓶记量（必要时）	
导尿管接引流袋记量	

肝胆胰脾外科

长期医嘱	临时医嘱
腹腔引流管接引流袋记量	
记24小时出入量	
护肝药物（根据病情选择）	
抑制胃酸分泌药物（根据病情选择）	

注意事项：

1. 病情较重者术后送SICU监护至循环、呼吸稳定。

2. 注意纠正水、电解质紊乱和酸碱失衡，注意补充血容量。

3. 预防性抗菌药物应选用第二代头孢菌素，麻醉后、手术开始前使用1次，如手术时间>3小时，术后追加1次。最长不超过2天。如胆汁细菌培养阳性，可根据病情、细菌种类及药敏结果调整抗菌药物品种及使用时间。

4. 黄疸患者术后继续使用维生素K_1或输血浆。

胆 囊 结 石

术前医嘱

长期医嘱	临时医嘱
按胆囊结石术前外科常规护理	血常规＋血型
二级或三级护理	尿常规、便常规
普食或半流质饮食	血生化组合（肾功能、电解质、血糖）
	肝功能
	凝血功能
	乙肝两对半、肝炎系列、HIV抗体、梅毒螺旋体抗体
	心电图
	X线胸片
	肝胆B超
	肝胆CT（必要时）

注意事项：

1. 胆囊结石B型超声检查已能确诊，对诊断有怀疑时再行CT检查。

肝胆胰脾外科

2. 对术前有胆绞痛的患者，予解痉、利胆、镇痛对症处理。

3. 首选腹腔镜胆囊切除术。

术后医嘱

长期医嘱	临时医嘱
按气管内麻醉下胆囊切除术后常规护理	血常规
一级护理	血生化组合（肾功能、电解质、血糖）
禁食	
吸氧（低氧血症时）	
常规喷喉 q12h	
记24小时出入量	

注意事项：

1. 非急性炎症期，无须预防性使用抗菌药物。

2. 注意纠正水、电解质紊乱和酸碱失衡。

3. 胃肠功能恢复后即可进食。

肝外胆管结石

术前医嘱

长期医嘱	临时医嘱
按肝外胆管结石术前外科常规护理	血常规＋血型
二级或三级护理	尿常规、便常规
普食或半流质饮食	血生化组合（肾功能、电解质、血糖）
	肝功能
	凝血功能
	乙肝两对半、肝炎系列、HIV抗体、梅毒螺旋体抗体
	心电图
	X线胸片
	上腹部B超
	上腹部CT（必要时）
	PTC或ERCP（必要时）

注意事项：

1. 首选B超检查，对诊断有困难可选CT、PTC或ERCP检查。

2. 对术前有胆道梗阻者根据具体情况决定是否行PTCD或经内镜鼻胆管引流术（ENBD）。

3. 术前因黄疸出现凝血功能障碍或有出血倾向者使用维生素K_1或输血浆。

4. 对结石直径小于1cm者可行ERCP内镜下取石术，术后置ENBD管引流。

5. 手术主要是取净结石、解除胆道梗阻和通畅引流。

术后医嘱

长期医嘱	临时医嘱
按气管内麻醉下胆总管切开探查取石，T 管引流术后常规护理	血常规
一级护理	血生化组合（肾功能、电解质、血糖）
禁食	肝功能
常规喷喉 q12h	凝血功能
胃管接一次性负压吸引瓶记量（必要时）	
导尿管接引流袋记量	
腹腔引流管接引流袋记量	
T管引流管接引流袋记量	
记24小时出入量	
护肝药物（根据病情选择）	
抑制胃酸分泌药物（根据病情选择）	

注意事项：

1. 术后保持T管引流通畅，2周左右行T管造影及拔除T管，发现有残留结石于术后6周行胆道镜取石术。

2. 注意纠正水、电解质紊乱和酸碱失衡。

3. 预防性抗菌药物应选用第二代头孢菌素，麻醉后、手术开始前使用1次，如手术时间>3小时，术后追加1次。最长不超过2天。如胆汁细菌培养阳性，可根据病情、细菌种类及药敏结果调整抗菌药物品种及使用时间。

4. 黄疸患者术后继续使用维生素 K_1 或输血浆。

肝内胆管结石

术前医嘱

长期医嘱	临时医嘱
按肝内胆管结石术前外科常规护理 二级或三级护理 普食或半流质饮食	血常规＋血型 尿常规、便常规 血生化组合（肾功能、电解质、血糖） 肝功能 凝血功能 乙肝两对半、肝炎系列、HIV抗体、梅毒螺旋体抗体 心电图 X线胸片 上腹部B超 上腹部CT或MRCP PTC或ERCP

注意事项：

1. 首选B超检查，对诊断有困难可选CT、PTC或ERCP检查。

2. 对术前有肝内胆道梗阻者根据具体情况决定是否行PTCD。

3. 术前因黄疸出现凝血功能障碍或有出血倾向者使用维生素 K_1 或输血浆。

4. 手术明显较肝外胆管结石复杂，主要原则是切除病灶、取净结石、解除梗阻和通畅引流。

术后医嘱

长期医嘱	临时医嘱
按气管内麻醉下肝切除，胆总管切开探查/取石，T管引流术后常规护理	血常规
一级护理	血生化组合（肾功能、电解质、血糖）
禁食	肝功能
常规喷喉 q12h	凝血功能
右锁骨下静脉穿刺护理	
测CVP bid（必要时）	
胃管接一次性负压吸引瓶，记量（必要时）	
导尿管接引流袋记量	
腹腔引流管接引流袋记量	
T管引流管接引流袋记量	
记24小时出入量	
护肝药物（根据病情选择）	
抑制胃酸分泌药物（根据病情选择）	

注意事项：

1. 术后保持T管引流通畅，2周左右行T管造影及拔除T管，发现有残留结石于术后6周行胆道镜取石术。

2. 注意纠正水、电解质紊乱和酸碱失衡，注意补充血容量。

3. 预防性抗菌药物应选用第二代头孢菌素，麻醉后、手术开始前使用1次，如手术时间>3小时，术后追加1次。最长不超过2天。如胆汁细菌培养阳性，可根据病情、细菌种类及药敏结果调整抗菌药物品种及使用时间。

4. 预计术后禁食时间长于7天患者，术后第1天开始使用PN，宜用中长链脂肪乳，高支链氨基酸溶液，直至胃肠功能恢复。

5. 黄疸患者术后继续使用维生素K_1或输血浆。

急/慢性胆囊炎

术前医嘱

长期医嘱	临时医嘱
按急/慢性胆囊炎术前外科常 　规护理 一级或二级护理 禁食或半流质饮食	血常规＋血型 尿常规、便常规 血生化组合（肾功能、电解质、血糖） 肝功能 凝血功能 乙肝两对半、肝炎系列、HIV抗体、梅 　毒螺旋体抗体 心电图 X线胸片 肝胆B超 肝胆CT（必要时）

注意事项：

1. 临床症状＋B超检查已基本能确诊，对诊断有怀疑时再行CT检查。

2. 急性胆囊炎术前予禁食、抗感染、解痉、利胆、补液、对症处理。

3. 具体手术方式（开腹或腹腔镜）依患者的具体情况来定，但急性化脓、坏疽性胆囊炎不宜用腹腔镜手术。

肝胆胰脾外科

术后医嘱

长期医嘱	临时医嘱
按气管内麻醉下胆囊切除术后常规护理 一级护理 禁食 吸氧（低氧血症时） 常规喷喉 q12h 记24小时出入量 NS 20ml，头孢曲松钠 1.0g iv q12h 抑制胃酸分泌药物（根据病情选择）	血常规 血生化组合（肾功能、电解 　质、血糖） 肝功能

注意事项：

1. 抗菌药物可选用针对革兰阴性杆菌的第三代头孢菌素或氟喹诺酮类，有厌氧菌感染证据时加用甲硝唑。

2. 注意纠正水、电解质紊乱和酸碱失衡。

3. 胃肠功能恢复后即可进食。

急性梗阻性化脓性胆管炎

术前医嘱

长期医嘱	临时医嘱
按急性梗阻性化脓性胆管炎术前外科常规护理	急查血常规＋血型
一级护理	急查凝血功能
禁食	急查血生化组合（肾功能、电解质、血糖）
24小时心电监护	急查胸腹平片
告病重	急查心电图
NS 20ml ／ iv q12h	急查上腹部B超
头孢曲松钠 1.0g ／	尿常规、便常规
	肝功能
	乙肝两对半、肝炎系列、HIV抗体、梅毒螺旋体抗体
	置PTCD或ENBD管（必要时）

注意事项：

1. 临床症状＋急诊B超检查已基本能确诊。

2. 若血压偏低、心率快、CVP低有休克表现，注意快速输液输血，补充血容量，在抗休克同时进行术前准备。

3. 术前因黄疸出现凝血功能障碍或有出血倾向者使用维生素K_1或输血浆。

4. 对患者不能耐受手术者可先置PTCD管引流或行ERCP内镜下取石术及ENBD。

5. 急诊手术处理原则：解除梗阻，通畅引流。

术后医嘱

长期医嘱	临时医嘱
按气管内麻醉下胆总管切开探查取石、T管引流术后常规护理	血常规
	血生化组合（肾功能、电解质、血糖）
一级护理	
禁食	肝功能
吸氧（低氧血症时）	凝血功能
常规喷喉 q12h	
右锁骨下静脉穿刺护理	
测CVP bid（必要时）	
胃管接一次性负压吸引瓶记量（必要时）	
导尿管接引流袋记量	
腹腔引流管接引流袋记量	
T管引流管接引流袋记量	
记24小时出入量	
NS 20ml ⎫ iv q12h	
头孢曲松钠 1.0g ⎭	
抑制胃酸分泌药物（根据病情选择）	

注意事项：

1. 术后保持T管引流通畅，2周左右行T管造影，有残留结石可于术后6周行胆道镜取石术。

2. 注意纠正水、电解质紊乱和酸碱失衡。

3. 抗菌药物可选用针对革兰阴性杆菌的第三代头孢菌素或氟喹诺酮类，有厌氧菌感染证据时加用甲硝唑。

4. 黄疸患者术后继续使用维生素K_1或输血浆，肝功能不全时予护肝治疗及补充白蛋白。

5. 防治胆道出血、感染、胆瘘、肝脓肿等并发症。

胆 囊 癌

术前医嘱

长期医嘱	临时医嘱
按原发性肝癌术前外科常规护理	血常规＋血型
	尿常规、便常规
二级或三级护理	血生化组合（肾功能、电解质、血糖）
普食或半流质饮食	肝功能
	凝血功能
	乙肝两对半、肝炎系列、HIV抗体、梅毒螺旋体抗体
	肿瘤四项（CEA、CA125、CA19-9、AFP）
	心电图
	X线胸片
	上腹部B超，超声造影
	上腹部增强CT/MRI/PET

注意事项：

1. 术前营养不良者予高热量、高蛋白质、高维生素及低脂饮食。

2. 术前血清蛋白低者应予补充，合并有腹水者使用白蛋白后用呋塞米利尿。

3. 术前因黄疸出现凝血功能障碍或有出血倾向者使用维生素K_1或输血浆。

4. 有癌性发热或疼痛者加用吲哚美辛25mg或其他NSAIDs，每天 1～3 次。

术后医嘱

长期医嘱	临时医嘱
按气管内麻醉下胆囊癌根治术后常规护理	血常规
一级护理	血生化组合（肾功能、电解质、血糖）

长期医嘱	临时医嘱
禁食	肝功能
吸氧（低氧血症时）	凝血功能
常规喷喉　q12h	动脉血气分析（必要时）
右锁骨下静脉穿刺护理	
测CVP　bid（必要时）	
胃管接一次性负压吸引瓶，记量（必要时）	
导尿管接引流袋，记量	
腹腔引流管接引流袋，记量	
记24小时出入量	
护肝药物（根据病情选择）	
抑制胃酸分泌药物（根据病情选择）	

注意事项：

1. 病情较重者术后送SICU监护至循环、呼吸稳定。

2. 注意纠正水、电解质紊乱和酸碱失衡，注意补充血容量。

3. 手术创伤大，预计术后禁食时间长于7天患者，术后第1天开始使用PN，肝功能受损严重者宜用中长链脂肪乳、高支链氨基酸溶液，直至胃肠功能恢复。

4. 预防性抗菌药物应选用第二代头孢菌素，麻醉后、手术开始前使用1次，如手术时间>3小时时，术后追加1次。最长不超过2天。

5. 行肝切除术者注意监测肝功能变化，术后应予补充白蛋白。肝功能较差，有肝性脑病倾向者加用精氨酸或谷氨酸钠，并改用支链氨基酸，监测血氨水平。

6. 如术后持续发热要注意有无膈下积液、肺部感染、泌尿系感染及切口感染，并予引流、积极抗感染等处理。

胆 管 癌

术前医嘱

长期医嘱	临时医嘱
按胆管癌术前外科常规 　护理 二级或三级护理 普食或半流质饮食	血常规＋血型 尿常规、便常规 血生化组合（肾功能、电解质、血糖） 肝功能 凝血功能 乙肝两对半、肝炎系列、HIV抗体、梅毒螺 　旋体抗体 肿瘤四项（CEA、CA125、CA19-9、AFP） 心电图 X线胸片 上腹部B超，超声造影 上腹部增强CT或MRI或MRCP检查 置PTCD或ENBD管（必要时）

注意事项：

1. 术前凝血功能障碍或有出血倾向者使用维生素K_1或输血浆。

2. 对黄疸较深，需行大范围肝切除术者，可先置PTCD管引流（可置多条）或行ERCP置ENBD管引流至TBil≤5mg/dl。

3. 术前血清蛋白低应予补充，合并有腹水者使用白蛋白后用呋塞米利尿。

4. 术前应有清晰的胆道造影片。

5. 术前营养不良者予高热量、高蛋白质、高维生素及低脂饮食。

术后医嘱

长期医嘱	临时医嘱
按气管内麻醉下胆管癌根治术后常规护理	血常规
一级护理	血生化组合（肾功能、电解质、血糖）
禁食	
吸氧（低氧血症时）	肝功能
常规喷喉 q12h	凝血功能
右锁骨下静脉穿刺护理	动脉血气分析（必要时）
测 CVP bid（必要时）	
胃管接一次性负压吸引瓶记量（必要时）	
导尿管接引流袋记量	
腹腔引流管接引流袋记量	
记24小时出入量	
护肝药物（根据病情选择）	
抑制胃酸分泌药物（根据病情选择）	

注意事项：

1. 手术较大，病情较重者术后送 SICU 监护至循环、呼吸稳定。

2. 注意纠正水、电解质紊乱和酸碱失衡，注意补充血容量。

3. 预计术后禁食时间长于7天患者，术后第1天开始使用 PN，宜用中长链脂肪乳、高支链氨基酸溶液，直至胃肠功能恢复。

4. 预防性抗菌药物应选用第二代头孢菌素，麻醉后、手术开始前使用1次，如手术时间 >3 小时，术后追加1次。最长不超过2天。

5. 监测肝功能变化，术后应予补充白蛋白。手术后黄疸加深，有肝性脑病倾向者加用精氨酸或谷氨酸钠，并改用支链氨基酸，监测血氨水平。

6. 术后继续使用维生素 K_1 或输血浆。

假性胰腺囊肿

术前医嘱

长期医嘱	临时医嘱
按假性胰腺囊肿术前外科 　常规护理 二级或三级护理 普食或半流质饮食	血常规＋血型 尿常规、便常规 血生化组合（肾功能、电解质、血糖） 肝功能 凝血功能 乙肝两对半、肝炎系列、HIV抗体、梅毒螺 　旋体抗体 心电图 X线胸片 上腹部B超 上腹部增强CT或MRI

注意事项：

1. 囊肿较大，有压迫症状者需手术治疗。

2. 囊肿继发感染症状时可先穿刺置管引流。

术后医嘱

长期医嘱	临时医嘱
按气管内麻醉下胰腺假性囊肿-空肠 　Roux-en-Y吻合术后常规护理 一级护理 禁食 常规喷喉　q12h 胃管接一次性负压吸引瓶，记量（必 　要时） 导尿管接引流袋记量 腹腔引流管接引流袋记量 记24小时出入量 抑制胃酸分泌药物（根据病情选择）	血常规 血生化组合（肾功能、电解 　质、血糖） 肝功能 凝血功能 血、尿淀粉酶测定

注意事项：

1. 注意纠正水、电解质紊乱和酸碱失衡。

2. 预防性抗菌药物应选用第二代头孢菌素，麻醉后、手术开始前使用1次，如手术时间>3小时，术后追加1次。最长不超过2天。

3. 监测淀粉酶变化，有胰腺炎症时应予生长抑素治疗。

胰头癌/壶腹周围癌

术前医嘱

长期医嘱	临时医嘱
按胰头癌/壶腹周围癌术前外科常规护理	血常规＋血型
前外科常规护理	尿常规、便常规
二级或三级护理	血生化组合（肾功能、电解质、血糖）
普食或半流质饮食	肝功能
	凝血功能
	乙肝两对半、肝炎系列、HIV抗体、梅毒螺旋体抗体
	肿瘤四项（CEA、CA125、CA19-9、AFP）
	心电图
	X线胸片
	上腹部B超，超声造影
	上腹部增强MRCP或CT
	置PTCD或ENBD管（必要时）

注意事项：

1. 对黄疸较深（TBil>171μmol/L）或不能耐受手术者可先置PTCD管引流或行ERCP置ENBD管引流。

2. 患者术前凝血功能有障碍或有出血倾向者使用维生素 K_1 或输血浆。

3. 术前血清蛋白低应予补充，合并有腹水者使用白蛋白后用呋塞米利尿。

4. 超声内镜检查可提高诊断率。

5．术前营养不良者予高热量、高蛋白质、高维生素及低脂饮食。

术后医嘱

长期医嘱	临时医嘱
按气管内麻醉下行Whipple术后常规护理	临时医嘱
一级护理	血常规
禁食	血生化组合（肾功能、电解
吸氧（低氧血症时）	质、血糖）
常规喷喉 q12h	肝功能
右锁骨下静脉穿刺护理	凝血功能
测CVP bid（必要时）	动脉血气分析（必要时）
胃管接一次性负压吸引瓶记量	
导尿管接引流袋记量	
腹腔引流管接引流袋记量	
记24小时出入量	
护肝药物（根据病情选择）	
抑制胃酸分泌药物（根据病情选择）	

注意事项：

1．病情较重者术后送SICU监护至循环、呼吸稳定。

2．注意纠正水、电解质紊乱和酸碱失衡，注意补充血容量。

3．术后第1天开始使用PN，直至胃肠功能恢复（一般为5～7天）。必要时置空肠造瘘管行EN。

4．预防性抗菌药物应选用第二代头孢菌素，麻醉后、手术开始前使用1次，如手术时间>3小时，术后追加1次。最长不超过2天。

5．补充白蛋白，监测黄疸变化。

6．术后继续使用维生素K_1或输血浆。

肝胆胰脾外科

胰 岛 素 瘤

术前医嘱

长期医嘱	临时医嘱
按胰岛素瘤术前外科常规护理	血常规＋血型
	尿常规、便常规
二级或三级护理	血生化组合（肾功能、电解质、血糖）
普食或半流质饮食	肝功能
	凝血功能
	乙肝两对半、肝炎系列、HIV抗体、梅毒螺旋体抗体
	血胰岛素测定
	血清C肽测定
	饥饿试验或胰岛素抑制试验
	心电图
	X线胸片
	上腹部B超，超声造影
	上腹部增强CT或MRI
	同位素（^{125}I和^{111}In）扫描（必要时）

注意事项：

1. 超声内镜检查可提高术前诊断率。对诊断仍不明确者，必要时可行穿刺活组织检查。

2. 术中超声检查对术中定位有较大帮助。

3. 可行肿瘤摘除术、局部切除术或胰体尾切除术，术中常规监测血糖变化。

长期医嘱	临时医嘱
按气管内麻醉下胰岛素瘤切除术后常	血常规
规护理	血生化检查（肾功能、电解质）
一级护理	肝功能
禁食	凝血功能
吸氧（低氧血症时）	动脉血气分析（必要时）
常规喷喉 q12h	
右锁骨下静脉穿刺护理	
胃管接一次性负压吸引瓶（必要时）,	
记量	
导尿管接引流袋记量	
腹腔引流管接引流袋记量	
记24小时出入量	
测四段血糖	
抑制胃酸分泌药物（根据病情选择）	

注意事项：

1. 监测血糖变化，注意处理术后"反跳性高血糖"。

2. 注意纠正水、电解质紊乱和酸碱失衡，注意补充血容量。

3. 预防性抗菌药物应选用第二代头孢菌素，麻醉后、手术开始前使用1次，如手术时间>3小时，术后追加1次。最长不超过2天。

（胡文杰 梁力建）

肝胆胰脾外科

移植外科

肝 移 植

术前医嘱

长期医嘱	临时医嘱
按原发病术前外科常规护理	血常规＋血型
二级护理	尿常规、便常规
优质蛋白、低盐、低脂饮食	血生化肾功能
记24小时尿量	肝功能
测腹围 qd（肝硬化腹水患者）	凝血功能
螺内酯 40mg tid	乙肝两对半、肝炎系列、高灵敏HBV-
20% 人血白蛋白 10g ivgtt qd/tid	DNA定量测定、HIV抗体、梅毒
NS 50ml ivgtt qd/tid（冲管）	组合
呋塞米 20mg iv qd/tid（输注白	AFP
蛋白后）	异常凝血酶原（PIVKA-Ⅱ）
替诺福韦 25mg qd（表面抗原阳	消 化 系 统 肿 瘤 标 志 物（CA125、
性和/或HBV-DNA阳性患者）	CA199、CEA）
凝血酶原复合物 400U ⎫ ivgtt qd	血氨（肝硬化患者）
纤维蛋白原 1.0g ⎬	心电图
维生素 K₁ 20mg ⎭	X线胸片
冰冻血浆 200～400ml ivgtt qd	超声心动图
	呼吸功能检查
	血、尿、痰细菌学培养（选用）
	腹部彩色多普勒超声（肝脏及其血
	流）
	上腹部CT平扫＋增强（CTA）或MRI
	普美显增强或全身PET/CT（肝脏
	肿瘤患者）
	食管钡餐造影或胃镜（肝硬化患者）
	选择性腹腔干或肝动脉造影（必
	要时）

移植外科

注意事项：

1. 螺内酯、呋塞米等药物适用于术前有腹水者。

2. 术前应充分纠正低白蛋白血症，合并有腹水者使用清蛋

171

白后用呋塞米利尿。

3. 肝硬化合并凝血功能障碍者使用凝血酶原复合物、纤维蛋白原、维生素 K_1、冰冻血浆、血小板、冷沉淀等。

4. 根据病情选用腺苷蛋氨酸、熊去氧胆酸、多烯磷脂酰胆碱、还原性谷胱甘肽、甘草酸二胺等护肝药物及能量合剂。

5. 肝硬化患者应积极预防上消化道大出血和肝性脑病。肝性脑病患者可选用精氨酸、门冬氨酸鸟氨酸、乙酰谷氨酰胺及谷氨酸钠等降血氨药物。必要时可采用乳果糖低压灌肠。

6. 注意保护肾功能，纠正水、电解质紊乱及酸碱失衡。对于尿少或肝肾综合征患者，除应用呋塞米外，还可以选用利尿合剂和特利加压素等药物。

7. 肝移植供体检查需包括以下项目：血常规、血型、出凝血时间、肝功能、肾功能、血生化、肝炎系列、乙肝两对半、血CMV-Ag、HIV 及梅毒、结核等传染病检测，感染指标（超敏 C 反应蛋白、降钙素原、各种体液的细菌真菌培养＋药敏试验，必要时行病原体宏基因组测序等），肝脏彩超、上腹部 CTA 等。

8. 对于活动性乙肝患者，术前除应用高效抗病毒药物（核苷酸类似物）抑制病毒外，还可根据病毒复制情况改变术中乙肝免疫球蛋白用量。

术后医嘱

长期医嘱	临时医嘱
按肝移植术后常规护理	急查血常规
特级护理	急查血生化
禁食	急查出凝血时间
胃肠减压	急查动脉血气分析
导尿管护理	急查血糖
记 24 小时出入量	急查血乳酸
记每小时尿量	急查血氨
肝门双腔引流管接负压记量	急查肝功能、肾功能
右膈下双腔引流管接负压记量	第 2 天查：
温氏孔双腔引流管接负压记量	血常规

长期医嘱	临时医嘱
气管插管护理	PCT
呼吸机辅助呼吸	血生化
动静脉置管护理	出凝血时间
漂浮导管护理	肝功能、肾功能
测血糖 q6h	动脉血气分析
测腹围 q8h	血乳酸
左沙丁胺醇 3ml ｜雾化	血氨
乙酰半胱氨酸吸入溶液 300mg ｜吸入	乙肝两对半、HBV-DNA
｜bid	FK506谷值浓度
布地奈德 1mg	多巴胺注射液 200mg ｜iv pump
氯化钠注射液 20ml ｜iv bid	5%葡萄糖注射液 ｜依据血
氨溴索注射液 30mg ｜	50ml ｜压调节
氯化钠注射液 20ml ｜iv q12h	20%人血白蛋白 50ml ivgtt qd/tid
奥美拉唑 40mg ｜	呋塞米注射液 20mg iv qd～tid
5%葡萄糖注射液 20ml ｜iv泵 q12h	（白蛋白后）
更昔洛韦 0.25g ｜（20ml/h）	氯化钠注射液 40ml ｜iv pump
5%葡萄糖注射液 100ml ｜ivgtt	胰岛素 40U ｜依据血
哌拉西林他唑巴坦 4.5g ｜q8h AST	｜糖调节
氯化钠注射液 100ml ｜ivgtt qd	5%葡萄糖注射 ｜iv pump
卡泊芬净 50mg ｜	液 50ml ｜（2～5ml/h）
氯化钠注射液 100ml ｜ivgtt qd	吗啡 10mg ｜
异甘草酸镁注射液 20ml ｜	5%葡萄糖注射 ｜iv pump
乙肝免疫球蛋白 2000～2500IU ivgtt	液 50ml ｜（2～5ml/h）
qd	咪达唑仑 10mg ｜
丙酚替诺福韦25mg qd 经胃管注入或	
恩替卡韦 0.5mg qd 经胃管注入	
他克莫司 1～2mg q12h 经胃管注入	
麦考酚钠肠溶片 0.36～0.54g q12h 经	
胃管注入	

注意事项：

1. 肝移植患者手术后需在重症监护病房监护治疗直至病情平稳。监护内容包括呼吸功能维持、心血管功能维持、水电解质及酸碱平衡、血糖的监测、腹腔引流情况、营养支持及免疫抑制药物应用等。

移植外科

2. 肝移植患者手术后应用吗啡20mg＋5%葡萄糖注射液50ml，以2～5ml/h速度微泵输注进行镇痛治疗，并加用咪达唑仑镇静。

3. 及早拔除气管插管。在拔除气管插管前应明确以下指标：患者神志清醒，自主呼吸正常；停机2小时后血氧饱和度及血气分析结果正常，氧合指数200以上；血流动力学稳定；应通过X线了解患者肺部情况。

4. 术后根据凝血功能情况，使用抗凝药物，预防肝动脉血栓形成。定期通过彩色多普勒超声检查了解肝脏质地及肝动脉、门静脉、肝静脉、下腔静脉血流情况。

5. 肝移植术后血糖常处于较高水平，需常规使用胰岛素。开始以微泵推注胰岛素0.05～0.1U/（kg·h），并根据血糖浓度调节，控制血糖在12mmol/L以下。

6. 术后早期开始TPN［20～30kcal/（kg·d）］，肠道功能恢复后逐渐过渡到正常饮食。

7. 免疫抑制方案：可选用他克莫司＋吗替麦考酚酯（FK506＋MMF）、他克莫司＋西罗莫司（FK506＋RAPA）、环孢素＋吗替麦考酚酯（CsA＋MMF）或他克莫司＋吗替麦考酚酯＋甲泼尼龙（FK506＋MMF＋Pred）等方案。使用巴利昔单抗的患者，除术前24小时内或术中给予应用20mg外，术后第4天再次应用20mg，并开始使用他克莫司1～2mg或环孢素100～150mg q12h。

8. 对应用他克莫司的患者，根据所测得他克莫司血药谷值浓度调整用药剂量，术后第1个月浓度维持在8～10μg/L，并密切注意患者的精神状态及血糖水平等。

9. 甲泼尼龙用法（下述甲泼尼龙方案为经典用法，目前除急性排斥反应高危患者外，已较少应用）

术中　　　　　1000mg＋5% 葡萄糖注射液 100ml ivgtt
术后第1天　　250mg＋5% 葡萄糖注射液 50ml iv pump q12h
术后第2天　　60mg＋5% 葡萄糖注射液 50ml iv pump q6h
术后第3天　　50mg＋5% 葡萄糖注射液 50ml iv pump q6h

174

之后每天每次递减10mg，至20mg q6h后再递减为20mg q12h，改为口服甲泼尼龙片48mg po qd，每3天递减8mg，递减至4mg qd后，维持至术后3个月。

10. 术前乙肝表面抗原阳性患者在肝移植术后应用替诺福韦或恩替卡韦和乙肝免疫球蛋白。

乙肝免疫球蛋白用法：

第1周　　　　　　2000～2500IU ivgtt qd

第2、3、4周　　　400IU im qw

第2个月起　　　　400IU im 每月1次（视乙肝表面抗体滴度而定）

肾 移 植

术前医嘱

长期医嘱	临时医嘱
按尿毒症移植外科常规护理	血常规、尿常规、便常规
二级护理	血型
动静脉瘘护理	肝功能、肾功能
低盐饮食	凝血功能
规律透析	肝炎系列
测血压	乙肝两对半
记24小时尿量	血脂
重组人促红细胞生成素 1万 IU ih qw（必要时）	HIV
	HLA
	PRA
	供体HLA
	X线胸片
	心电图
	上消化道钡餐
	清洁灌肠（术前）

注意事项：

1. 对尿毒症患者，应积极改善一般状况，加强支持治疗，纠正贫血、低蛋白血症、酸碱平衡紊乱等。

2. 对于一般情况较好的患者，在完善术前检查，尤其是组织配型及抗原相关检查后可居家等待手术。一旦供、受体配型合适，即通知来院手术。

术后医嘱

长期医嘱	临时医嘱
按肾移植术后常规护理	血常规
特级护理	生化
禁食	肾功能
心电监护	肝功能
持续中流量吸氧	出凝血时间
导尿管护理	动脉血气分析（必要时）
持续尿量监测	乳酸钠林格注射液 500ml
记24小数出入量	与10％葡萄糖注射液
动静脉置管护理	500ml ivgtt（根据尿量
双腔引流管接低负压记量	交替使用）
左沙丁胺醇 3ml	
乙酰半胱氨酸吸入溶液 300mg ⟍ 雾化吸入 bid	
布地奈德 1mg	
NS 100ml ⟍ ivgtt q8h	
美罗培南粉针 0.5g	
NS 100ml ⟍ ivgtt qd	
米卡芬净钠 100mg	
NS 100ml ⟍ ivgtt q12h	
更昔洛韦 0.25g	
20％人血白蛋白 50ml ivgtt qd ～ tid	
重组人促红细胞生成素 1万 IU ih qw	
艾司奥美拉唑肠溶片 20mg po qd	
多糖铁复合物胶囊 150 ～ 300mg po qd	
叶酸 5 ～ 10mg po tid	
他克莫司 2 ～ 3mg po q12h	
麦考酚钠肠溶片 0.36 ～ 0.54 po q12h	
高血压患者选用合适降压药物	

注意事项：

1. 术后转送移植监护室监护至病情稳定。

2. 认真记录尿量。注意纠正水、电解质紊乱和酸碱失衡。

3. 术后补液应根据尿量进行调节，以达到出入量的平衡。考虑到不显性失水等因素，入液量可以稍微多于出量500ml左右。补液遵循糖盐交替的原则，按1:1糖盐比例给予；当尿量大于300ml/h后，可增加盐液入量，如1:2的糖盐比例。

4. 免疫抑制剂的应用是肾移植术后药物治疗的重要环节，各地免疫抑制剂的方案不尽相同。在肾移植术中麻醉诱导时静脉应用巴利昔单抗20mg或兔抗人胸腺细胞免疫球蛋白50mg，甲泼尼龙500mg。

5. 术后即开始应用麦考酚钠肠溶片（0.36～0.54g q12h）。

6. 术后即开始根据情况选用环孢素或他克莫司。

7. 甲泼尼龙用法：术中500mg静脉注射；术后第1天、第2天，500mg静脉注射；术后第3天开始改为口服制剂，30mg qd，连续应用1周；以后每周减5mg，直至5～10mg维持。

8. 环孢素用法：术后开始应用，用量为5～6mg/（kg·d），并根据定期检测其血药物浓度（谷值）进行剂量调节。术后前3个月维持其谷值浓度在150～250ng/L，3个月后至1年内维持谷值浓度在150～200ng/L，1年后维持其谷值浓度在100～150ng/L。

9. 他克莫司用法：术后开始应用，用量为0.1～0.15mg/（kg·d），并根据定期检测其血药物浓度（谷值）进行剂量调节。术后前3个月维持其谷值浓度在8～10μg/L，3个月后至1年内维持谷值浓度在6～8μg/L，1年后维持在5～6μg/L。

（鞠卫强）

移植外科

177

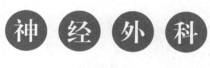

颅骨骨折

术前医嘱

长期医嘱	临时医嘱
按急性颅骨骨折常规护理	血常规＋血型
一级或二级护理	尿常规
禁食或半流质饮食	肝功能、肾功能
监测神志、瞳孔、血压、脉搏、呼吸	凝血功能
	心电图
	X线胸片
	急诊头颅CT平扫
	氯化钠注射液 500ml / 氨甲环酸 0.5g / ivgtt
	5%葡萄糖注射液 500ml / 维生素 K_1 20mg / ivgtt

注意事项：

1．要密切观察神志、瞳孔的变化，必要时急诊复查头颅CT以了解是否合并颅内出血。

2．鼻孔、外耳孔、口咽如有清亮液体流出，要考虑有脑脊液漏的可能，应给予抬高头位，加用抗菌药物预防颅内感染，并给予氨基酸、脂肪乳营养支持治疗。

3．凹陷性骨折如范围较大致颅内高压或骨折片压迫脑重要部位引起神经功能障碍及骨折深度超过1cm，应进行手术。

4．如合并较严重原发性颅脑损伤，应给予奥美拉唑或埃索美拉唑等制酸药预防应激性溃疡发生。

脑挫裂伤

术前医嘱

长期医嘱	临时医嘱
按脑挫裂伤外科常规护理	血常规＋血型
特级或一级护理	尿常规
禁食或半流质饮食	肾功能
监测神志、瞳孔、血压、脉搏、呼吸	肝功能
5% 葡萄糖注射液 500ml ⎤ ivgtt qd	凝血功能
丙戊酸钠 1.2g ⎦	心电图
20% 甘露醇 125ml ivgtt q8h	X线胸片
NS 20ml ⎤ iv bid	急诊头颅CT平扫
地塞米松 5mg ⎦	氯化钠注射液 500ml ⎤ ivgtt
埃索美拉唑 40mg iv bid	氨甲环酸 0.5g ⎦

注意事项:

1. 要密切观察神志、瞳孔的变化,警惕急性脑疝的出现,必要时急诊复查头颅CT以了解脑中线结构移位的情况。

2. 应用丙戊酸钠等药物预防癫痫发生,以避免因癫痫而进一步加重脑缺血和脑水肿。

3. 甘露醇既可减轻脑水肿,又有保护脑细胞的作用,但应注意大剂量静脉滴注有可能导致水和电解质紊乱及肾功能损伤,应定期复查血生化。

4. 由于脑挫裂伤往往引起较明显的颅内高压,常规应给予奥美拉唑或埃索美拉唑等制酸药预防应激性溃疡的发生。

外伤性颅内血肿

术前医嘱

长期医嘱	临时医嘱
按颅内血肿外科常规护理	血常规＋血型
特级或一级护理	肝功能、肾功能
禁食	凝血功能
监测神志、瞳孔、血压、脉	心电图
搏、呼吸	配血
	急诊头颅CT平扫
	留置导尿管
	20% 甘露醇 250ml ivgtt st
	生理盐水 20ml ┐ iv st
	地塞米松 10mg ┘
	埃索美拉唑 40mg iv st

注意事项：

1. 颅内血肿有手术指征者，应在急诊室一边进行上述处理一边做好术前准备，并尽早行开颅血肿清除术。

2. 如伤情较重，但尚未达到手术指征者，有条件的应在重症监护病房进行密切监护，必要时急诊复查头颅CT以了解颅内血肿和脑中线结构移位的变化，并做好术前准备。

3. 颅内血肿患者如神志不清，应留置导尿管以避免尿潴留进一步加重颅内高压。

4. 患者如神情烦躁往往提示有明显颅内高压，应慎用镇静药以免抑制呼吸中枢功能。

5. 禁忌使用腰椎穿刺进行辅助检查。

术后医嘱

长期医嘱	临时医嘱
按气管内麻醉下颅内血肿清除术后常	血常规
规护理	尿常规
特级护理	肾功能
禁食	肝功能
监测神志、瞳孔、血压、脉搏、呼吸	凝血功能
20% 甘露醇 125ml ivgtt q8h	X线胸片
NS 100ml ⎤	氯化钠注射液 500ml ⎤ ivgtt
头孢他啶 1.0g ⎦ ivgtt q8h	氨甲环酸 0.5g ⎦
NS 20ml ⎤ iv q8h	
呋塞米 20mg ⎦	
NS 20ml ⎤ iv bid	
地塞米松 5mg ⎦	
埃索美拉唑 40mg iv bid	

注意事项：

1. 患者术后应在重症监护病房密切监测神志、瞳孔、血压、脉搏、呼吸。

2. 估计神志昏迷短时间内难以恢复且痰量较多者，应及时行气管切开术，并进行肺部理疗。

3. 血肿导致偏瘫的患者，可行针灸及康复治疗。

4. 神志昏迷者可行高压氧治疗。

5. 常规应用奥美拉唑或埃索美拉唑等制酸药以预防应激性溃疡。

脑 胶 质 瘤

术前医嘱

长期医嘱	临时医嘱
按脑胶质瘤术前外科常规护理	血常规＋血型
一级或二级护理	尿常规
普食或半流质饮食	肾功能

长期医嘱	临时医嘱
丙戊酸钠　0.5g　po　bid	肝功能
	凝血功能
	心电图
	X线胸片
	头颅CT平扫＋增强
	头颅MRI平扫＋增强
	20%甘露醇 125ml　ivgtt　q12h（必要时）

注意事项：

1. 脑胶质瘤术前进行头颅MRI检查是必要的。

2. 患者头痛较剧或影像提示脑中线结构移位明显时，应静滴甘露醇以降低颅内压。

3. 应使用丙戊酸钠等药物预防癫痫发生。

术后医嘱

长期医嘱	临时医嘱
按气管内麻醉下脑胶质瘤切除术后常规护理	血常规
特级护理	肾功能
禁食	肝功能
监测神志、瞳孔、血压、脉搏、呼吸	凝血功能
20%甘露醇 125ml ivgtt q8h	氯化钠注射液 500ml ⎫ ivgtt
NS 100ml ⎫ ivgtt q8h	氨甲环酸 0.5g ⎭
头孢他啶 1.0g ⎭	5%葡萄糖注射液 500ml ⎫ ivgtt
NS 20ml ⎫ iv bid	丙戊酸钠 1.2g ⎭
地塞米松 5mg ⎭	
埃索美拉唑 40mg iv bid	

注意事项：

1. 脑胶质瘤切除术后术野周围脑水肿较明显，应使用甘露醇脱水。

2. 脑胶质瘤为恶性肿瘤，一般尽量不要静滴白蛋白等高营养物质，饮食保持清淡均衡。

神经外科

3. 肿瘤恶性级别较高或术后肿瘤残留者要给予放疗或化疗等辅助治疗。

4. 肿瘤位于脑皮质或术前已有癫痫者，术后要给予抗癫痫治疗。

脑 膜 瘤

术前医嘱

长期医嘱	临时医嘱
按脑膜瘤术前外科常规护理	血常规＋血型
一级或二级护理	尿常规
普食或半流质饮食	肾功能
丙戊酸钠 0.5g po bid	肝功能
	凝血功能
	心电图
	X线胸片
	头颅CT平扫＋增强
	头颅MRI平扫＋增强
	脑血管造影（必要时）
	20%甘露醇 125ml ivgtt q12h（必要时）

注意事项：

1. 脑膜瘤术前行脑血管造影术可用于评估静脉窦是否完全闭塞，同时有助于了解肿瘤血供，当供血动脉明显时可于造影时予栓塞以减少术中出血。但应注意如果肿瘤占位效应明显，应在造影或栓塞后立即行肿瘤切除术。

2. 患者头痛较剧或影像提示脑中线结构移位明显时，应静滴甘露醇以降低颅内压。

3. 术前使用丙戊酸钠等药物预防癫痫发生。

术后医嘱

长期医嘱	临时医嘱
按气管内麻醉下脑膜瘤切除术后常规护理	血常规
特级护理	肾功能
禁食	肝功能
监测神志、瞳孔、血压、脉搏、呼吸	凝血功能
20%甘露醇 125ml ivgtt q8h	氯化钠注射液 500ml ⎫ ivgtt
NS 100ml ⎫ ivgtt q8h	氨甲环酸 0.5g ⎭
头孢他啶 1.0g ⎭	5%葡萄糖注射液 500ml ⎫ ivgtt
NS 20ml ⎫ iv bid	丙戊酸钠 1.2g ⎭
地塞米松 5mg ⎭	
埃索美拉唑 40mg iv bid	

注意事项：

1. 脑膜瘤术中损伤神经者，术后要给予神经营养药物治疗。

2. 术后肿瘤残留者可予放射治疗。

3. 术后一般给予抗癫痫治疗一段时间。

垂 体 瘤

术前医嘱

长期医嘱	临时医嘱
按垂体瘤术前外科常规护理	血常规＋血型
一级或二级护理	尿常规
普食或半流质饮食	肾功能
溴隐亭 2.5mg po bid	肝功能
	凝血功能
	性激素六项
	血ACTH
	血生长激素
	甲状腺功能五项
	心电图
	X线胸片
	鞍区薄层CT平扫＋冠、矢状重建
	垂体MRI平扫＋增强
	氯霉素滴眼液 2滴 滴鼻 tid

注意事项：

1. 垂体瘤术前应详细了解患者内分泌情况。

2. 鞍区薄层CT平扫＋冠、矢状重建及头颅MRI平扫＋增强有助于了解蝶窦气化、肿瘤鞍上扩展情况，并与动脉瘤或颅咽管瘤等疾病鉴别。

3. 术前使用溴隐亭对部分患者有减少肿瘤血供的作用。

4. 术前使用氯霉素滴眼液滴鼻有助于治疗或预防鼻咽部炎症，从而减少术后颅内感染的可能。

术后医嘱

长期医嘱	临时医嘱
按气管内麻醉下垂体瘤切除术后常规护理	血常规
特级或一级护理	肾功能
禁食	肝功能
监测神志、瞳孔、血压、脉搏、呼吸	凝血功能
记每小时尿量	氯化钠注射液 500ml ⎫ ivgtt
喷喉	氨甲环酸 0.5g ⎭
5%葡萄糖注射液 500ml ⎫ ivgtt qd	
地塞米松 10mg ⎭	
NS 100ml ⎫ ivgtt q8h	
头孢他啶 1.0g ⎭	
埃索美拉唑 40mg iv bid	

注意事项：

1. 垂体瘤术后易出现一过性多尿或尿崩，要注意观察尿量，必要时给予口服醋酸去氨加压素或肌注垂体后叶素。

2. 术后如出现脑脊液漏，要给予抬高头位，增加营养支持及抗菌药物预防感染。

3. 术后如有明显视力减退或意识变差，应急诊复查头颅CT以了解是否有瘤腔出血等可能原因。

听神经瘤

术前医嘱

长期医嘱	临时医嘱
按听神经瘤术前外科常规护理	血常规＋血型
一级或二级护理	尿常规
普食或半流质饮食	肾功能
	肝功能
	凝血功能
	电测听
	听觉诱发电位
	心电图
	X线胸片
	颅底薄层CT平扫＋增强
	头颅MRI平扫＋增强

注意事项：

1. 术前应详细了解患者听力情况，包括电测听及听觉诱发电位等检查，对术中肿瘤的处理有参考意义。

2. 颅底薄层CT扫描说明了解肿瘤对颅底骨质的影响和内听道孔扩张的情况，并与脑膜瘤及蛛网膜囊肿等疾病鉴别。

术后医嘱

长期医嘱	临时医嘱
按气管内麻醉下听神经瘤切除术后常规护理	血常规
特级护理	肾功能
禁食	肝功能
监测神志、瞳孔、血压、脉搏、呼吸	凝血功能
20% 甘露醇 125ml ivgtt q8h	氯化钠注射液 500ml ⎫ ivgtt
NS 100ml ⎫ ivgtt q8h	氨甲环酸 0.5g ⎭
头孢他啶 1.0g ⎭	

长期医嘱	临时医嘱
NS 20ml ＼ iv bid 地塞米松 5mg ／	
NS 20ml ＼ iv bid 血凝酶 1kU ／	
埃索美拉唑 40mg iv bid	

注意事项：

1. 听神经瘤术中如损伤后组脑神经而出现饮水呛咳等，应予留置胃管给予鼻饲流质饮食。

2. 如术中损伤面神经致眼睑闭合不全，术后应予抗菌药物眼膏保护角膜，必要时行眼睑闭合术。

高血压脑出血

术前医嘱

长期医嘱	临时医嘱
按高血压脑出血外科常规护理	血常规＋血型
特级或一级护理	肾功能
禁食	肝功能
监测神志、瞳孔、血压、脉搏、	凝血功能
呼吸	心电图
20% 甘露醇 125ml ivgtt q8h	配血
NS 20ml ＼ iv q8h 呋塞米 20mg ／	急诊头颅CT平扫
	留置导尿管
NS 20ml ＼ iv bid 地塞米松 10mg ／	氯化钠注射液 500ml ＼ ivgtt 硝酸甘油 50mg ／（根据血压调整）
埃索美拉唑 40mg iv bid	

注意事项：

1. 高血压脑出血一般病情危重。有手术指征者，应在急诊一边进行上述处理一边做好术前准备，并尽早行手术治疗。

2. 病情较重，但尚未达到手术指征者，有条件的应在重症监护病房进行密切监护，必要时急诊复查头颅CT以了解血肿和脑中线结构移位的变化，并做好必要的术前准备。

3. 患者神志不清者，应留置导尿管以避免尿潴留而进一步加重病情。

4. 患者往往伴有其他器官疾病，如冠心病、心律不齐、肾功能不全、糖尿病等，术前应予积极处理。

5. 术前要注意与动脉瘤、动静脉畸形等疾病鉴别。

术后医嘱

长期医嘱	临时医嘱
按气管内麻醉下高血压脑出血	血常规
血肿清除术后常规护理	尿常规
特级护理	肾功能
禁食	肝功能
监测神志、瞳孔、血压、脉	凝血功能
搏、呼吸	X 线胸片
20% 甘露醇 125ml ivgtt q8h	氯化钠注射液 500ml ╱ ivgtt
NS 100ml ╲ ivgtt q8h	硝酸甘油 50mg ╱ （根据血压调整）
头孢他啶 1.0g ╱	氯化钠注射液 500ml ╲ ivgtt
NS 20ml ╲ iv q8h	氨甲环酸 0.5g ╱
呋塞米 20mg ╱	
NS 20ml ╲ iv bid	
地塞米松 10mg ╱	
埃索美拉唑 40mg iv bid	

注意事项：

1. 患者术后应在重症监护病房密切监测神志、瞳孔、血压、脉搏、呼吸。

2. 如神志昏迷短时间内难以恢复且痰量较多者，应及时行气管切开术，并进行肺部理疗。

3. 出现偏瘫的患者，术后可行针灸及康复治疗。

4. 神志昏迷者可行高压氧治疗。

5. 常规应用奥美拉唑或埃索美拉唑等制酸药以预防应激性溃疡。

6. 积极处理并发疾病如冠心病、心律不齐、肾功能不全、糖尿病等。

7. 使用甘露醇应密切监测血生化，因大剂量静脉滴注甘露醇有可能导致水和电解质紊乱及肾功能损伤。

颅内动脉瘤

术前医嘱

长期医嘱	临时医嘱
按颅内动脉瘤术前外科常规护理	血常规＋血型
特级或一级护理	尿常规
禁食	肾功能
监测神志、瞳孔、血压、脉搏、呼吸	肝功能
埃索美拉唑 40mg iv bid	凝血功能
乳果糖 15ml tid	心电图
	X线胸片
	急诊头颅CTA
	头颅MRI平扫＋增强
	全脑血管造影

注意事项：

1. 颅内动脉瘤尚未破裂出血患者，术前要保持心情平静和良好的睡眠，以及针对其他疾病如高血压病、便秘、慢性咳嗽等的对症治疗，保持大便通畅。

2. 颅内动脉瘤如出现急性破裂出血，患者一般病情危重，应在重症监护病房密切监测神志、瞳孔、血压、脉搏、呼吸。保持病房安静，给予镇静镇痛，意识障碍者（Hunt-Hess分级三级或以上）给予甘露醇脱水，并予急诊行头颅CTA检查，了解动脉瘤位置及大小，为进一步诊治提供依据。尽早行全脑血管造影，根据动脉瘤情况及病情选择开颅夹闭术或经血管内栓塞术。

3. 保持病房安静，并给予必要的镇静镇痛药。

4. 颅内动脉瘤术前要注意与动静脉畸形、烟雾病、肿瘤卒中等鉴别，同时注意是否存在多发动脉瘤并鉴别出血的责任动脉瘤，以防出现漏诊或误诊。

长期医嘱	临时医嘱
按气管内麻醉下颅内动脉瘤开颅夹闭（或栓塞）术后常规护理	血常规
特级护理	尿常规
禁食	肾功能
监测神志、瞳孔、血压、脉搏、呼吸	肝功能
尼莫地平 100ml iv 泵（4ml/h）qd	凝血功能
埃索美拉唑 40mg iv bid	
记24小时出入量	

注意事项：

1. 患者术后应在重症监护病房密切监测神志、瞳孔、血压、脉搏、呼吸。

2. 血压控制目标是维持在基础血压水平，无高血压基础病但存在症状性脑血管痉挛者收缩压目标应为（基础血压＋10）mmHg。使用尼莫地平后如血压明显下降，可在补足血容量的情况下加用去甲肾上腺素升压，或将尼莫地平减量。

3. 保持足够的血容量，记24小时出入量，每日入量应大于出量500ml左右。

4. 积极处理并发疾病如冠心病、心律不齐、肾功能不全、糖尿病等。

颅内动静脉畸形

术前医嘱

长期医嘱	临时医嘱
按颅内动静脉畸形术前常规护理	血常规＋血型
特级或一级护理	肾功能
禁食	肝功能
监测神志、瞳孔、血压、脉搏、呼吸	凝血功能
20% 甘露醇 125ml ivgtt q8h	心电图

神经外科

长期医嘱	临时医嘱
NS 20ml iv bid 地塞米松 10mg 埃索美拉唑 40mg iv bid	配血 急诊头颅CTA 留置导尿管 全脑血管造影

注意事项:

1. 颅内动静脉畸形在急性破裂出血时应在重症监护病房密切监测神志、瞳孔、血压、脉搏、呼吸,应用脱水治疗。

2. 未破裂的动静脉畸形,应根据畸形团部位、大小、供血动脉和引流静脉情况进行综合评估,决定治疗方案。

3. 术前要注意与动脉瘤、高血压脑出血等疾病鉴别。

术后医嘱

长期医嘱	临时医嘱

按气管内麻醉下颅内动静脉畸
  形切除术后常规护理
特级护理
禁食
监测神志、瞳孔、血压、脉
  搏、呼吸
20% 甘露醇 125ml ivgtt q6h
NS 20ml   iv q8h
呋塞米 20mg
NS 20ml   iv bid
地塞米松 10mg
NS 20ml   iv bid
血凝酶 1kU
埃索美拉唑 40mg iv bid
	血常规
	尿常规
	肾功能
	肝功能
	凝血功能
	氯化钠注射液 500ml ivgtt
	硝酸甘油 50mg (根据血压调整)
	氯化钠注射液 500ml ivgtt
	氨甲环酸 0.5g

注意事项:

1. 患者术后应在重症监护病房密切监测神志、瞳孔、血压、脉搏、呼吸,收缩压目标应为(基础血压 -10)mmHg。

2. 术后要注意再出血的可能,必要时急诊复查头颅CT。

3. 出现偏瘫的患者，术后应进行康复治疗。

4. 常规应用奥美拉唑或埃索美拉唑等制酸药以预防应激性溃疡。

（梁　丰）

烧伤外科

烧　伤

长期医嘱	临时医嘱
按轻/中/重/特重度烧伤常规护理①	血常规＋血型
一/二/特级护理	尿常规、便常规
普食/半流/禁食②	出凝血时间
隔离病房常规护理	急诊生化组合、肝酶组合、肝功能组合
保持室内干燥，室温维持28 ~ 32℃	
左右侧卧位，q4h③	血气分析
停置导尿管接床边袋，记尿量、pH、比重 q2 ~ 4h	术前筛查（肝炎组合、梅毒、HIV）
记24小时出入量	心电图
气管切开常规护理④	X线胸片
超声雾化吸入 q4h	清创换药xx%（面积）
5%葡萄糖注射液 100ml ⎫ ivgtt	中心静脉置管
奥美拉唑 40mg　q12h ⎭	NS 10ml ⎫ im AST
NS 100ml ⎫ ivgtt	TAT 1500U ⎭
头孢哌酮钠舒巴坦钠1.5g q12h ⎭	5%葡萄糖氯化钠注射液 500ml ⎫ ivgtt×2次
	维生素C 2g ⎪
	10% 氯化钾 10ml ⎪
	Inosine 0.4 ⎭
	新鲜血浆 200ml ivgtt×3次
	10%葡萄糖注射液 500ml ⎫ ivgtt×3次
	维生素C 2g ⎪
	10% 氯化钾 10ml ⎪
	三磷酸腺苷 40mg ⎪
	辅酶A 100U ⎪
	胰岛素 10U ⎭

　　注：①手术后医嘱基本相同，注意调整补液量和成分。②特重烧伤合并应激性溃疡患者应早期禁食并留置胃管；休克期过后，应尽早逐渐恢复饮食，以利消化道功能恢复。③大面积烧伤，尤其是肢体及躯干背侧有创面者，应上翻身床治疗，有条件者应给予气体悬浮床治疗。④头面部水肿严重，或重度吸入性损伤应行气管切开术，术后常规纤维支气管镜冲洗。

注意事项：

1. 本医嘱以60kg成年男性、20%总体表面积烧伤并吸入性损伤后，第一个24小时处理为例。

2. 中度以上须补充液体，总量按上海公式计算。晶、胶、水交替补充。

3. 预防性使用制酸剂，防止应激性溃疡的发生。

4. 严重患者应测量每小时尿量，随时调整补液速度。

5. 头面部烧伤患者，应给予超声雾化吸入，湿化呼吸道，减轻呼吸道水肿，并保护眼部。

6. 大面积烧伤患者出现脓毒症表现时应做创面细菌培养＋药敏试验，必要时可行血培养。

（舒　斌）

骨外科

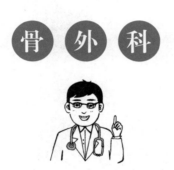

锁骨骨折

术前医嘱

长期医嘱	临时医嘱
按锁骨骨折骨科常规护理	血常规＋血型
二级护理	尿常规
普食	肾功能、血糖、电解质
∞字绷带外固定	肝功能
伤科接骨片 4片 tid	凝血功能
美洛昔康 1片 bid	乙肝两对半、肝炎系列、梅毒筛查、HIV抗体
	心电图
	X线胸片、锁骨正位X线片
	术前常规禁食
	头孢呋辛 1.5g（加入NS 100ml ivgtt）（带入OR，术前30分钟用）

术后医嘱

长期医嘱	临时医嘱
按锁骨骨折切开复位、钢板内固定术后骨科常规护理	乳酸钠林格注射液 500ml ivgtt（术后当日）
一级护理	10%葡萄糖注射液 1000ml ivgtt（术后当日）
禁食，8小时后半流质饮食	头孢呋辛 1.5g（加入NS 100ml ivgtt）（术后当日）
常规喷喉 bid	锁骨正位X线片
伤科接骨片 4片 tid	
塞来昔布 0.2g bid	

注意事项：

1. 幼儿青枝骨折可用三角巾悬吊3周。

2. 一般多用手法复位∞字带外固定，无须过分强调解剖复位。固定期间须注意血管神经状态，4～6周解除固定，进行功能锻炼。

3. 下述情况可选择切开复位＋内固定（如钢板、记忆合金

203

环抱器等）治疗：

（1）开放性骨折、骨折伴神经血管损伤或经闭合复位仍有明显骨折端分离。

（2）锁骨骨折合并同侧肱骨近端骨折，形成浮动肩者。

（3）有喙锁韧带断裂的锁骨外端骨折或外1/3有移位骨折。

（4）多发性损伤，肢体需要早期开始功能锻炼者，以及并发有神经系统或神经血管病变，如帕金森病等，不能长期忍受非手术制动时。

（5）手法复位失败，畸形严重者。

（6）骨折不愈合。

肱骨外科颈骨折

术前医嘱

长期医嘱	临时医嘱
按肱骨外科颈骨折骨科常规护理	血常规＋血型
	尿常规
二级护理	肾功能、血糖、电解质
普食	肝功能
屈肘90°位三角巾悬吊	凝血功能
伤科接骨片 4片 tid	乙肝两对半、肝炎系列、梅毒筛查、HIV抗体
塞来昔布 0.2g bid	心电图
	X线胸片、肱骨上段正侧位X线片
	肱骨上段CT平扫＋三维（必要时）
	术前常规禁食
	头孢呋辛 1.5g（加入NS 100ml ivgtt）（带入OR，术前30分钟用）

长期医嘱	临时医嘱
按肱骨外科颈骨折切开复位、钢板内固定术后骨科常规护理	乳酸钠林格注射液 500ml ivgtt
	10%葡萄糖注射液 1000ml ⎫ ivgtt
	维生素C 2.0g ⎭
一级护理	头孢呋辛 1.5g（加入NS 100ml ivgtt）
禁食，8小时后普食	（术后当日）
肱骨旁胶管引流接袋记量	患侧肱骨上段正侧位X线片（术后复查）
屈肘90°位三角巾悬吊	
伤科接骨片 4片 tid	
塞来昔布 0.2g bid	

注意事项：

1. 治疗原则：准确复位，牢靠固定，尽可能早地进行功能锻炼。对于无移位的骨折无须手法复位，特别是老年人的嵌插型骨折，只用三角巾悬吊患肢，并加强功能锻炼即可。青壮年的骨折移位应尽可能获得解剖复位。

2. 治疗方案

（1）三角巾悬吊：对无移位骨折、轻度移位的外展型骨折或内收型骨折、嵌插型骨折，无须复位骨折，只用三角巾悬吊治疗。尤其是嵌插型骨折，几乎全部发生在老年人，大部分病例不需要手法复位甚至开放复位。

（2）手法复位外固定：对有移位的骨折，特别是青壮年伤员，应进行手法复位外固定治疗。要点为：血肿内麻醉，伤员仰卧或靠坐位，肩关节外展90°、前屈30°～45°、外旋45°、肘关节屈曲90°，进行牵引和反牵引，配合相应手法整复内收或外展型骨折，可用外固定架或肩人字石膏固定；如合并肩关节前脱位，应先复位肱骨头再复位骨折。

（3）开放复位内固定：适应证①软组织嵌入骨折端。②不稳定骨折。③骨折移位明显，非手术方法治疗失败者。④就诊或确诊较晚，无法施行手法复位者。

肱骨干骨折

术前医嘱

长期医嘱	临时医嘱
按肱骨干骨折骨科常规护理 二级护理 普食 屈肘90°位三角巾悬吊 左上臂小夹板外固定 塞来昔布 0.2g bid 伤科接骨片 4片 tid	血常规＋血型 尿常规 血糖、电解质 肝功能、肾功能 凝血功能 乙肝两对半、肝炎系列、梅毒筛查、HIV 　抗体 心电图 X线胸片、肱骨正侧位X线片 术前常规禁食 头孢呋辛 1.5g（加入NS 100ml ivgtt） 　（带入OR，术前30分钟用）

术后医嘱

长期医嘱	临时医嘱
按肱骨干骨折切开复位、钢板 　内固定术后骨科常规护理 一级护理 禁食，8小时后普食 肱骨旁胶管引流接袋记量 屈肘90°位三角巾悬吊 伤科接骨片 4片 tid 塞来昔布 0.2g bid	乳酸钠林格注射液 500ml ivgtt 10% 葡萄糖注射液 1000ml ｝ ivgtt 维生素C 2.0g 头孢呋辛 1.5g（加入NS 100ml ivgtt） 　（术后当日） 肱骨正侧位X线片

注意事项：

1. 无移位者，小夹板固定6～8周。

2. 小于30°的成角移位，不超过横断面1/3的侧方移位，以及短缩移位在2cm以内的斜形或螺旋形骨折，可于局麻或臂丛麻醉下手法复位，小夹板或悬垂石膏外固定。

3. 不稳定骨折、软组织嵌入骨折端、经反复手法复位不满意、多段骨折、同一肢体有多处骨与关节损伤时，或合并神经血管损伤时可在探查术同时行切开复位内固定（髓内钉或钢板）术。

4. 闭合骨折并桡神经损伤先试行手法复位，若骨折复位、固定满意，可保守观察 2 ~ 3 个月，如果神经功能无恢复则行手术探查。

5. 疑有桡神经嵌于骨折端者，不宜强行手法复位，应急诊手术探查。

肱骨髁上骨折

术前医嘱

长期医嘱	临时医嘱
按肱骨髁上骨折骨科常规护理	血常规＋血型
二级护理	尿常规
普食	肾功能、血糖、电解质
注意患肢桡动脉搏动及末梢血运	肝功能
屈肘90°位三角巾悬吊	凝血功能
伤科接骨片 4 片 tid	乙肝两对半、肝炎系列、梅毒筛查、HIV抗体
塞来昔布 0.2g bid	心电图
	X线胸片、肘关节正侧位 X 线片
	肱骨下段 CT 平扫＋三维（必要时）
	术前常规禁食
	头孢呋辛 1.5g（加入 NS 100ml ivgtt）（带入 OR，术前30分钟用）

术后医嘱

长期医嘱	临时医嘱
按肱骨髁上骨折切开复位、钢板 　内固定术后骨科常规护理 一级护理 禁食，8小时后普食 肱骨旁胶管引流接袋记量 注意患肢末梢血运 屈肘90°位三角巾悬吊 伤科接骨片　4片 tid 塞来昔布　0.2g bid	乳酸钠林格注射液　500ml ivgtt 10% 葡萄糖注射液　1000ml　⎱ ivgtt 维生素 C　2.0g　　　　　　⎰ 头孢呋辛　1.5g（加入 NS 100ml ivgtt 　（术后当日） 肘关节正侧位 X 线片

注意事项：

除按照一般骨折的处理原则外，必须及时、准确地复位，恢复骨折的对位和对线，防止肘部畸形愈合，纠正神经、血管损伤等严重合并症，治疗尽量要求达到解剖复位，尽早恢复患肢功能。

1. 青枝骨折及不完全骨折、骨折轻中度移位者，肘部肿胀较轻，桡动脉搏动正常可采用手法复位，小夹板或石膏托外固定。复位可在臂丛麻醉下进行，力求一次成功。复位时应先纠正旋转移位，再矫正侧方移位，对尺偏型处理时可稍"矫枉过正"，保持轻度桡偏，防止发生肘内翻。

2. 肿胀明显者，先行尺骨鹰嘴骨牵引3～5天，待肿胀消退后再行外固定。

3. 内固定方式可选择交叉克氏针或内、外髁重建钢板，手术指征包括：

（1）并发神经、血管损伤者，在予相应手术同时处理骨折。

（2）骨折移位严重，估计难以手法复位或手法复位失败，特别是伸展尺偏型肱骨髁上骨折。

（3）骨折畸形愈合，有肘内翻畸形。

4. 局部严重挫伤，肿胀明显，说明组织内有大量液性渗出，可能进一步压迫周围组织及血管，影响血液及组织液回流，有发生骨筋膜室综合征的可能。应解除压迫，抬高患肢，应用脱水剂及血管扩张剂，观察6～12小时缺血不缓解者，则应行切开减张术。

5. 骨折复位后，出现肢体远端剧痛、苍白、麻痹、无脉、感觉异常等早期缺血性挛缩表现时，应及时手术探查。

前臂双骨折

术前医嘱

长期医嘱	临时医嘱
按前臂双骨折骨科常规护理	血常规＋血型
二级护理	尿常规
普食	肾功能、血糖、电解质
小夹板外固定	肝功能
屈肘90°位三角巾悬吊	凝血功能
注意患肢末梢血运	乙肝两对半、肝炎系列、梅毒筛查、抗
伤科接骨片 4片 tid	HIV
塞来昔布 0.2g bid	心电图
	X线胸片
	桡、尺骨正侧位X线片（含肘、腕关节）
	TAT 1500U im AST（有伤口时）
	术前常规禁食
	头孢呋辛 1.5g（加入NS 100ml ivgtt）
	（带入OR，术前30分钟用）

术后医嘱

长期医嘱	临时医嘱
按前臂双骨折切开复位、髓内针内固定术后骨科常规护理	乳酸钠林格注射液 1000ml ivgtt
	5% 葡萄糖注射液 1000ml ⎫ ivgtt
	维生素C 2.0g ⎭
一级护理	20% 甘露醇 125ml ivgtt bid（术后当日）
禁食，8小时后普食	头孢呋辛 1.5g（加入NS 100ml ivgtt）
桡骨旁胶管引流接袋记量	（术后当日）
患侧上肢功能位石膏外固定	桡、尺骨正侧位X线片（含肘、腕关节）
（必要时）	

长期医嘱	临时医嘱
注意患肢末梢血运	
抬高患肢	
伤科接骨片　4片　tid	
塞来昔布　0.2g　bid	

注意事项：

1．治疗关键在于恢复前臂的旋转功能。

2．无移位的骨折，可行夹板或石膏外固定。

3．尺、桡骨干双骨折，若其中有一骨干为横形或锯齿形的稳定骨折，而另一骨干为不稳定骨折时，应先整复稳定的骨折；若两骨干骨折的稳定性均相同，一般先整复尺骨；若两骨干均为不稳定骨折时，如骨折在上段，则先整复尺骨，如骨折在下段，可先整复桡骨，骨折在中段时，应根据两骨干骨折的相对稳定性决定整复方案。

4．内固定方式可选择髓内钉或钢板，手术指征为：

（1）开放性骨折伤后在8小时以内，或软组织损伤不严重者。

（2）多发性骨折，特别一个肢体多处骨折者。

（3）多段骨折或不稳定骨折手法复位不满意或不能维持整复骨折端的对位者。

（4）尺、桡骨上1/3骨折手法复位失败，或难以外固定者。

（5）对位不良或畸形愈合的陈旧性骨折。

（6）合并神经血管损伤者。

5．注意防治前臂筋膜室综合征。

桡骨下端骨折

术前医嘱

长期医嘱	临时医嘱
按桡骨下端骨折骨科常规护理	血常规＋血型
二级护理	尿常规
普食	肾功能、血糖、电解质
手法复位石膏外固定	肝功能
伤科接骨片 4片 tid	凝血功能
塞来昔布 0.2g bid	乙肝两对半、肝炎系列、梅毒筛查、HIV抗体
	心电图
	X线胸片
	腕关节正侧位X线片
	术前常规禁食
	头孢呋辛 1.5g（加入NS 100ml ivgtt）（带入OR，术前30分钟用）

术后医嘱

长期医嘱	临时医嘱
按桡骨下端骨折切开复位、钢板内固定术后骨科常规护理	乳酸钠林格注射液 500ml ivgtt（术后当日）
一级护理	10%葡萄糖注射液 1000ml ivgtt（术后当日）
禁食，8小时后普食	头孢呋辛 1.5g（加入NS 100ml ivgtt）（术后当日）
腕关节功能位前臂石膏托外固定	
抬高患肢	腕关节正侧位片
注意患肢末梢血运	
伤科接骨片 4片 tid	
塞来昔布 0.2g bid	

注意事项：

1. 绝大多数桡骨下端骨折可经手法复位外固定而治愈，无需住院治疗。

2．常见的Colles骨折的复位标准包括：桡骨茎突应位于尺骨茎突远侧1～1.5cm，各种畸形消失，桡骨远端背侧平坦，掌侧弧度凹陷恢复，X线片示掌倾角及尺偏角恢复。

3．手法复位失败，或复位后不能维持对位者可考虑切开复位、钢板内固定术，尤其是Barton骨折闭合复位不易保持复位，需手术解剖复位关节内骨折。

4．对陈旧性Colles骨折畸形愈合影响前臂旋转活动者，考虑手术治疗：

（1）骨折再复位适用于年轻患者，骨折不超过3～4周。

（2）以旋转功能障碍为主者，可行尺骨小头切除。

（3）对明显畸形愈合病例，可行Campbell手术。即切除尺骨小头尺侧半，桡骨畸形处行截骨矫正，术后石膏固定8～10周。

（4）年龄大的患者，对生活无明显影响者，选择保守治疗。

手 部 骨 折

术前医嘱

长期医嘱	临时医嘱
按手部骨折骨科常规护理	血常规＋血型
二级护理	尿常规
普食	肾功能、血糖、电解质
手法复位石膏外固定	肝功能
伤科接骨片 4 片 tid	凝血功能
塞来昔布 0.2g bid	乙肝两对半、肝炎系列、梅毒筛查、HIV抗体
	心电图
	掌指骨正斜位X线片
	TAT 1500U im AST（有伤口时）
	术前常规禁食
	头孢呋辛 1.5g（加入NS 100ml ivgtt）（带入OR，术前30分钟用）

长期医嘱	临时医嘱
按掌指骨骨折切开复位、微型钢板螺钉内固定术后骨科常规护理	乳酸钠林格注射液 500ml ivgtt（术后当日）
一级护理	头孢呋辛 1.5g（加入 NS 100ml ivgtt）（术后当日）
禁食，8小时后普食	掌指骨正斜位 X 线片
掌腕功能位石膏外固定	
抬高患肢	
注意患肢末梢血运	
伤科接骨片 4片 tid	
塞来昔布 0.2g bid	

注意事项：

1. 对于掌、指骨骨折，首先应区分稳定与不稳定骨折：一般来说，稳定骨折包括闭合性嵌插骨折、无移位或移位很少的骨折、大部分远节指骨骨折、大部分单独的掌骨干骨折。而另一些骨折一般被认为是不稳定骨折，如有旋转移位的螺旋骨折、粉碎骨折、有较大移位的骨折、一些斜形骨折、多段骨折、近节指骨颈骨折、中节指骨掌侧基底骨折、骨折伴有广泛软组织损伤、Bennett 骨折等。

2. 一般无移位的稳定骨折，外固定3～4周后即可做轻度的主动活动。移位的掌、指骨骨折复位后应固定6～8周。切开复位内固定者，如内固定坚强、稳定，则术后可不用外固定，否则做2～3周保护性外固定。器械固定方法有克氏针、钢丝、微型钢板、螺钉、外固定架等。

3. 特殊情况处理原则：

（1）第一掌骨基底部骨折：新鲜骨折在手法复位后用前臂石膏固定拇指于外展位4～6周，不稳定骨折可行内固定术；轻度成角的陈旧骨折，对拇指功能影响不大者，可不处理。如成角大，虎口过小，可行第一掌骨基底部楔形截骨术。

（2）第一掌骨基底部骨折脱位（Bennett骨折）：手法复位后若能保持稳定，可于拇指外展位固定4～6周。否则可采用经皮克氏针固定或开放复位用一克氏针固定小骨块，另一克氏针固定掌骨基底部于第2掌骨保持复位。术后石膏固定4～6周。

（3）末节指骨基底背侧撕脱骨折（锤状指）：新鲜病例将近侧指间关节屈曲60°，远侧指间关节过伸，消除对骨片的牵拉，以铝夹板外固定6周；如为远侧指间关节脱位或指间关节内骨折骨片超过关节面1/3，应切开复位克氏针固定。

手部肌腱损伤

术前医嘱

长期医嘱	临时医嘱
按手部肌腱损伤骨科常	血常规＋血型
规护理	尿常规
二级护理	肾功能、血糖、电解质
普食	肝功能
	凝血功能
	乙肝两对半、肝炎系列、梅毒筛查、HIV
	抗体
	心电图
	X线胸片
	掌指骨正斜位片
	TAT 1500U im AST（有伤口时）
	术前常规禁食
	头孢呋辛 1.5g（加入NS 100ml ivgtt）（带入
	OR，术前30分钟用）（如为开放性损伤）

术后医嘱

长期医嘱	临时医嘱
按手部肌腱损伤修复术后骨	头孢呋辛 1.5g（加入NS 100ml ivgtt）
科常规护理	（如为开放性损伤）
一级护理	乳酸钠林格注射液500ml ivgtt（术后
禁食，8小时后普食	当日）

长期医嘱	临时医嘱
无张力位石膏外固定	
抬高患肢	
注意患肢末梢血运	
塞来昔布 0.2g bid	

注意事项：

1. 肌腱损伤后，一般应争取一期修复，除非伤后时间超过24小时、污染严重甚至已有感染、火器伤、咬伤及肌腱损伤严重有较大缺损者，则不宜一期修复。因各种原因没有行一期修复，应争取在伤愈后3～4周进行延迟一期修复或二期修复。

2. 肌腱修复时的缝合方法应尽可能减少对肌腱内部血液循环的影响，保护好腱系膜、腱纽及腱周组织等肌腱血供来源，注意无创缝合技术，保持缝接处平整光滑，减少肌腱粗糙面外露。

3. 在鞘管区较整齐的切割伤，应争取同时修复屈指深浅肌腱并修复腱鞘。肌腱修复后应置于健康组织中，不可置于瘢痕组织中或贴于骨面。肌腱表面应有良好的皮肤覆盖，不可在肌腱表面行游离植皮。

4. 肌腱修复后，应在无张力位外固定3～4周。重视早期功能锻炼及术后理疗的应用。

股骨颈骨折

术前医嘱

长期医嘱	临时医嘱
按股骨颈骨折骨科常规 护理	血常规＋血型
	尿常规
二级护理	肾功能、血糖、电解质
普食	肝功能
患肢持续皮牵引	凝血功能
测血压 bid	乙肝两对半、肝炎系列、梅毒筛查、HIV 抗体
塞来昔布 0.2g bid	心电图

续　表

长期医嘱	临时医嘱
	X线胸片
	骨盆正位＋股骨上段正侧位X线片
	超声心动图（高龄患者）
	髋关节CT平扫＋三维（必要时）
	术前常规禁食
	同型配血（进行人工关节置换术的患者）
	头孢呋辛 1.5g（加入NS 100ml ivgtt）（带入 OR，术前30分钟用）

术后医嘱

长期医嘱	临时医嘱
按股骨颈骨折牵引复位、空心钉内固定术后骨科常规护理	心电监护（含生命体征、氧饱和度）12小时
一级护理	血常规
禁食，8小时后半流质饮食	肾功能、血糖、电解质
低分子量肝素 0.4ml ih qd	肝功能
伤科接骨片 4片 tid	乳酸钠林格注射液 500ml ivgtt
塞来昔布 0.2g bid	5%葡萄糖注射液 1000ml ⎫ ivgtt
	维生素C 2.0g ⎭
	头孢呋辛1.5g（加入NS 100ml ivgtt）（术后当日）
	股骨上段正侧位X线片
	骨盆正位X线片（进行人工关节置换术的患者）

注意事项：

1. 治疗原则：无明显移位的骨折，外展型或嵌插型等稳定骨折，年龄过大，全身情况差，或合并有严重心、肺、肾、肝等功能障碍者，选择非手术方法治疗。对于内收型骨折和有移位骨折，65岁以上老年人的股骨头下型骨折，青少年的股骨颈骨折，陈旧性骨折不愈合、影响功能的畸形愈合、股骨头缺血坏死或合并髋关节关节炎，应采用手术方法治疗。

2. 治疗方案

（1）非手术治疗：穿防旋鞋，下肢皮肤牵引，卧床6～8周，同时进行股四头肌等长收缩训练和踝、足趾的屈伸活动，避免静脉回流障碍或静脉血栓形成。卧床期间不可侧卧，不可使患肢内收，避免发生骨折移位。长期卧床时应注意防治卧床并发症，如肺部感染、泌尿道感染、压疮等。在状态较差的极高龄患者，必要时可放弃骨折处理，及早让患者坐起活动，摆脱卧床状态，减少卧床并发症的出现机会。

（2）闭合复位内固定：在C形臂X线透视下进行复位，尽可能争取获得解剖复位是避免术后出现股骨头坏死的重要因素。证实复位成功后，在股骨外侧纵形切口，暴露股骨大转子及股骨近端，经大转子向股骨头方向打入引导针，X线证实引导针穿过骨折线后，即通过引导针打入加压螺钉或130°角钢板内固定。此法不切开关节囊，对股骨头血循环干扰较少，在X线透视下，复位及固定可靠，术后骨折不愈合及股骨头坏死的发生率均较低。

（3）切开复位内固定：手法复位失败，或固定不可靠，或青壮年的陈旧性骨折、不愈合，宜采用切开复位内固定。经前外侧切口暴露骨折后，清除骨折端的硬化组织，直视下经大转子打入加压螺钉，同时切取带旋髂深血管蒂的髂骨块植骨，或用旋股外血管升支的髂骨块植骨，或带缝匠肌、股方肌蒂的髂骨块植骨，促进骨折愈合，防止股骨头缺血坏死。

（4）人工关节置换术：对全身情况尚好的高龄患者的股骨头下型骨折，已合并骨关节炎或股骨头坏死者，可选择全髋关节置换术治疗。

3. 并发症处理

（1）股骨头缺血坏死或骨折不愈合：股骨头下型及经股骨颈骨折容易出现股骨头缺血坏死或骨折不愈合，如前文所述，出现骨折不愈合时需行切开复位内固定＋植骨手术治疗，出现股骨头坏死时，则需根据坏死面积及股骨头塌陷程度等因素决定进行髋关节置换或保髋手术治疗。

（2）静脉血栓栓塞症：在老年髋部骨折术后患者中高发，可以应用物理和药物措施进行预防，及时发现及时处理。

股骨粗隆间骨折

术前医嘱

长期医嘱	临时医嘱
按股骨粗隆间骨折骨 　科常规护理	血常规＋血型
二级护理	尿常规
普食	肾功能、血糖、电解质
患肢持续皮牵引	肝功能
测血压 bid	凝血功能
塞来昔布 0.2g bid	乙肝两对半、肝炎系列、梅毒筛查、HIV抗体
	心电图
	X线胸片
	骨盆正位＋股骨上段正侧位X线片
	超声心动图（高龄患者）
	术前常规禁食
	同型配血
	头孢呋辛 1.5g（加入NS 100ml ivgtt）（带入 　OR，术前30分钟用）

术后医嘱

长期医嘱	临时医嘱
按股骨粗隆间骨折牵引复位、 　动力髋螺钉（DHS）内固定 　术后骨科常规护理	心电监护（含生命体征、氧饱和度）12 　小时
一级护理	血常规
禁食，8小时后半流质饮食	肾功能、血糖、电解质
股骨旁胶管引流接袋记量	肝功能
低分子量肝素 0.4ml ih qd	乳酸钠林格注射液 1000ml ivgtt
伤科接骨片 4片 tid	5%葡萄糖注射液 1000ml ⎫ ivgtt
塞来昔布 0.2g bid	维生素C 2.0g ⎭
	头孢呋辛 1.5g（加入NS 100ml ivgtt） 　（术后当日）
	股骨上段正侧位X线片

注意事项：

1. 治疗原则：对于极高龄或全身状态较差，多器官功能不全的老年患者，保守治疗的措施参见股骨颈骨折的非手术治疗。但对于身体条件评估后有机会能耐受手术治疗者，应尽可能在伤后48小时内完成手术治疗。

2. 治疗方案

（1）牵引复位、内固定术：多数可用闭合复位获得稳定性。对大粗隆受累少者用中立位复位，对范围较大的粉碎性骨折用外旋位复位。如闭合复位不能获得骨折的稳定性，则宜切开复位。常用动力型加压滑动钉板系统或髓内固定系统进行切开复位后的固定。

（2）人工关节置换术：用于粗隆间骨折仍存在争论。多数学者认为适应证为内固定失败，重度骨质疏松，极高龄不稳定粗隆间骨折，合并重度骨关节炎或股骨头坏死的粗隆间骨折患者。

（3）根据骨折固定后的初始稳定情况、骨折的类型、患者骨质疏松情况、全身状态等因素，决定患者术后开始负重行走的时间。

3. 并发症处理

（1）静脉血栓栓塞症：在老年髋部骨折术后患者中高发，可以应用物理和药物措施进行预防，及时发现及时处理。

（2）贫血：可适当应用铁剂或促红细胞生成素纠正贫血。

股骨干骨折

术前医嘱

长期医嘱	临时医嘱
按股骨干骨折骨科常规护理	血常规＋血型
二级护理	尿常规
普食	肾功能、血糖、电解质
持续胫骨结节骨牵引（短期内	肝功能
无法手术患者）	凝血功能

续 表

长期医嘱	临时医嘱
测患肢长度 qd（短期内无法手术患者）	乙肝两对半、肝炎系列、梅毒筛查、HIV抗体
伤科接骨片 4片 tid	心电图
塞来昔布 0.2g bid	X线胸片、股骨正侧位X线片
	术前常规禁食
	同型配血
	头孢呋辛 1.5g（加入NS 100ml ivgtt）（带入OR，术前30分钟用）

术后医嘱

长期医嘱	临时医嘱
按股骨干骨折切开复位、交锁髓内钉内固定术后骨科常规护理	心电监护（含生命体征、氧饱和度）12小时
一级护理	血常规
禁食，8小时后半流质饮食	肾功能、血糖、电解质
股骨旁胶管引流接袋记量	肝功能
伤科接骨片 4片 tid	乳酸钠林格注射液 1000ml ivgtt
塞来昔布 0.2g bid	5%葡萄糖注射液 1500ml ⎫ ivgtt
	维生素C 2.0g ⎭
	头孢呋辛 1.5g（加入NS 100ml ivgtt）（术后当日）
	股骨正侧位X线片

注意事项：

1. 牵引：此法历史悠久，可分为皮肤和骨牵引。皮牵引的缺点是难以提供足够力量使骨折复位，故现在仅用于治疗儿童骨折（Bryant牵引）及临时制动下肢。骨牵引配合各种支具悬吊可治疗许多股骨干骨折，股骨中段骨折可采用平衡牵引；股骨近端骨折可采用屈膝90°、屈髋90°的牵引。

2. 石膏支具：能否采用此法治疗取决于骨折的部位、软组织覆盖及大腿石膏的塑形等。此法可联合应用有限内固定治疗，但股骨短缩、内翻成角等并发症时可发生，因此，现在已较少单独用于股骨干骨折的治疗。

3. 外固定架：应用外固定架治疗股骨干骨折的最好适应证为Ⅲ型开放性骨折，其次为高能损伤引起的粉碎性骨折。

4. 钢板螺钉内固定：在20世纪60－70年代，广泛应用坚强钢板和螺钉内固定治疗股骨干骨折，并做早期康复，从而克服了非手术治疗的许多不足之处，但随时间的推移，发现此方法也有许多问题，如切开复位时需广泛剥离骨膜，从而影响骨折局部的血运，增加不愈合的机会。同时，坚强内固定可在骨折处产生应力遮挡效应，影响局部骨质强度。

5. 带锁髓内钉固定：髓内固定的优点有可避免应力遮挡效应；可通过锁定钉动力化为骨折端提供应力刺激而使骨折愈合加速；由于大多数骨折可采用闭合复位和穿钉，使骨折部位的感染及骨折不愈合明显降低；由于带锁髓内钉可控制骨折部的旋转，固定牢靠，关节可早期活动，关节功能得以较好地保存。因此，髓内钉是目前治疗股骨干骨折较为常用的方法。

髌骨骨折

术前医嘱

长期医嘱	临时医嘱
按髌骨折骨科常规护理	血常规＋血型
	尿常规
二级护理	肾功能、血糖、电解质
普食	肝功能
患肢伸膝位长腿石膏托外固定	凝血功能
	乙肝两对半、肝炎系列、梅毒筛查、HIV抗体
注意患肢末梢血运	心电图
塞来昔布 0.2g bid	
伤科接骨片 4片 tid	X线胸片、膝关节正侧位X线片
	术前常规禁食
	头孢呋辛1.5g（加入NS 100ml ivgtt）（带入OR，术前30分钟用）

术后医嘱

长期医嘱	临时医嘱
按髌骨骨折切开复位、张力带内固定术后骨科常规护理	乳酸钠林格注射液 500ml ivgtt（术后当日）
一级护理	10%葡萄糖注射液 1000ml ivgtt（术后当日）
禁食，8小时后半流质饮食	
患肢伸膝位长腿石膏托外固定（必要时）	头孢呋辛 1.5g（加入NS 100ml ivgtt）（术后当日）
注意患肢末梢血运	膝关节正侧位X线片
患侧膝关节腔胶管引流接袋记量	
伤科接骨片 4片 tid	
塞来昔布 0.2g bid	

注意事项：

1. 对于无移位的骨折、分离在0.5cm以内的横行骨折，可用长腿石膏后托或管型固定患肢于伸直位3～4周。如有关节腔积血，应在无菌条件下，抽尽血肿。固定期间练习股四头肌收缩，去除石膏后练习膝关节屈伸活动。

2. 分离移位在0.5cm以上的横行骨折可行切开复位和钢丝缝合或张力带钢丝内固定。术中应确定髌骨关节面的平整。若上下极撕脱，骨片很小，可切除，应用带线锚钉将肌腱或韧带缝于骨面上。

3. 髌骨粉碎性骨折，若移位不严重，后关节面基本完整，可行髌周环行缝合。不到万不得已不应采取髌骨切除术。

膝韧带及半月板损伤
（以前交叉韧带损伤为例）

术前医嘱

长期医嘱	临时医嘱
按左膝前交叉韧带损伤	血常规＋血型
骨科常规护理	尿常规
二级护理	肾功能、血糖、电解质
普食	肝功能
	凝血功能
	乙肝两对半、肝炎系列、梅毒筛查、HIV抗体
	心电图
	X线胸片、膝关节正侧位X线片
	膝关节MRI（如入院前已完成可省略）
	术前常规禁食
	头孢呋辛 1.5g（加入NS 100ml ivgtt）（带入 OR，术前30分钟用）

术后医嘱

长期医嘱	临时医嘱
按左膝关节镜检查、前交叉韧带重建术后骨科常规护理	乳酸钠林格注射液 500ml ivgtt
一级护理	5%葡萄糖注射液 1000ml ⎫ ivgtt
禁食，8小时后半流质饮食	维生素C 2.0g ⎭
注意患肢末梢血运	头孢呋辛 1.5g（加入NS 100ml ivgtt）（术后当日）
塞来昔布 0.2g bid	膝关节CT平扫＋三维（必要时，用于了解骨道定位是否正确）

注意事项：

1. 半月板损伤

治疗原则：急性期的患者可行保守治疗，抽出关节内积血并加压包扎，长腿石膏托固定膝关节2～3周，去除石膏后复查膝关节MRI协助明确诊断，并行股四头肌功能锻炼。对"交锁"症状不能自行解锁时，保守治疗失败则需手术解除关节"交锁"。

经确诊的症状性半月板撕裂患者，应尽可能早期手术处理，以保护关节软骨免受异常形态的半月板及异常膝关节活动轨迹的损伤。可根据半月板损伤部位、撕裂形态等因素决定具体术式。手术时应尽可能地保留半月板的大小及光滑结实的边缘。在有条件的患者中尽可能对撕裂的部位进行缝合，尽可能不选择半月板全切除术。

2. 前交叉韧带损伤

（1）治疗原则：并不是所有前交叉韧带（anterior cruciate ligament，ACL）损伤的患者都需要手术治疗，理论上ACL缺如后仍可耐受一般较安静的日常生活，是否需要手术治疗取决于患者的年龄、日常的运动或劳动需求及膝不稳定的程度，也包括是否合并有其他结构的损伤，如半月板等。如ACL缺如的膝关节继续承受体力劳动，并参加转身、跳跃、急加减速和变换方向的体育活动，将不可避免地加重关节不稳定和关节内损伤。因此，目前多数主张对前交叉韧带撕裂进行重建修复。对于多韧带联合损伤或ACL止点撕脱性骨折也主张进行手术治疗。

除非存在其他结构损伤，单纯PCL损伤的膝关节功能良好，以往部分专家认为其功能可通过加强股四头肌肌力锻炼而获得部分代偿，因此，不需要重建。但近些年来，随着人们对生活质量要求的提高，多数主张对PCL损伤后进行重建术，目前认为其手术适应证包括：①PCL附着点处撕脱性骨折并移位＞10mm。②后外侧角骨撕脱需手术再固定。③胫骨向后方移位＞15mm，反轴移试验阳性。④合并有ACL损伤或其他多韧带联合损伤。⑤日常生活中出现不稳定和疼痛症状。⑥胫骨向后方移动10～15mm，并有症状。

（2）治疗方案：目前对于交叉韧带损伤修复的主流技术是在关节镜下定位，建立骨隧道，经骨隧道引入移植物后选择一定方式固定对其进行重建。可供选择的移植物包括自体肌腱（腘绳肌肌腱或骨-髌腱-骨）、同种异体肌腱、人工韧带等。手术过程在重建骨道的定位、固定方法、是否加用前外侧稳定等方面有多种变化，各种方法有不同的技术要求和各自的优缺点。

胫腓骨干骨折

术前医嘱

长期医嘱	临时医嘱
按胫腓骨干骨折骨科常规 　护理	血常规＋血型
	尿常规
二级护理	肾功能、血糖、电解质
普食	肝功能
患肢长腿石膏托外固定	凝血功能
注意患肢末梢血运	乙肝两对半、肝炎系列、梅毒筛查、HIV
伤科接骨片 4片 tid	抗体
塞来昔布 0.2g bid	心电图
	X线胸片、胫腓骨正侧位X线片
	TAT 1500U im AST（有伤口时）
	术前常规禁食
	头孢呋辛 1.5g（加入NS 100ml ivgtt）（带 　入OR，术前30分钟用）

术后医嘱

长期医嘱	临时医嘱
按胫骨骨折闭合复位、交锁 　髓内钉内固定术后骨科常 　规护理	乳酸钠林格注射液1000ml ivgtt
	5%葡萄糖注射液 1000ml ＼ ivgtt
	维生素C 2.0g ／
一级护理	20%甘露醇 125ml ivgtt bid（术后当日）
禁食，8小时后半流质饮食	头孢呋辛 1.5g（加入NS 100ml ivgtt）
注意患肢末梢血运	（术后当日）
伤科接骨片 4片 tid	胫腓骨正侧位X线片
塞来昔布 0.2g bid	

注意事项：

1. 无移位或整复后骨折面接触稳定无侧向移位趋势的横行骨折、短斜形骨折等稳定性骨折，可行手法复位后予长腿石膏托或小夹板外固定；对于斜行、螺旋形或轻度粉碎性不稳定骨折，

225

可行骨牵引治疗。

2. 对于骨折端有软组织嵌入、手法复位不能达到功能复位要求或不能耐受长期卧床的患者可选择行内固定手术，如有条件可在X线透视下行闭合复位、交锁髓内钉内固定。

3. 开放性胫腓骨骨折，对于Gustilo Ⅰ型或较清洁的Ⅱ型开放性骨折，预计伤口能够一期愈合或延迟一期闭合创面的病例，可按闭合性骨折处理原则进行治疗；对于污染严重或失去清创时机，感染可能性大的病例，单纯外固定不能维持骨折对位时，可行骨牵引或用外固定架固定。

4. 术后应警惕骨筋膜室综合征的出现，及时予相应处理。

5. 手法复位、石膏固定者1～2周内复查是否有成角或旋转畸形等的出现并及时纠正。

跟 腱 断 裂

术前医嘱

长期医嘱	临时医嘱
按跟腱断裂骨科常规护理	血常规＋血型
二级护理	尿常规
普食	肾功能、血糖、电解质
踝关节跖屈位石膏外固定	肝功能
注意患肢末梢血运	凝血功能
塞来昔布 0.2g bid	乙肝两对半、肝炎系列、梅毒筛查、HIV抗体
	心电图
	X线胸片、踝关节正侧位X线片
	TAT 1500U im AST（有伤口时）
	术前常规禁食
	头孢呋辛 1.5g（加入NS 100ml ivgtt）（带入OR，术前30分钟用）（如为开放性损伤）

长期医嘱	临时医嘱
按跟腱断裂修复术后骨科常规护理	乳酸钠林格注射液 500ml
一级护理	ivgtt（术后当日）
禁食，8小时后半流质饮食	10% 葡萄糖注射液 1000ml
踝跖屈位石膏前托外固定	ivgtt（术后当日）
注意患肢末梢血运	
NS 100ml	
头孢呋辛 1.5g（如为开放性损伤）ivgtt	
塞来昔布 0.2g bid ┘ bid	

注意事项：

1. 新鲜跟腱断裂应急诊手术治疗，缝合断端，注意修复腱周膜，开放性损伤应注意彻底清创。术后以石膏外固定于踝关节跖屈位。3周后更换踝背曲90°位石膏，再固定3周。

2. 陈旧性跟腱断裂，因损伤断端瘢痕形成及回缩，多不能采用直接缝合，常用筋膜修补或腓肠肌近侧腱膜向下翻转修补缺损。术后处理同新鲜损伤。

踝 部 骨 折

术前医嘱

长期医嘱	临时医嘱
按踝关节骨折骨科常规护理	血常规＋血型
二级护理	尿常规
普食	肾功能、血糖、电解质
短腿石膏后托外固定	肝功能
注意患肢末梢血运	凝血功能
伤科接骨片 4片 tid	乙肝两对半、肝炎系列、梅毒筛查、HIV抗体
塞来昔布 0.2g bid	心电图
	X线胸片、踝关节正侧位X线片
	踝关节CT平扫＋三维（必要时）
	TAT 1500U im AST（有伤口时）
	术前常规禁食
	头孢呋辛 1.5g（加入NS 100ml ivgtt）
	（带入OR，术前30分钟用）

长期医嘱	临时医嘱
按踝关节骨折切开复位、内踝空心螺钉内固定＋外踝钢板内固定术后骨科常规护理	乳酸钠林格注射液 500ml ivgtt
	5% 葡萄糖注射液 1000ml ∕ ivgtt
一级护理	维生素 C 2.0g
禁食，8 小时后半流质饮食	头孢呋辛 1.5g（加入 NS 100ml ivgtt）
短腿石膏后托外固定（必要时）	（术后当日）
注意患肢末梢血运	踝关节正侧位 X 线片
伤科接骨片 4 片 tid	
塞来昔布 0.2g bid	

注意事项：

踝关节结构复杂，暴力作用的机制及骨折类型也较多样，按一般的原则，先手法复位，失败后则采用切开复位的方式治疗，如果不对损伤机制、移位方向、踝关节稳定性多种因素进行仔细区分则可能加重骨移位，导致新的损伤，为今后的治疗及功能恢复带来困难。治疗原则是在充分认识损伤特点的基础上，恢复踝关节的结构及稳定性，灵活选择治疗方案，无移位的和无下胫腓关节分离的单纯内踝或外踝骨折，在踝关节内翻（内踝骨折时）或外翻（外踝骨折时）位石膏固定 6～8 周，固定期可进行功能锻炼；有移位的内踝或外踝单纯骨折，因为骨折块移位导致附着的韧带松弛，手法复位难以成功，即使复位成功也难以维持韧带张力，且关节内骨折应追求更良好的复位，应切开复位内固定手术治疗；下胫腓关节分离常在内、外踝损伤时合并出现，应首先手术修复内、外侧结构，复位、固定骨折，再进行下胫腓关节稳定手术。

跟、足骨骨折

术前医嘱

长期医嘱	临时医嘱
按跟骨骨折骨科常规护理	血常规＋血型
二级护理	尿常规
普食	肾功能、血糖、电解质
靴状管形石膏外固定	肝功能
注意患肢末梢血运	凝血功能
伤科接骨片 4片 tid	乙肝两对半、肝炎系列、梅毒筛查、
塞来昔布 0.2g bid	HIV抗体
	心电图
	X线胸片，跟骨正位、轴位X线片
	跟骨CT平扫＋三维（必要时）
	TAT 1500U im AST（有伤口时）
	术前常规禁食
	头孢呋辛 1.5g（加入NS 100ml ivgtt）
	（带入OR，术前30分钟用）

术后医嘱

长期医嘱	临时医嘱
按跟骨骨折切开复位、钢板内固	乳酸钠林格注射液 500ml ivgtt
定术后骨科常规护理	5%葡萄糖注射液 1000ml ⎫
一级护理	维生素C 2.0g ⎬ ivgtt
禁食，8小时后半流质饮食	头孢呋辛 1.5g（加入NS 100ml ivgtt）
短腿石膏后托外固定（必要时）	（术后当日）
注意患肢末梢血运	跟骨正位、轴位X线片
伤科接骨片 4片 tid	跟骨CT平扫＋三维（必要时）
塞来昔布 0.2g bid	

注意事项：

1. 对于跟骨鸟嘴状骨片分离或手法复位失败者、跟距关节面塌陷及旋转者，可行切开复位，视情况撬拨塌陷骨折、植骨并尽量使关节面平滑，再以钢板、克氏针或螺丝钉固定。

2. 跟骨上后关节面严重粉碎性骨折、陈旧性骨折并发创伤性关节炎，可行距下关节融合乃至三关节融合术。

3. 无移位及可获得满意复位的跖骨骨折以小腿石膏或短靴状石膏外固定4～6周，根据骨折愈复情况决定负重活动的时机。

4. 对于有移位的跖骨骨折：

（1）跖骨干骨折，一般移位不需手术，严重错位尤其是影响足弓者则需切开复位内固定。

（2）第5跖骨基底部骨折，移位明显者需行切开复位内固定，术后仍需石膏固定。

颈椎骨折、脱位（无脊髓损伤）
（以上颈椎损伤为例）

术前医嘱

长期医嘱	临时医嘱
按上颈椎骨折、脱位骨科 　常规护理 二级护理 半流质饮食 颅骨牵引 卧硬板床 "一"字形翻身 伤科接骨片 4片 tid 塞来昔布 0.2g bid	血常规＋血型 尿常规 肾功能、血糖、电解质 肝功能 凝血功能 乙肝两对半、肝炎系列、梅毒筛查、HIV 　抗体 心电图（床边） X线胸片、颈椎正侧位X线片、张口位X 　线片 颈椎MRI 上颈椎CT平扫＋三维（必要时） 术前常规禁食 头孢呋辛 1.5g（加入NS 100ml ivgtt）（带 　入OR，术前30分钟用）

长期医嘱	临时医嘱
按寰椎后弓切除、枕颈融合术后骨科常规护理	5% 葡萄糖注射液 500ml ⎫ 地塞米松 10mg ⎭ ivgtt qd×3
一级护理	乳酸钠林格注射液 500ml ivgtt
禁食	5% 葡萄糖注射液 1000ml ⎫
卧硬板床	维生素 C 2.0g ⎭ ivgtt
"一"字形翻身	血常规
颈围外固定	头孢呋辛 1.5g（加入 NS 100ml ivgtt）（术后当日）
椎管外胶管引流接袋记量	
维生素 B_1 20mg tid	颈椎正侧位 X 线片
甲钴胺 0.5mg tid	上颈椎 CT 平扫＋三维
塞来昔布 0.2g bid	

注意事项：

治疗原则

1. 颈椎半脱位：可能存在因韧带损伤后的不稳，需用外固定。如后期仍存在不稳，应手术融合，稳定脊柱。

2. 稳定颈椎骨折采用保守治疗，如颌枕带牵引或颅骨牵引复位，复位后用外固定。无脊髓损伤的小关节脱位可考虑牵引复位，但应非常小心，以防损伤脊髓。复位不成功应手术复位固定。

3. 爆裂骨折伴脊髓损伤时，需手术减压稳定。

4. 过伸性损伤如无神经受压，采用保守治疗。

5. Ⅱ型齿状突骨折常需手术固定。

胸、腰椎骨折或脱位
（以胸12爆裂骨折为例）

术前医嘱

长期医嘱	临时医嘱
按胸12爆裂骨折骨科 　常规护理 二级护理 普食 卧硬板床 "一"字形翻身 伤科接骨片 4片 tid 塞来昔布 0.2g bid	血常规＋血型 尿常规 肾功能、血糖、电解质 肝功能 凝血功能 乙肝两对半、肝炎系列、梅毒筛查、HIV抗体 心电图 X线胸片、下胸段至上腰段脊柱正侧位X线片 胸12为中心 MRI和CT 术前常规禁食 头孢呋辛 1.5g（加入NS 100ml ivgtt）（带入 　OR，术前30分钟用）

术后医嘱

长期医嘱	临时医嘱
按胸12爆裂骨折切开复位、 　髂骨取骨后外侧植骨融合、 　椎弓根钉内固定术后骨科常 　规护理 一级护理 禁食 卧硬板床 "一"字形翻身 椎管外胶管引流接袋记量 维生素B$_1$ 20mg tid 甲钴胺 0.5mg tid 塞来昔布 0.2g bid	5%葡萄糖注射液 500ml ⎬ ivgtt qd×3 地塞米松 10mg 乳酸钠林格注射液 500ml ivgtt 5%葡萄糖注射液 1000ml ⎬ ivgtt 维生素C 2.0g 血常规 头孢呋辛 1.5g（加入NS 100ml ivgtt） 　（术后当日） 胸至上腰段脊柱正侧位X线片 胸12为中心 CT平扫＋三维

注意事项：

1. 治疗的基本原则：根据脊柱的稳定性来决定保守治疗或手术治疗，稳定骨折采用保守治疗。手术治疗的主要目的是纠正畸形并恢复脊柱的稳定性，解除神经压迫。

2. 手术治疗的适应证：①单纯压缩性骨折大于50%。②爆裂骨折合并神经损伤。③骨折脱位。④Chance骨折。⑤屈曲-牵拉型骨折。⑥椎管压迫大于30%。

3. 手术方式根据骨折类型、脊髓受压部位及程度来决定。术后早期功能锻炼，但负重活动要慎重。

脊 髓 损 伤

术前医嘱

长期医嘱	临时医嘱
按颈髓损伤骨科常规护理	血常规＋血型
二级护理	尿常规
流质饮食	肾功能、血糖、电解质
气管切开常规护理（气管切开后）	肝功能
	凝血功能
卧硬板床	乙肝两对半、肝炎系列、梅毒筛查、HIV
"一"字形翻身	抗体
防压疮护理	心电图
留置导尿管接袋（定期更换	血气分析（必要时）
导尿管，必要时膀胱造瘘）	X线胸片、颈（胸）椎正侧位X线片
1/5000呋喃西林 250ml 膀胱	损伤部位为中心MRI和CT
冲洗 bid	甲泼尼龙（用法见本节注意事项）
甘露醇 125ml ivgtt q8H	术前常规禁食
果导片 1片 qd（必要时）	头孢呋辛 1.5g（加入NS 100ml ivgtt）
头孢呋辛 0.5g bid	（带入OR，术前30分钟用）
甲钴胺 0.5mg tid	
维生素B$_1$ 20mg tid	

233

术后医嘱

长期医嘱	临时医嘱
按脊髓损伤椎板切除减压术后骨科常规护理	5%葡萄糖注射液 500ml ┐ ivgtt qd×3
一级护理	地塞米松 10mg ┘
流质饮食	乳酸钠林格注射液 1000ml ivgtt
气管切开常规护理（气管切开后）	5%葡萄糖注射液 1000ml ┐ ivgtt
卧硬板床	维生素C 2.0g ┘
颈围外固定	血常规
"一"字形翻身	尿常规
防压疮护理	肾功能
留置导尿管接袋（定期更换导尿管，必要时膀胱造瘘）	血糖、电解质
	颈（胸）椎正侧位X线片
1/5000呋喃西林 250ml 膀胱冲洗 bid	损伤部位为中心的CT平扫＋三维
NS 100ml ivgtt bid	
头孢呋辛 1.5g	
维生素B$_1$ 20mg tid	
甲钴胺 0.5mg tid	

注意事项：

1. 对于脊髓休克，以非手术疗法为主，密切观察病情变化，切忌轻易手术治疗。

2. 手术指征

（1）颈、胸、腰椎骨折脱位有关节突交锁，应切开复位。

（2）X线片显示脊髓周围有致压物者。

（3）截瘫平面不断上升，多为椎管内有活动性出血，应行椎板切除术止血。

（4）非手术疗法无效，经脊髓造影或MRI检查仍有前方压迫者。

（5）脊髓完全横断者，减压术虽然疗效不肯定，但对于不稳定骨折脱位者可同时行内固定，可获得早期翻身活动的机会，从而减少局部再损伤。

3. 损伤早期应予脱水疗法及使用甲泼尼龙等药物，甲泼尼龙应尽量在伤后8小时内应用，剂量为30mg/kg，15分钟内静脉滴入，之后5.4mg/（kg·h），ivgtt，23h，晚期使用无意义。使用时应有心电监护及准备呼吸支持。

4. 积极预防各种并发症，尤其应注意呼吸道和尿路感染、压疮及静脉血栓形成。

5. 可使用有利于神经细胞代谢的药物，如三磷酸腺苷、B族维生素、辅酶A等，神经节苷脂或某些相关神经营养药物也可选择使用。

6. 辅助治疗如高压氧、针灸、中药或理疗等亦可采用，对四肢的功能活动与功能重建应采取积极态度及有效康复措施。

7. 对颈髓损伤者应注意保持呼吸道通畅，必要时可行气管切开。当排除消化道损伤后，应及时解除腹胀和便秘。加强全身支持疗法。

骨盆骨折

术前医嘱

长期医嘱	临时医嘱
按骨盆骨折骨科常规护理	血常规＋血型
二级护理	尿常规
普食	肾功能、血糖、电解质
伤科接骨片 4片 tid	肝功能
塞来昔布 0.2g bid	凝血功能
	乙肝两对半、肝炎系列、梅毒筛查、HIV抗体
	心电图
	X线胸片、骨盆正位X线片
	骨盆CT平扫＋三维
	术前常规禁食
	同型配血
	头孢呋辛 1.5g（加入NS 100ml ivgtt）（带入OR，术前30分钟用）

术后医嘱

长期医嘱	临时医嘱
按耻骨联合分离切开复位、重建钢板内固定术后骨科常规护理(以耻骨联合分离为例)	头孢呋辛 1.5g(加入NS 100ml ivgtt)(术后当日)
一级护理	乳酸钠林格注射液 500ml ivgtt
禁食,8小时后半流质饮食	5%葡萄糖注射液 1000ml ⎫ ivgtt
耻骨联合后胶管引流接袋记量	维生素C 2.0g ⎭
留置导尿管接袋	血常规
伤科接骨片 4片 tid	尿常规
塞来昔布 0.2g bid	肾功能
	血糖、电解质
	骨盆正位X线片
	骨盆CT平扫+三维

注意事项:

1. 非手术治疗

(1)骨盆环未完全断裂,如同侧耻骨上下枝骨折、耻骨联合分离无明显移位者;或单处骨盆骨折如髂骨翼、一侧耻骨枝、坐骨枝、骶骨、尾骨骨折或撕脱骨折者;无合并症,可卧床3~4周后下地行走。

(2)骨盆环完全断裂,且有明显移位或骶髂关节脱位,可行骨盆悬吊牵引或股骨髁上骨牵引术。

2. 手术治疗

(1)手术适应证:骶髂关节脱位大于1cm,髂骨、骶骨骨折移位明显、耻骨联合分离大于3cm及明显耻骨支骨折,骨折牵引治疗效果不理想也可考虑手术治疗。

(2)切开复位后可予螺钉或重建钢板内固定。

3. 合并症治疗

(1)骨盆骨折若伴有血管、膀胱、尿道或直肠损伤时,需手术探查,并进行相应处理。

(2)骨盆骨折常合并严重内出血,应输血、快速补液,若快速输血900ml以上仍不能维持血压,或血压持续下降者可先结扎双侧髂内动脉及骶中动脉,再找出血原因,然后进行进一步处理。同时采用其他抗休克措施,如抗休克卧位、保温、吸氧、镇静等。也可经血管造影后，行介入动脉栓塞治疗。

髋臼骨折

术前医嘱

长期医嘱	临时医嘱
按髋臼骨折骨科常规护理	血常规＋血型
二级护理	尿常规
普食	肾功能、血糖、电解质
患肢持续皮牵引	肝功能
伤科接骨片 4片 tid	凝血功能
塞来昔布 0.2g bid	乙肝两对半、肝炎系列、梅毒筛查、
	HIV抗体
	心电图
	X线胸片、骨盆正位X线片
	髋关节CT平扫＋三维重建
	术前常规禁食
	同型配血
	头孢呋辛 1.5g（加入NS 100ml ivgtt）
	（带入OR，术前30分钟用）

术后医嘱

长期医嘱	临时医嘱
按髋臼骨折切开复位、重建	头孢呋辛 1.5g（加入NS 100ml ivgtt）
钢板内固定术后骨科常规	（术后当日）
护理	乳酸钠林格注射液 1000ml ivgtt
一级护理	5%葡萄糖注射液 1000ml ＼
禁食，8小时后半流质饮食	维生素C 2.0g ＞ ivgtt
患侧骨折线旁胶管引流接袋	血常规 ／
记量	肾功能
患肢持续皮牵引	血糖、电解质
注意患肢末梢血运	骨盆正位片
伤科接骨片 4片 tid	髋关节CT平扫＋三维重建
塞来昔布 0.2g bid	

注意事项：

1. 非手术治疗的适应证包括：①骨折移位小于3mm。②关节内无游离骨块。③骨折并未累及髋臼负重面。④稳定后壁骨折（后壁缺损＜40%）。⑤全身情况差不宜手术者。

2. 保守治疗患者牵引维持4～6周后，可在牵引下起坐活动。

3. 手术适应证为：①骨折移位大于3mm致关节对应关系破坏。②移位骨折累及臼顶。③合并股骨头脱位或半脱位，特别是手法复位后再脱位者。④关节内游离碎骨块或软组织残留。⑤同侧肢体多发性骨折。⑥不稳定后壁骨折（后壁缺损＞40%）。⑦合并血管、神经损伤者。

4. 髋臼骨折位置深、损伤大、术中出血较多，术前术后应注意相应支持治疗。

髋关节脱位

术前医嘱

长期医嘱	临时医嘱
按髋关节脱位骨科常规护理	血常规＋血型
	尿常规
二级护理	肾功能、血糖、电解质
普食	肝功能
	凝血功能
	乙肝两对半、肝炎系列、梅毒筛查、HIV抗体
	心电图
	X线胸片
	骨盆正位片＋髋关节正侧位X线片
	术前常规禁食

长期医嘱	临时医嘱
按髋关节后脱位蛛网膜下腔麻醉下手法复位后骨科常规护理	蛛网膜下腔麻醉后常规护理
二级护理	骨盆正位X线片
禁食，8小时后半流质饮食	
患肢持续外展位皮肤牵引	
塞来昔布 0.2g bid	

注意事项：

1. 髋关节脱位多发于青壮年，因劳动或交通事故中遭受强大暴力冲击而致伤，常伴有多发性损伤，近年亦见于关节置换术后患者中。

2. 复位后常规复查X线片。

3. 复位成功后患肢伸直位皮牵引3周。注意在皮牵引时前脱位病例应将患肢稍内收，后脱位病例则应采用稍外展位。

4. 早期股四头肌功能锻炼；解除外固定后开始髋关节屈伸锻炼，3周后负重行走；对中心性脱位不能过早负重，以免出现股骨头坏死或创伤性关节炎。

5. 手术适应证

（1）在全麻或硬膜外麻醉下试行手法复位不成功者。

（2）超过3周以上的陈旧性脱位病例。

（3）合并髋臼骨折且骨折线移位明显的病例。

（4）因陈旧性脱位、关节僵硬、软组织挛缩、重度髋关节骨关节炎等因素无条件行切开复位时，可行关节置换或融合术。

（5）人工髋关节置换术后反复脱位提示可能存在假体位置异常或关节稳定性不足，必要时应考虑假体翻修手术。

6. 伴髋臼骨折的类型按髋臼骨折的原则处理。

习惯性肩关节脱位
（以肩胛盂纤维性Bankart损伤为例）

术前医嘱

长期医嘱	临时医嘱
按习惯性肩关节脱位骨 　科常规护理 二级护理 普食	血常规＋血型 尿常规 肾功能、血糖、电解质 肝功能 凝血功能 乙肝两对半、肝炎系列、梅毒筛查、HIV抗体 心电图 X线胸片、肩关节正位X线片 肩关节CT平扫＋三维 肩关节MRI平扫（如入院前已完成可省略） 术前常规禁食 头孢呋辛 1.5g（加入NS 100ml ivgtt）（带入 　OR，术前30分钟用）

术后医嘱

长期医嘱	临时医嘱
按关节镜下肩关节前下盂唇 　修补术后骨科常规护理 一级护理 禁食，8小时后半流质饮食 颈胸吊带悬吊制动 塞来昔布 0.2g bid	乳酸钠林格注射液 500ml ivgtt 5%葡萄糖注射液 500ml ｜ 维生素C 2.0g 　　　　 ｜ ivgtt 头孢呋辛 1.5g（加入NS 100ml ivgtt） 　（术后当日） 肩关节正位X线片

注意事项：

急性脱位的病例应急诊行手法复位，经典的Hippocrates法仍为大家常用的方法。应注意避免反复持续的暴力手法复位，尤其是中老年患者，以免继发肩袖损伤、骨折或神经损伤等医源性并发症，建议在臂丛麻醉下完成手法复位的操作。如患者的脱位经充分麻醉及正确的手法操作仍无法复位，或为陈旧性脱位，应转行切开复位。在切开复位时，应同时去除限制关节复位的病理性因素，如嵌顿的软组织或骨折块，对于巨大的 Hill-Sachs 损伤或反 Hill-Sachs 损伤（往往出现在陈旧性后脱位），应进行植骨手术填充骨缺损。脱位的肩关节获得复位后，早期应使用悬吊制动3～4周，40岁以上的患者制动时间可适当缩短。随后逐步开始肩关节功能锻炼。

对于最常见的复发性前向不稳的病例，尤其是初发年龄在30岁以前青少年时期的患者，均应选择手术治疗。手术的方式取决于肩胛盂骨缺损的程度及盂肱关节前下方损伤的分类等因素：

（1）骨性 Bankart 损伤：肩胛盂前下方撕脱骨折块复位、锚钉固定术。

（2）各种类型的前下盂唇韧带复合体损伤：当肩胛盂骨缺损横径小于肩胛盂下部直径的20%～25%时，可选择肩关节前下盂唇修补术，目前该术式多在关节镜下完成，对于该数值在15%～25%时，可考虑在盂唇修补的同时，加用肩胛下肌腱上段行增强缝合；当肩胛盂骨缺损横径超过肩胛盂下部直径的20%～25%时，或对初次盂唇修补术失败，患者出现再脱位的病例进行翻修时，可选择 Latarjet 手术，该术式可根据个人技术能力，选择切开手术、全镜下手术、部分切开/镜下植骨混合手术等方法；对于极其巨大的骨缺损，肩胛盂骨缺损横径超过肩胛盂下部直径的40%以上时，可能需要进行髂骨取骨游离植骨术。

（3）合并的 Hill-Sachs 损伤，是否需要在 Bankart 修补术中同时进行处理，其适应证目前仍有争议。需要综合考虑肩胛盂和 Hill-Sachs 损伤本身骨缺损的大小、是否存在啮合现象等因素。一般来说，肱骨头骨缺损在整个肱骨头弧面占比小于20%、非啮合型，则无须特殊处理；缺损在弧面占比为20%～40%、啮合型，可考虑在盂唇复合体修复的同时，进行冈下肌肌腱填塞术（Remplissage 手术）；如 Hill-Sachs 损伤骨缺损巨大，单纯肌腱填塞可能不足以提供稳定的支持，往往需要取异体肱骨头或自体髂骨进行植骨填充。

其他周围神经损伤
（以桡神经损伤为例）

术前医嘱

长期医嘱	临时医嘱
按桡神经损伤骨科常规护理	血常规＋血型
二级护理	尿常规
普食	肾功能、血糖、电解质
维生素 B$_1$ 20mg tid	肝功能
维生素 B$_6$ 10mg tid	凝血功能
甲钴胺 0.5mg tid	乙肝两对半、肝炎系列、梅毒筛查、HIV抗体
肌苷 0.2g tid	心电图
	X线胸片、腕关节正侧位X线片
	肌电图
	周围神经彩超（必要时）
	TAT 1500U im AST（有伤口时）
	术前常规禁食

术后医嘱

长期医嘱	临时医嘱
按桡神经探查松解术后骨科常规护理	乳酸钠林格注射液 500ml ivgtt（术后当日）
一级护理	10%葡萄糖注射液 500ml ivgtt（术后当日）
禁食，8小时后普食	
局部胶管引流接袋记量	
注意患肢末梢血运	
患肢屈肘90°位三角巾悬吊	
塞来昔布 0.2g bid	
维生素 B$_1$ 20mg tid	
维生素 B$_6$ 50mg bid	
甲钴胺 0.5mg tid	
肌苷 0.2g tid	
神经妥乐平 2 片 bid	

注意事项：

1. 开放性神经损伤主张尽早修复，有条件应在伤后4小时内行一期修复。若患者全身或局部情况不允许一期处理，可考虑延迟或二期修复。延迟修复时限在2～18天，二期在18天～3个月。

2. 闭合性神经损伤观察3～6个月，神经功能无恢复者再行手术探查。

3. 根据不同神经损伤的部位及局部条件，可采取神经松解术、神经缝合术、神经移植术、神经移位。长期周围神经损伤修复后功能不理想者，可行肌腱转位等功能重建手术。

4. 术后注意患肢的保护，选择应用神经营养药物，监测神经再生情况。

腕管综合征

术前医嘱

长期医嘱	临时医嘱
按腕管综合征骨科常规护理	血常规＋血型
二级护理	尿常规
普食	肾功能、血糖、电解质
腕关节中立位支具外固定	肝功能
甲钴胺 0.5mg tid	凝血功能
	心电图
	X线胸片
	腕关节正侧位X线片
	周围神经彩超（正中神经）
	患手肌电图
	术前常规禁食（全麻患者）

术后医嘱

长期医嘱	临时医嘱
按腕横韧带切开减压术后骨科常 　规护理 一级护理 普食 注意患肢末梢血运 甲钴胺 0.5mg tid 神经妥乐平 2片 bid 塞来昔布 0.2g bid	乳酸钠林格注射液 500ml ivgtt（术 　后当日，全麻患者）

注意事项：

1. 早期，可用石膏或夹板将腕关节制动于中立位。非肿瘤和化脓性炎症者，腕管内封闭疗法通常可收到较好效果。应注意不能将药物注入正中神经。

2. 手术治疗针对腕管内探查所见采取相应处理，以达到增加腕管容积或减小腕管内容物体积的目的。

3. 对于腕管内腱鞘囊肿、病程长的慢性滑膜炎、良性肿瘤及异位的肌腹应手术切除；由于腕管壁增厚、腕管狭窄者可行腕横韧带切开减压术。手术中发现正中神经已变硬或局限性膨大或其他明显神经病变时，应行神经外膜切开，神经束间瘢痕切除神经松解术。

颈 椎 病

术前医嘱

长期医嘱	临时医嘱
按脊髓型颈椎病骨科常规 　护理 二级护理 普食 训练患者练习推移气管（术 　前3日起、适用于需行前 　路手术的患者）	血常规＋血型 尿常规 肾功能、血糖、电解质 肝功能 凝血功能 乙肝两对半、肝炎系列、梅毒筛查、HIV 　抗体

长期医嘱	临时医嘱
维生素 B$_1$ 20mg tid	心电图
甲钴胺 0.5mg tid	X线胸片、颈椎正侧位X线片
	颈椎MRI平扫（如入院前已完成可省略）
	颈椎CT平扫＋三维（必要时）
	术前常规禁食
	头孢呋辛 1.5g（加入NS 100ml ivgtt）（带入OR，术前30分钟用）

术后医嘱

长期医嘱	临时医嘱
按颈椎后路椎板双"开门"椎管扩大成形术后骨科常规护理	5%葡萄糖注射液 500ml ┐ ivgtt qd×3
	地塞米松 10mg ┘
	乳酸钠林格注射液 500ml ivgtt
一级护理	5%葡萄糖注射液 1000ml ┐ ivgtt
禁食，8小时后半流质饮食	维生素C 2.0g ┘
椎管外胶管引流接袋记量	头孢呋辛 1.5g（加入NS 100ml ivgtt）（术后当日）
颈围外固定	
维生素 B$_1$ 20mg tid	颈椎正侧位X线片
甲钴胺 0.5mg tid	
塞来昔布 0.2g bid	

注意事项：

1. 多数颈椎病可经非手术治疗好转。非手术治疗手段包括颌枕带牵引、颈围外固定、有经验人员进行的推拿和按摩、理疗、药物（如神经营养药、皮质激素、血管舒张剂等）。

2. 手术治疗的适应证主要集中在脊髓型颈椎病和部分神经根型颈椎病。其他类型的病例仅于严格非手术治疗无效，症状反复发作时考虑手术治疗。

3. 常用手术方式包括前路减压、椎间植骨融合、自锁钢板内固定术，前路钩椎关节切除椎间孔切开及椎体间融合术，后路椎板切除或椎板"开门"式椎管扩大成形术等。术后应予颈围固定3个月。定时随诊X线片了解椎体融合情况。

腰椎间盘突出症

术前医嘱

长期医嘱	临时医嘱
按腰椎间盘突出症骨科 　常规护理 二级护理 普食 维生素 B_1 20mg tid 甲钴胺 0.5mg tid	血常规＋血型 尿常规 肾功能、血糖、电解质 肝功能 凝血功能 乙肝两对半、肝炎系列、梅毒筛查、HIV抗体 心电图 X线胸片、腰椎正侧位X线片 下腰椎MRI（如入院前已完成可省略） 术前常规禁食 头孢呋辛 1.5g（加入NS 100ml ivgtt）（带入 　OR，术前30分钟用）

术后医嘱

长期医嘱	临时医嘱
按椎板开窗、髓核取出 　术后骨科常规护理 一级护理 禁食，8小时后半流质 　饮食 椎管外"T"管引流接袋 　记量 维生素 B_1 20mg tid 甲钴胺 0.5mg tid 塞来昔布 0.2g bid	5%葡萄糖注射液 500ml ⟍ 地塞米松 10mg 　　　⟋ ivgtt qd×3 乳酸钠林格注射液 500ml ivgtt 5%葡萄糖注射液 1000ml ⟍ 维生素C 2.0g 　　　　　⟋ ivgtt 头孢呋辛 1.5g（加入NS 100ml ivgtt）（术后 　当日） 腰椎正侧位X线片

注意事项：

1. 非手术治疗主要适应于：①年轻、初次发作或病程较短者。②休息后症状可自行缓解者。③X线检查无椎管狭窄者。

2. 多数患者可经保守治疗后缓解或治愈。保守治疗的手段包括绝对卧床休息、抗炎镇痛药、持续牵引、理疗、硬膜外封闭等。

3. 手术适应证

（1）出现马尾神经受压表现者，为绝对适应证。

（2）休息6周临床症状及体征仍无好转者。

（3）神经根受累表现进行性加重者。

（4）病史长，反复发作而保守治疗效果差者。

4. 手术方式可选择椎间盘镜下椎间盘摘除术、椎板开窗髓核摘除术及半椎板或全椎板切除术等。术后应注意伤口渗液及引流情况，万一出现脑脊液漏表现应及时处理。

脊柱滑脱症
（以成人腰椎滑脱为例）

术前医嘱

长期医嘱	临时医嘱
按腰椎滑脱症骨科常规护理	血常规＋血型
	尿常规
二级护理	肾功能、血糖、电解质
普食	肝功能
维生素 B₁ 20mg tid	凝血功能
甲钴胺 0.5mg tid	乙肝两对半、肝炎系列、梅毒筛查、HIV抗体
塞来昔布 0.2g bid	心电图
	X线胸片
	腰椎正侧位＋腰椎前屈、后伸动态位X线片
	下腰椎MRI（如入院前已完成可省略）
	术前常规禁食
	同型配血
	头孢呋辛 1.5g（加入NS 100ml ivgtt）（带入OR，术前30分钟用）

术后医嘱

长期医嘱	临时医嘱
按椎板减压、椎间植骨融合、椎弓根螺钉复位固定术后骨科常规护理	5%葡萄糖注射液 500ml / ivgtt qd×3 地塞米松 10mg
一级护理	乳酸钠林格注射液 500ml ivgtt
禁食，8小时后半流质饮食	5%葡萄糖注射液 1000ml ivgtt
椎管外"T"管引流接袋记量	维生素C 2.0g
维生素B₁ 20mg tid	头孢呋辛 1.5g（加入NS 100ml ivgtt）（术后当日）
甲钴胺 0.5mg tid	腰椎正侧位X线片
塞来昔布 0.2g bid	

注意事项：

1. 对于各种先天性、后天性的峡部裂、Ⅰ度脊柱滑脱患者，临床上无症状或症状轻微，可无须手术治疗。

2. 手术适应证为滑脱Ⅰ度以上有慢性持续腰痛及神经根或马尾受压症状、动态位X线片提示腰椎不稳并有较重腰痛者及长期保守治疗无效者。手术方式常用椎板切除减压、椎间植骨融合、椎弓根钉系统复位、内固定术。

化脓性骨髓炎

（以股骨下段急性化脓性骨髓炎为例）

术前医嘱

长期医嘱	临时医嘱
按股骨下段急性化脓性骨髓炎骨科常规护理	血常规＋血型
二级护理	尿常规
普食	肾功能、血糖、电解质
卧床	肝功能
患肢持续皮肤牵引	凝血功能
乳酸钠林格注射液 500ml ivgtt qd	乙肝两对半、肝炎系列、梅毒筛查、HIV抗体

长期医嘱	临时医嘱
5%葡萄糖注射液 1000ml 维生素C 2.0g } ivgtt qd	心电图
NS 100ml 头孢唑林 1.0g } ivgtt bid （根据药敏结果调整）	X线胸片、患侧股骨下段正侧位X线片
5%葡萄糖注射液 500ml 阿米卡星 0.4g } ivgtt qd （根据药敏结果调整）	血细菌培养＋药敏试验 患处抽脓液细菌培养＋药敏试验
塞来昔布 0.2g bid	术前常规禁食 头孢唑林 1.0g（加入 NS 100ml ivgtt）（带入OR，术前30分钟用）

术后医嘱

长期医嘱	临时医嘱
按股骨下段急性化脓性骨髓炎开窗减压、置管灌洗术后骨科常规护理	乳酸钠林格注射液 500ml ivgtt
一级护理	5%葡萄糖注射液 1000ml 维生素C 2.0g } ivgtt
禁食，8小时后半流质饮食	血常规
患侧股骨下段脓腔留置灌洗管	
患侧股骨下段脓腔 NS 持续潮式灌洗	
NS 500ml 庆大霉素 8万U } 患侧股骨下段脓腔灌洗 tid	
患侧股骨下段脓腔留置引流管接瓶	
卧床	
抬高患肢	
患肢持续皮牵引	
注意患肢末梢血运	
NS 100ml 头孢唑林 1.0g } ivgtt bid （根据药敏结果调整）	
5%葡萄糖注射液 500ml ivgtt qd 阿米卡星 0.4g } （根据药敏结果调整）	
塞来昔布 0.2g bid	

注意事项：

1. 非手术治疗

（1）抗菌药物的应用：抗菌药物的使用应晚于留取病原学检

查的标本。首先选择对葡萄球菌有效的抗菌药物，如青霉素或第一代头孢菌素，联合用药，如果在3天内无明显疗效，则应及时调整抗菌药物。尽快根据培养出的致病菌种，找出敏感抗菌药物。连续用药要超过3～4周，停用抗菌药物要具备下列条件：①体温正常1周以上。②局部症状、体征消失。③白细胞计数及分类均正常。④在X线片上看到修复现象。

（2）加强支持疗法及对症治疗。维持水及电解质平衡，预防酸中毒。根据需要应用镇静、镇痛及退热药物。

（3）患肢抬高及制动：应用石膏、夹板或牵引，可使患肢休息，减少扩散，减轻肌肉痉挛与疼痛，防止关节挛缩畸形或病理性骨折等。

2．手术治疗：时间往往在抗菌药物应用12～24小时后，局部减压及切开引流是常用且有效的治疗方法，早期切开引流，排出脓液，减少毒素吸收，可减少发生败血症的机会，用生理盐水冲洗髓腔，置入抗菌药物。也可以在髓腔内置管进行灌洗。

慢性骨髓炎

（以胫骨慢性化脓性骨髓炎为例）

术前医嘱

长期医嘱	临时医嘱
按胫骨慢性化脓性骨髓炎 骨科常规护理 二级护理 普食	血常规＋血型 尿常规 肾功能、血糖、电解质 肝功能 凝血功能 乙肝两对半、肝炎系列、梅毒筛查、HIV抗体 心电图 X线胸片、患侧胫骨正侧位X线片 窦道溢液细菌培养＋药敏试验

长期医嘱	临时医嘱
	窦道溢液真菌培养＋药敏试验（必要时）
	窦道溢液厌氧菌培养＋药敏试验（必要时）
	术前常规禁食
	同型配血
	头孢曲松钠 1.0g（加入 NS 100ml ivgtt）（带入 OR，术前30分钟用）

术后医嘱

长期医嘱	临时医嘱
按胫骨慢性化脓性骨髓炎病灶清除、髂骨取骨植骨、瘘管切除、皮瓣转移术后骨科常规护理	乳酸钠林格注射液 500ml ivgtt
一级护理	5% 葡萄糖注射液 1000ml ⎫ ivgtt
禁食，8小时后半流质饮食	维生素 C 2.0g ⎬
患侧胫骨病灶旁引流管接袋记量	血常规 ⎭
患侧下肢功能位长腿石膏后托固定（必要时）	
注意患肢末梢血运	
头孢曲松钠 1.0g ⎱ ivgtt bid	
NS 100ml ⎰（根据药敏结果调整）	
塞来昔布 0.2g bid	

骨外科

注意事项：

1. 治疗原则：以手术治疗为主，原则是清除死骨、炎性肉芽组织和消灭死腔，即病灶清除术。有死骨形成，有死腔或窦道流脓者均应手术治疗。

2. 治疗方案

（1）死骨摘除术：死骨形成后，小的死骨可能自行排出，大的死骨存留骨腔内，是骨髓炎持续流脓感染的主要原因，必须经手术将其摘除。

（2）碟形手术：将空腔周边的骨壁凿除，呈一个浅"碟形"，使周围软组织向碟内塌陷，以消灭死腔。本手术更适合于表浅的长管状骨，如胫骨、尺骨等。优点是简便易行，引流通畅，成功率高；缺点是疗程长，引流脓液浸透石膏后发生奇臭，常不为患者所接受。

（3）单纯病灶清除术：对骨腔不大及死骨较小或病变较局限的骨髓炎，经摘除死骨，彻底清除感染肉芽组织，使骨腔变浅，使其骨面有新鲜渗血，可以较快愈合。病灶清除和闭式持续冲洗吸引疗法适应证：各种类型骨髓炎，其周围软组织条件较好，且病灶清除后伤口能闭合者，均可采用闭式冲洗吸引治疗；对于创面外露的情况，可考虑以VSD负压封闭引流装置进行引流。

（4）带蒂肌瓣填充术：病灶清除后，如骨腔较大，邻近有肌肉可以利用时，可做成带蒂肌瓣填充骨腔。临床最常用的是腓肠肌内侧头肌瓣充填治疗胫骨骨髓炎。

（5）肌皮瓣移位术：慢性骨髓炎骨腔较大，且伴有软组织缺损时，不宜作肌瓣充填，而根据病变部位选用邻近的肌肉作肌皮瓣移位治疗慢性骨髓炎并修复局部软组织缺损，如用腓肠肌内侧头肌皮瓣移位治疗胫骨伴有软组织缺损的慢性骨髓炎。

（6）骨缺损修复：可使用骨移植或骨水泥填充，在感染灶内植骨必须十分慎重，适用于干骺端松质骨部位局限性慢性骨髓炎，或病灶周围为健康松质骨，经彻底病灶清除，局部无适当肌肉可供移位充填，植骨后伤口能直接缝合者。有条件的单位，可以采用骨搬运的技术修复骨缺损。

（7）庆大霉素珠链埋入术：慢性骨髓炎病灶部位的血供明显减少，因此，全身应用抗菌药物治疗病灶局部不易达到有效浓度，而庆大霉素珠链埋入疗法则不受局部血供的影响。聚甲基丙烯酸甲酯（PMMA）作为庆大霉素的载体，可使庆大霉素以扩散的形式缓慢、直接地释放到感染病灶内，且其浓度远远超过致病菌最小的抑制浓度，因而可使骨组织的感染得到控制。该法适用于局部软组织条件较好的各种类型慢性骨髓炎，特别是伴有空洞形成者。应用时是以药链的形式埋入经彻底病灶清除的骨组织内，药链放置时，注意勿使其纽结缠绕，以免拔药珠链时折断或药珠脱落。一般于术后第4天开始，每隔1天拔出2颗药珠，逐步将药珠拔出，以利新生的肉芽组织充填骨腔。若骨腔较小，亦可于术后10～14天将药链一次拔出。

（8）病骨大块切除术：适用于无重要功能部位的慢性骨髓炎，如腓骨上段、肋骨、髂骨翼等，可将病段骨全部切除。

化脓性关节炎
（以化脓性膝关节炎为例）

术前医嘱

长期医嘱	临时医嘱
按膝关节化脓性关节炎骨科常规护理	血常规＋血型
	尿常规
二级护理	肾功能、血糖、电解质
普食	肝功能
患肢石膏托功能位外固定	凝血功能
NS 100ml＋头孢唑林 1.0g ivgtt bid	乙肝两对半、肝炎系列、梅毒筛查、抗HIV
5%葡萄糖注射液＋500ml阿米卡星 0.4g ivgtt qd	心电图
	X线胸片、膝关节正侧位X线片
	关节穿刺术 1次（应用抗菌药物前）
	关节液细菌培养＋药敏试验
	关节液真菌培养＋药敏试验（必要时）
	关节液厌氧菌培养＋药敏试验（必要时）
	术前常规禁食
	头孢唑林 1.0g（加入NS 100ml ivgtt）（带入OR，术前30分钟用）

术后医嘱

长期医嘱	临时医嘱
按化脓性膝关节炎关节清理、置管灌洗术后骨科常规护理	乳酸钠林格注射液 500ml ivgtt
一级护理	5% 葡萄糖注射液 1000ml ⎫ ivgtt
禁食，8 小时后半流质饮食	维生素 C 2.0g ⎭
患侧膝关节腔留置灌洗管	
患侧膝关节腔 NS 持续潮式灌洗	
NS 500ml ⎫ 患侧膝关节腔灌洗	
庆大霉素 8 万 U ⎭ tid	
患侧膝关节腔留置引流管接瓶	
NS 100ml ⎫ ivgtt bid	
头孢唑林 1.0g ⎭ （根据药敏结果调整）	
5% 葡萄糖注射液 500ml ⎫ ivgtt qd	
阿米卡星 0.4g ⎭ （根据药敏结果调整）	
塞来昔布 0.2g bid	

注意事项：

1. 一般治疗措施包括加强支持治疗，应用石膏、夹板或牵引等方法固定患肢于功能位，对症治疗等。

2. 早期大剂量联合应用抗菌药物，并根据关节液细菌培养和药敏试验结果及时调整抗菌药物应用。抗菌药物的使用应晚于病原学检查标本的留取。

3. 当关节液稠厚，脓液不易抽出及其他感染表现加重、保守治疗难于控制时，应积极切开关节（亦可在关节镜下）清除脓液及坏死组织，用大量生理盐水冲洗后缝合。留置灌洗管和引流管进行关节腔持续冲洗。引流管的数量应不少于灌洗管的数量且应"入管细、出管粗"。

4. 局部炎症消退后，尽早开始肌肉收缩锻炼及关节活动度练习。可早期应用关节持续被动活动器（CPM）锻炼。

5. 后期患者出现关节强直于非功能位时，需以截骨矫形术、关节融合术、关节成形术等予以纠正。

脊 柱 结 核

术前医嘱

长期医嘱	临时医嘱
按脊柱结核骨科常规护理 二级护理 普食 卧硬板床（如有截瘫应予相 　应护理） 一字形翻身 异烟肼 0.3g qd 利福平 0.45g qd 吡嗪酰胺 1.0g qd 维生素 B_6 10mg tid 葡醛内酯 0.1g tid	血常规＋血型 尿常规 红细胞沉降率 CRP PPD-IgG 肾功能、血糖、电解质 肝功能 凝血功能 乙肝两对半、肝炎系列、梅毒筛查、HIV 　抗体 心电图 X线胸片、腰椎（胸椎）正侧位X线片 患椎为中心MRI或CT 术前常规禁食 同型配血 头孢呋辛 1.5g（加入NS 100ml ivgtt）（带 　入OR，术前30分钟用）

术后医嘱

长期医嘱	临时医嘱
按脊柱结核病灶清除、椎体间 　植骨融合术后骨科常规护理 一级护理 禁食，8小时后半流质饮食 卧硬板床（如有截瘫应予相应 　护理） "一"字形翻身 胸腔闭式引流接瓶记量（部分 　胸椎病例术后）	头孢呋辛 1.5g（加入NS 100ml ivgtt） 　（术后当日） 乳酸钠林格注射液 500ml ivgtt 5%葡萄糖注射液 1000ml ＼ 维生素C 2.0g　　　　　／ ivgtt 血常规 肝功能 肾功能血糖、电解质 红细胞沉降率

长期医嘱	临时医嘱
胸腰椎支具外固定（必要时）	CRP
异烟肼 0.3g qd	腰椎（胸椎）正侧位X线片
利福平 0.45g qd	
吡嗪酰胺 1.0g qd	
维生素 B_6 10mg tid	
葡醛内酯 0.1g tid	
塞来昔布 0.2g bid	

注意事项：

1. 一般治疗及药物治疗：活动期骨、关节结核一般需要卧床休息，增加营养，增强体质。局部可用支具或牵引制动。抗结核药物治疗是所有骨关节结核治疗的基础，应联合、规则用药，用药时间不宜过短。手术病例术前应用药2～3周。髋、骶髂关节及脊柱结核等病灶较大者，术后用药常达2年。

2. 手术适应证主要有：①死骨、脓肿和窦道形成。②结核病灶压迫脊髓出现神经症状。③晚期结核引起迟发性瘫痪。

3. 脊柱结核的手术治疗主要由病灶清除和脊柱功能重建两部分组成。结核病灶的彻底清除是控制感染的关键。应把死骨和干酪样坏死组织完全清除，直至病变椎体出血并露出正常松质骨，后方应减压至后纵韧带，伴有神经症状者，应减压至硬脊膜。脊柱功能的重建通过植骨或结合使用内固定实现。早期重建的效果主要通过内固定维持，后期主要依靠植骨融合完成。由于脊柱结核的病灶大多位于脊椎的前方，后方内固定对控制结核感染相对安全，可先行脊柱后路融合固定，二期再行前路清除术。在彻底清创和充分化疗的前提下，可以考虑一期前路清创和植骨内固定治疗。

4. 颈椎因血运丰富，病变易吸收，常通过保守治疗可痊愈。如果病情无法控制，可行病灶清除术，前方减压、矫正畸形，并行前路植骨融合术。胸椎结核往往采用肋骨小头切除入路清除病灶。腰椎结核可采用肾切口或双侧倒"八"字切口的腹膜外入路进行病灶清除。

髋关节结核

术前医嘱

长期医嘱	临时医嘱
按髋关节结核骨科常规护理	血常规＋血型
二级护理	尿常规
普食	红细胞沉降率
患肢皮牵引	CRP
异烟肼 0.3g qd	PPD-IgG
利福平 0.45g qd	肾功能、血糖、电解质
吡嗪酰胺 1.0g qd	肝功能
维生素 B₆ 10mg tid	凝血功能
葡醛内酯 0.1g tid	乙肝两对半、肝炎系列、梅毒筛查、HIV抗体
	心电图
	X线胸片
	骨盆正位、股骨中上段正侧位X线片
	髋关节穿刺术 1次
	关节穿刺液找抗酸杆菌
	术前常规禁食
	头孢呋辛 1.5g（加入NS 100ml ivgtt）（带入OR，术前30分钟用）

术后医嘱

长期医嘱	临时医嘱
按髋关节结核病灶清除术后骨科常规护理	头孢呋辛 1.5g（加入NS 100ml ivgtt）（术后当日）
一级护理	乳酸钠林格注射液 500ml ivgtt
禁食，8小时后半流质饮食	5%葡萄糖注射液 1000ml ╲ ivgtt
注意患肢末梢血运	维生素C 2.0g ╱
患肢皮牵引	血常规
异烟肼 0.3g qd	肝功能
利福平 0.45g qd	肾功能、血糖、电解质
吡嗪酰胺 1.0g qd	红细胞沉降率
维生素 B₆ 10mg tid	CRP
葡醛内酯 0.1g tid	股骨中上段正侧位X线片
塞来昔布 0.2g bid	

注意事项：

多数患者为全关节结核。

1．一般治疗及药物治疗同脊柱结核。

2．原则为早期制动、抗结核，尽量保持关节功能。

3．单纯滑膜结核可采用关节内注射抗结核药物，若疗效不佳可行滑膜切除术；单纯骨结核和早期全关节结核宜及时行病灶清除术；晚期全关节结核，根据病情采用病灶清除、关节融合、粗隆下截骨术。

膝关节结核

术前医嘱

长期医嘱	临时医嘱
按膝关节滑膜结核骨科常	血常规＋血型
规护理	尿常规
二级护理	红细胞沉降率
普食	CRP
患肢皮牵引	PPD-IgG
异烟肼 0.3g qd	血糖、电解质
利福平 0.45g qd	肝功能、肾功能
吡嗪酰胺 1.0g qd	凝血功能
维生素B$_6$ 10mg tid	乙肝两对半、肝炎系列、梅毒筛查、HIV
葡醛内酯 0.1g tid	抗体
	心电图
	X线胸片、双侧膝关节正侧位X线片
	膝关节穿刺术 1次
	关节穿刺液找抗酸杆菌
	术前常规禁食
	头孢呋辛 1.5g（加入NS 100ml ivgtt）（带
	入OR，术前30分钟用）

术后医嘱

长期医嘱	临时医嘱
按膝关节滑膜结核病灶清除术后骨科常规护理	头孢呋辛 1.5g（加入NS 100ml ivgtt）（术后当日）
一级护理	乳酸钠林格注射液 500ml ivgtt
禁食，8小时后半流质饮食	5% 葡萄糖注射液 1000ml ⎫ ivgtt
注意患肢末梢血运	维生素C 2.0g ⎭
患肢皮牵引	血常规
异烟肼 0.3g qd	肝功能
利福平 0.45g qd	肾功能、血糖、电解质
吡嗪酰胺 1.0g qd	红细胞沉降率
维生素B$_6$ 10mg tid	CRP
葡醛内酯 0.1g tid	膝关节正侧位X线片
塞来昔布 0.2g bid	

注意事项：

易发生滑膜结核。一般治疗及药物治疗措施同脊柱结核。

1. 单纯滑膜结核：行膝关节穿刺抽液，注射抗结核药物，每周1次。非手术治疗无效者行滑膜切除术。术后可于2～3周后开始功能锻炼，必要时可应用持续被动活动（CPM）器锻炼。

2. 单纯骨结核：当病灶有破入关节形成全关节结核危险时或有明显脓肿与死骨者，行病灶清除术。

3. 早期全关节结核应及早行病灶清除术，术后固定3～5周开始关节功能锻炼。尚有活动性病变的晚期全关节结核应采取关节切除、加压融合术或截骨术矫正畸形。对于15岁以下的儿童膝关节结核，不宜行关节融合术。

膝关节骨关节炎

术前医嘱

长期医嘱	临时医嘱
按膝关节骨性关节炎骨科常规护理	血常规＋血型
	尿常规
二级护理	红细胞沉降率
普食	CRP
测血压 bid（高血压病患者）	肾功能、血糖、电解质
	肝功能
测四段血糖（糖尿病患者）	凝血功能
	乙肝两对半、肝炎系列、梅毒筛查、HIV抗体
塞来昔布 0.2g bid（伴随内科疾病药物）	心电图
	超声心动图（必要时）
	肺功能检查（必要时）
	双下肢静脉彩超
	X线胸片、双侧膝关节正侧位X线片
	双下肢负重全长正位X线片
	膝关节CT平扫＋三维（重度膝关节畸形时）
	膝关节MRI平扫（拟行单髁置换术时）
	术前常规禁食
	同型配血
	头孢呋辛 1.5g（加入NS 100ml ivgtt）（带入OR，术前30分钟用）
	氨甲环酸 20mg/kg ivgtt（带入OR，常规切皮前或松止血带前5～10分钟用）

术后医嘱

长期医嘱	临时医嘱
按膝关节表面置换术后骨科常规护理	乳酸钠林格注射液 500ml ivgtt
	5% 葡萄糖注射液 1000ml ⎫
一级护理	维生素C 2.0g ⎬ ivgtt

长期医嘱	临时医嘱
禁食，8小时后半流质饮食	血常规
膝关节引流管接袋记24小时	肾功能、血糖、电解质
引流量	肝功能
抬高患肢	头孢呋辛 1.5g（加入NS 100ml ivgtt）
注意患肢末梢血运	（术后当日）
低分子量肝素 0.4ml ih qd	患侧膝关节正侧位X线片
塞来昔布 0.2g bid	双下肢负重全长正位X线片

注意事项：

1. 治疗原则：采用综合治疗，在病变早、中期，通过保守疗法、功能锻炼和全身应用及局部注射药物缓解症状，保护关节。当出现持续性疼痛、进行性加重的畸形、症状严重影响正常生活时，需要考虑手术治疗，方法包括高位胫骨截骨、单髁置换、全膝表面置换等。

2. 治疗方案

（1）非药物治疗：适当休息、理疗、锻炼股四头肌肌力。

（2）口服药物治疗：NSAIDs、镇痛剂、氨基葡萄糖类。

（3）关节内药物注射：透明质酸、皮质醇、富血小板血浆。

（4）关节镜下关节清理术：其作用是清除关节内滑膜炎性物、部分骨赘，具有创伤小、恢复快的优点。尤其适用于关节内有游离体或撕裂半月板形成"交锁"症状者，同时可对腘窝囊肿进行切除。关节冲洗能减少关节腔内各种碎屑、炎症介质等，有效地减少滑膜刺激症状。关节镜不能改善下肢力线，对已磨损软骨无能为力，因此，对已出现畸形和严重磨损的骨关节炎疗效较差。

（5）截骨术：膝关节内翻或外翻畸形时，由于负重力的异常分布加重软骨的磨损退变。胫骨近端截骨术是通过矫正膝关节内翻或外翻畸形，恢复正常下肢力线来改善关节面的受力分布，从而有利于预防或推迟膝骨关节炎的发生。手术主要适用于膝内、外翻畸形、年龄相对较轻、无严重膝关节炎表现、胫骨近端内侧角小于85度、有90°以上的关节活动度的患者。当年龄大于60

骨外科

岁，屈曲挛缩畸形大于15°，关节活动范围小于90°，明显关节不稳，合并严重骨关节炎不适合该手术。根据内外翻畸形主要发生的部位选择胫骨近端或股骨远端截骨。

（6）人工膝关节置换术：手术主要目的是解除疼痛，恢复关节功能，同时纠正畸形，恢复正常下肢力线。禁忌证主要是全身或局部活动性感染、严重精神或认知障碍、全身状况差不耐受手术者。

股骨头缺血坏死

术前医嘱

长期医嘱	临时医嘱
按股骨头缺血坏死骨科常规护理	血常规＋血型
二级护理	尿常规
普食	肾功能、血糖、电解质
测血压 bid（高血压病患者）	肝功能
测四段血糖（糖尿病患者）	凝血功能
塞来昔布 0.2g bid	乙肝两对半、肝炎系列、梅毒筛查、
（伴随内科疾病药物）	HIV抗体
	心电图
	超声心动图（必要时）
	肺功能检查（必要时）
	双下肢静脉彩超
	X线胸片、单侧股骨中上段正侧位X
	线片、骨盆正位X线片
	术前常规禁食
	同型配血
	头孢呋辛 1.5g(加入NS 100ml ivgtt)
	（带入OR，术前30分钟用）
	氨甲环酸 20mg/kg ivgtt（带入OR，
	常规切皮前5～10分钟用）

长期医嘱	临时医嘱
按全髋关节置换术后骨科常规护理	乳酸钠林格注射液 500ml ivgtt
	5% 葡萄糖注射液 1000ml ⎱ ivgtt
一级护理	维生素C 2.0g ⎰
禁食，8小时后半流质饮食	血常规
假体旁引流管接袋记24小时引流量	肾功能、血糖、电解质
	肝功能
避免患髋内收、外旋、过屈位	头孢呋辛 1.5g（加入NS 100ml ivgtt）
低分子量肝素 0.4ml ih qd	（术后当日）
塞来昔布 0.2g bid	单侧股骨上段正侧位X线片、骨盆正位X线片

注意事项：

1. 治疗原则：目前还没有能阻止软骨下骨塌陷之前病程进展或延缓软骨下骨塌陷后股骨头破坏及髋关节退变的有效治疗方法。病情发展的速度和过程仍无法预测，X线变化常与临床表现无关，有些患者在其股骨头塌陷后仍可长时间保持关节功能。总体来讲，保守治疗如扶拐或卧床仅可缓解症状，对病变愈合作用甚微，一般需行手术治疗。

2. 治疗方案

（1）髓芯减压术：髓芯减压术的作用是降低骨内压，促进血管化，防止正常部位继续发生缺血和进行性骨破坏。一般认为髓芯减压术对越早期的病变效果越好，且髓芯减压术优于非手术疗法。

（2）植骨术：髓芯减压术后结构性植骨可采用皮质骨、松质骨、带血管蒂移植骨及取自股骨头的死骨。多个研究表明，带血管的腓骨移植术的优良率可达80% ～ 90%。

（3）截骨术：股骨头坏死后，采用骨盆或股骨截骨，由于可改变股骨头的负重部位及明显增加关节间隙的宽度，从而有机会使股骨头和髋臼的囊性变和硬化病灶消失，可缓解疼痛、延迟坏死的发展，防止或推迟髋关节炎的发生。如已出现股骨头塌陷和轻、中度骨关节炎时，补救性截骨可改善功能并推迟全髋关节置

骨外科

换术的进行。

（4）髋关节融合术：晚期股骨头坏死在以下情况可考虑关节融合术：单髋病变；关节表面破坏严重；运动严重受限；保守治疗无效；没有同侧膝关节疼痛或慢性腰骶疼痛；患者愿意为解除疼痛接受关节僵硬。髋关节融合术有时是年轻患者首选的手术，特别是重体力劳动者。现代生活中尤其是城市人口，已很少需要长时间站立和行走，从生活质量的角度考虑，这种术式已日趋减少。

（5）人工关节置换术：对于国际骨循环研究会（Association Research Ctrculation Osseous，ARCO）分期4期的股骨头坏死患者，由于出现了软骨下塌陷和继发性髋关节骨关节炎，采用上述方法往往难以解决患者症状。全髋关节置换是目前治疗晚期股骨头缺血性坏死的一种最为常用的方法，对缓解症状和恢复髋关节正常功能而言，是其他方法难以比拟的，也是年龄超过50岁，髋关节局部症状严重者的首选治疗。

先天性肌性斜颈

术前医嘱

长期医嘱	临时医嘱
按先天性肌性斜颈骨科常规护理	血常规＋血型
	尿常规
二级护理	肾功能、血糖、电解质
普食	肝功能
	凝血功能
	乙肝两对半、肝炎系列、梅毒筛查、HIV抗体
	心电图
	X线胸片、颈椎正侧位X线片
	眼科会诊

术后医嘱

长期医嘱	临时医嘱
按患侧胸锁乳突肌切断术后骨 　科常规护理	乳酸钠林格注射液 250ml ivgtt 10% 葡萄糖注射液 250ml ivgtt
一级护理	
禁食，8 小时后半流质饮食	
引流管接袋记 24 小时引流量	
颌枕带持续牵引	

注意事项：

1. 非手术疗法适用于 1 岁以内的幼儿，包括局部热敷、按摩、手法扳正。婴儿睡时用沙袋保持于矫正位。

2. 手术疗法适用于 1 岁以上患者。年龄越小，效果越好。手术方法多用患侧胸锁乳突肌切断术。术后早期可予颌枕带牵引减轻局部粘连和瘢痕形成。术后 4 周予头颈胸支架固定。12 岁以上患者，虽然脸部和颈部畸形已难以纠正，但手术治疗仍可能改善畸形和活动范围。

先天性髋关节脱位（髋关节发育不良）

术前医嘱

长期医嘱	临时医嘱
按先天性髋关节脱位	血常规＋血型
骨科常规护理	尿常规
二级护理	肾功能、血糖、电解质
普食	肝功能
	凝血功能
	乙肝两对半、肝炎系列、梅毒筛查、HIV 抗体
	心电图
	X 线胸片、骨盆正位 X 线片
	髋关节 MRI 平扫（必要时）
	同型配血

骨外科

长期医嘱	临时医嘱
	头孢呋辛 0.75g（加入NS 100ml ivgtt）（带入OR，术前30分钟用）（适用于切开复位手术病例）
	碘普罗胺注射液300 50ml（带入OR，适用于低龄患儿手法复位术后行关节腔造影判断闭合复位效果）

术后医嘱

长期医嘱	临时医嘱
按先天性髋关节脱位Salter截骨术后骨科常规护理	乳酸钠林格注射液 500ml ivgtt（术后补液量据患儿体重调整）
一级护理	5%葡萄糖注射液 500ml ivgtt
禁食，8小时后半流质饮食	头孢呋辛50～100mg/（kg·d）（加入NS 50ml ivgtt）（术后当日）
患侧髋内旋外展位石膏管型外固定	骨盆正位X线片
注意患肢末梢血运	
髂骨旁引流管接袋记量	

骨外科

注意事项：

治疗方法随年龄增长而有不同选择。

1．0～6个月年龄段：首选Pavlik吊带，维持髋关节屈曲100°～110°，外展20°～50°位24小时。禁脱位动作（包括检查和更换衣服）。定期B超检查，1次/1～2周。若3周后B超提示取得同心圆复位，则继续维持2～4个月。然后使用外展支具直至髋臼指数（AI）＜25°，中心边缘角（CEA）＞20°。如果3周后B超及临床检查提示未取得复位，则停用Pavlik吊带，改用其他治疗方法。否则后脱位的股骨头持续压迫髋臼壁可致吊带病（髋臼后壁发育不良）。其他治疗方法包括支具（固定体位同吊带）或直接采用闭合石膏固定，禁忌非麻醉下复位、穿戴极度（蛙式）外展支具，以避免损伤股骨头软骨并增加罹患股骨头坏死机会。

2．7～18个月年龄段：首选麻醉下闭合复位、人类位石膏管型固定。复位应在全麻下施行，闭合复位前，应切开或经皮切断内收长肌，必要时同时切断髂腰肌肌腱，以轻柔的Ortolani手法复位。观察指标为安全区（safe zone）>20°。建议使用欧乃派克行关节造影。若造影显示股骨头软骨缘与髋臼内壁间隙>4mm，提示头臼间有软组织嵌顿，阻碍复位。应放弃闭合复位，改用经内侧入路（Ludoff、Ferguson）或前外侧入路（Bikini、S-P）行切开复位。术前可行皮牵引1～2周，或持续数周达到复位。复位后人类位石膏管型固定髋关节于屈曲100°、外展40°～50°、旋转中立位共3个月，然后更换石膏，继续外展位石膏管型或支具固定3～6个月。

以上治疗结束后，患儿有以下几种情况：①头白同心圆复位，观察；每半年拍片1次。②头白复位，但残余髋臼发育不良，表现在髋臼陡直，AI>24°，但Shenton线连续，穿戴外展支具，尤其是夜间佩戴；每4个月拍片一次，观察髋臼包容（AI、CEA）改善情况，或是否有半脱位出现。③残余半脱位，表现Shenton线不连续，通常伴有髋臼发育不良。可穿戴外展支具，每3个月复查一次，共观察6～12个月。拍片尤其是站立位负重下的骨盆正位，如显示有持续存在的半脱位（Shenton线中断），手术矫正；若持续改进，处理同②。④残余股骨头坏死，应使受累的股骨头置于髋臼的包容下，使其修复和塑形。具体的处理方法同②③。

3. 18个月～8岁年龄段：2岁以内仍有可能试行闭合复位，但多数患儿需切开复位及截骨术。骨盆及股骨近端截骨，不仅矫正了髋臼、股骨近端本身的畸形，还提供了复位后的稳定性。目前，国际通用的一期手术治疗包括切开复位、骨盆截骨、股骨近端截骨术等内容。术前可不需要牵引。

（1）切开复位：前外侧S-P或Bikini入路。要点是充分显露、松解，T形切开关节囊，清除髋臼内容物（圆韧带、盂横韧带，忌切除盂唇），股骨头还纳入真髋臼内达到同心圆复位，V形关节囊紧缩成形术。

（2）骨盆截骨术式选择：任何一种骨盆截骨术不能治疗髋关

节发育不良，其术前基本要求是已取得了同心圆复位。应首选重建型骨盆截骨术，主要有2种。①改变髋臼方向：Salter、三联（Triple）截骨术。②改变髋臼形态：适用于髋臼大而股骨头相对较小，髋臼陡直，真假髋臼延续者，常用Pemberton截骨术、Dega截骨术。

（3）股骨近端（转子间、转子下）短缩截骨有利于降低头臼间压力，避免股骨头坏死；旋转内翻截骨则可以纠正过大前倾角和颈干角。

术后采用髋人字石膏管型固定6周，5岁以上患儿为防止关节坚硬，可行石膏固定3周继而双下肢外展皮牵引3周。然后选择非负重关节活动训练至术后3～6个月。X线检查确认截骨愈合、无股骨头坏死，恢复行走。每年拍片复查髋关节发育情况至骨成熟。

4. 8岁以上年龄段：单侧脱位的治疗目的是最大限度地恢复解剖和功能，为关节置换创造条件。均衡下肢长度预防继发脊柱畸形。双侧脱位无假臼形成者手术并发症预后劣于自然预后，可放弃治疗。双侧脱位有假髋臼形成者易早发骨性关节炎，可行姑息治疗。姑息治疗（放弃复位）常用术式为骨盆内移截骨（Chiari手术）术、髋臼扩大（槽式延伸，Staheli）术、Shanz截骨（转子下外展截骨）术等。

大龄DDH的手术治疗。适应证欠明确，手术操作困难，手术并发症多，疗效不确定，故应谨慎采用，并有经验丰富的专职医生参与。

特发性脊柱侧凸

术前医嘱

长期医嘱	临时医嘱
按特发性脊柱侧凸骨科 　常规护理	血常规＋血型 尿常规
二级护理	肾功能、血糖、电解质

长期医嘱	临时医嘱
普食	肝功能
	凝血功能
	乙肝两对半、肝炎系列、梅毒筛查、HIV抗体
	心电图
	X线胸片
	站立位全脊柱前后位及侧位X线片
	卧位左右侧弯全脊柱前后位X线片
	卧位全脊柱前后位X线片（必要时）
	卧位牵引后全脊柱前后位X线片（必要时）
	以顶椎为中心行三维CT（必要时）
	肺功能检查（必要时）
	术前常规禁食
	同型配血
	头孢呋辛 1.5g（加入NS 100ml ivgtt）（带入 OR，术前30分钟用）

术后医嘱

长期医嘱	临时医嘱
按胸腰段特发性脊柱侧凸后路矫形、关节突植骨融合术后骨科常规护理	乳酸钠林格注射液 500ml ivgtt
	5%葡萄糖注射液 1000ml ⎤ ivgtt
	维生素C 2.0g ⎦
一级护理	血常规
禁食	肾功能、血糖、电解质
引流管接袋记24小时引流量	头孢呋辛 1.5g（加入NS 100ml ivgtt）（术后当日）
胸腰椎支具外固定（必要时）	
塞来昔布 0.2g bid	站立位全脊柱前后位及侧位X线片

注意事项：

治疗目的是矫正和阻止原发性侧凸的进展，矫正和预防代偿性曲线发生结构性改变，改善脊柱躯干形状及心肺功能，预防和减少腰背痛。原则是仔细观察，尽早治疗，合理采用支具和手术矫正畸形。

1. 非手术疗法：只能控制脊柱畸形的恶化，不能减少畸形角度。方法包括采取正确的坐姿，体操疗法、支具疗法、电刺激疗法以及腰背肌、腹肌、髂肌及肩部肌锻炼等。

2. 手术治疗适应证：①经保守治疗无效，继续加重迅速者。②明显的脊柱侧凸患者，胸椎侧凸45°以上、腰椎侧凸60°以上或呈60°以上"S"形畸形。③脊柱骨骺发育成熟后。目前，脊柱侧凸三维矫正的理念和方法已成为脊柱侧凸矫形手术的主流。

跗 外 翻

术前医嘱

长期医嘱	临时医嘱
按跗外翻骨科常规护理	血常规＋血型
二级护理	尿常规
普食	肾功能、血糖、电解质
	肝功能
	凝血功能
	乙肝两对半、肝炎系列、梅毒筛查、HIV抗体
	心电图
	X线胸片
	足部正侧位片
	术前常规禁食

术后医嘱

长期医嘱	临时医嘱
按第1跖骨头骨赘切除、跗内收肌切断、内侧关节囊腱膜重叠缝合术后骨科常规护理	乳酸钠林格注射液 500ml ivgtt（术后当日）
一级护理	10%葡萄糖注射液 500ml ivgtt（术后当日）
禁食，8小时后普食	足部正侧位片
趾矫正位石膏（或支具）外固定	
注意患肢末梢血运	
塞来昔布 0.2g bid	

注意事项：

1. 该病重在预防，穿合适的鞋子。轻度患者可佩戴特制分趾垫或支具矫正畸形。畸形严重且疼痛明确者，可行手术治疗。

2. 手术治疗方法较多，如第一跖骨头骨赘切除、踇内收肌切断或移位、内侧关节囊腱膜重缝合、趾骨部分切除等，根据患者情况可同时应用数种矫形术式。

良性骨肿瘤
（以骨软骨瘤为例）

术前医嘱

长期医嘱	临时医嘱
按胫骨近端骨软骨瘤骨科常规护理	血常规＋血型
	尿常规
二级护理	肾功能、血糖、电解质
普食	肝功能
	凝血功能
	乙肝两对半、肝炎系列、梅毒筛查、HIV抗体
	心电图
	X线胸片、膝关节正侧位片
	胫骨上段MRI平扫＋增强（必要时）
	术前常规禁食

术后医嘱

长期医嘱	临时医嘱
按患侧胫骨近端骨软骨瘤切除术后骨科常规护理	乳酸钠林格注射液 500ml ivgtt
	10% 葡萄糖注射液 500ml ivgtt
一级护理	膝关节正侧位 X 线片
禁食，8小时后半流质饮食	
引流管接袋记24小时引流量	
塞来昔布 0.2g bid	

注意事项：

1. 骨软骨瘤是最常见的良性骨肿瘤，无症状者可不予手术，但需要密切观察，出现下列情况者，需作彻底切除：①出现疼痛。②成年后持续生长。③较大肿瘤合并压迫症状，或影响关节功能，肢体功能障碍者。④有其他恶变征兆者。⑤发病位于扁骨的骨软骨瘤为相对的手术适应证。

2. 其他骨良性肿瘤包括骨瘤、骨样骨瘤、内生性软骨瘤、成软骨细胞瘤等。对于骨样骨瘤外科手术切除骨中的密度减低区可以根治。其他各种骨良性肿瘤手术方式主要是局部切除、刮除，同时取自体骨或同种异体骨、骨水泥填充残留骨腔。

骨巨细胞瘤

术前医嘱

长期医嘱	临时医嘱
按股骨下端骨巨细胞瘤骨科常规护理 二级护理 普食	血常规＋血型 尿常规 肾功能、血糖、电解质 肝功能 凝血功能 乙肝两对半、肝炎系列、梅毒筛查、HIV抗体 心电图 X线胸片、膝关节正侧位X线片 股骨下段MRI平扫＋增强 病灶穿刺活检术 1次 术前常规禁食 同型配血 头孢呋辛 1.5g（加入NS 100ml ivgtt）（带入OR，术前30分钟用）

术后医嘱

长期医嘱	临时医嘱
按患侧股骨下端骨巨细胞瘤病	乳酸钠林格注射液 500ml ivgtt
灶刮除、骨水泥填充术后骨	10%葡萄糖注射液 1000ml ⎫ ivgtt
科常规护理	维生素C 2.0g ⎭
一级护理	头孢呋辛 1.5g（加入NS 100ml ivgtt）
禁食，8小时后半流质饮食	（术后当日）
引流管接袋记24小时引流量	膝关节正侧位X线片
注意患肢末梢血运	
塞来昔布 0.2g bid	

注意事项：

1. 骨巨细胞瘤首选外科手术治疗，应根据肿瘤的分期、部位、年龄及患者的病情评估选择适当的手术方法。

2. 下述情况应采用刮除术：所有Ⅰ级、多数Ⅱ级的病灶，残存骨能够承受机械应力，并且瘤段截除功能损害很大的情况下（如脊椎部位）。

3. 节段性截除（瘤段切除）的指征为：部分Ⅱ级及多数Ⅲ级的病例，肿瘤已经广泛破坏病变骨，有病理性骨折发生，病变位于非重要的骨骼。

4. 肿瘤清除后，可选择骨水泥填充、植骨术等方法修复骨缺损；大段骨缺损可行假体置换、结构性植骨等术式；桡骨远段肿瘤截除后，可选择自体带血管蒂腓骨移植。

恶性骨肿瘤
（以股骨下段骨肉瘤为例）

术前医嘱

长期医嘱	临时医嘱
按股骨下段骨肉瘤骨科	血常规＋血型
常规护理	尿常规
二级护理	肾功能、血糖、电解质

骨外科

长期医嘱	临时医嘱
普食	肝功能（含碱性磷酸酶）
利血生　20mg tid	凝血功能
鲨肝醇　100mg tid	乙肝两对半、肝炎系列、梅毒筛查、HIV抗体
葡醛内酯　0.1g tid	心电图
	X线胸片、股骨下段正侧位片（含膝关节）
	患侧股骨中下段MRI平扫＋增强
	全身骨扫描
	PET/CT（必要时）
	病灶穿刺活检术　1次
	（新辅助化疗方案请参考相关文献及专著）
	术前常规禁食
	同型配血
	头孢呋辛　1.5g（加入NS 100ml ivgtt）（带入 OR，术前30分钟用）

术后医嘱

长期医嘱	临时医嘱
按患侧股骨下段骨肉瘤瘤段切除、肿瘤型人工假体置换术后骨科常规护理	乳酸钠林格注射液　500ml ivgtt
	5%葡萄糖注射液　1000ml ⎫ ivgtt
	维生素C　2.0g ⎭
一级护理	头孢呋辛　1.5g（加入NS 100ml ivgtt）
禁食，8小时后半流质饮食	（术后当日）
引流管接袋记24小时引流量	血常规
注意患肢末梢血运	肾功能、血糖、电解质
塞来昔布　0.2g bid	肝功能（含碱性磷酸酶）
	股骨下段正侧位片（含膝关节）

注意事项：

1. 对于骨肉瘤的治疗，目前倾向于在大剂量化疗的基础上尽量保肢的综合性治疗。

2. 目前，大剂量化疗作为骨肉瘤术前、术后辅助治疗，常用药物包括异环磷酰胺、多柔比星、顺铂、长春新碱及甲氨蝶呤＋甲酰四氢叶酸解救等，具体方案的施行较复杂，可参考相关文献及专著。

3. 手术方式包括截肢术与保肢术。包括其他肢体恶性骨肿瘤病例保留肢体的适应证有：①病骨已经发育成熟（14～16岁）。②ⅡA期肿瘤或对化疗敏感的ⅡB期肿瘤。③血管神经束未受累，被肿瘤机械推移者除外。④肿瘤周围软组织条件良好。⑤肿瘤能够完整切除，未发生病理性骨折。⑥术后肢体功能优于义肢。⑦术后局部复发率和转移率不高于截肢。⑧患者要求保肢。

4. 保肢手术肢体重建方法包括瘤骨骨壳灭活再植术、异体骨结构性植骨、关节融合术、人工假体置换术和异体骨-假体复合体等。

骨的瘤样病损

（以股骨下段动脉瘤样骨囊肿为例）

术前医嘱

长期医嘱	临时医嘱
按股骨下段动脉	血常规＋血型
瘤样骨囊肿骨	尿常规
科常规护理	肾功能、血糖、电解质
二级护理	肝功能
普食	凝血功能
	乙肝两对半、肝炎系列、梅毒筛查、HIV抗体
	心电图
	X线胸片、股骨下段正侧位片（含膝关节）
	患侧股骨下段MRI平扫＋增强
	病灶穿刺活检术 1次
	术前常规禁食
	同型配血
	头孢呋辛 1.5g（加入NS 100ml ivgtt）（带入OR，术前30分钟用）

术后医嘱

长期医嘱	临时医嘱
按患侧股骨下段动脉瘤样骨囊肿病灶刮除、髂骨取骨植骨术后骨科常规护理	乳酸钠林格注射液 500ml ivgtt
	5% 葡萄糖注射液 1000ml 维生素C 2.0g } ivgtt
一级护理	头孢呋辛 1.5g（加入NS 100ml ivgtt）
禁食，8 小时后半流质饮食	（术后当日）
引流管接袋记24小时引流量	血常规
注意患肢末梢血运	肾功能、血糖、电解质
塞来昔布 0.2g bid	股骨下段正侧位片（含膝关节）

注意事项：

1. 骨的瘤样病损种类较多，如骨囊肿、动脉瘤样骨囊肿、嗜酸性肉芽肿、骨纤维性结构不良、非骨化性纤维瘤等，治疗方式包括保守治疗（如骨囊肿囊内注射皮质类固醇类药物）、放疗、手术治疗（刮除植骨或骨水泥填充、肿瘤边缘性切除）等。

2. 对于骨囊肿，手术是成年患者的首选治疗方法，以刮除植骨或骨水泥填充为主；对于儿童，特别是X线证实为活动期的，则可考虑先行保守治疗。

3. 对于动脉瘤样骨囊肿，若病变在腓骨、肋骨、桡骨远端、耻骨支及手、足骨等时手术切除病灶治疗常可取得较好的效果。在其他的部位，病灶内刮除、自体骨移植也是常用的方法。在刮除的过程中可能会大量出血，手术前后均应做好相应准备。对于较大病灶，可辅以放疗或介入治疗。该病复发率较高。

4. 对于骨纤维性结构不良，在儿童生长期采取保守治疗，可用适当的支具预防畸形，手术越晚做越好，如果生长期的儿童必须进行手术治疗，为防止复发，广泛切除是必要的。在成人病例中，选择边缘切除或病灶刮除即可。

5. 对于单发的嗜酸性肉芽肿，下列情况可选择病灶切除或刮除术：椎体、有自发性骨折危险的承重骨及由病变导致的严重功能障碍或畸形。当疾病威胁到重要器官的功能且外科手术不能进行时，可考虑低剂量放射治疗。

（杨子波）

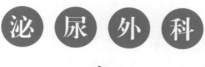

蹄 铁 形 肾

术前医嘱

长期医嘱	临时医嘱
按泌尿外科术前外科常规护理	血常规五分类（CBC＋DIFF）
二级护理	血型鉴定
普食或半流质饮食	尿干化学检测
测血压、脉搏 bid	尿沉渣定量检测
	粪便常规＋隐血＋转铁蛋白组合
	基础代谢生化组合Ⅰ＋Ⅱ
	出凝血常规
	感染筛查组合8项
	心电图检查（12通道）
	全胸（心脏）正侧位X线片
	双肾输尿管膀胱普通彩超检查
	双肾CT平扫＋增强＋三维
	双肾CTU平扫＋增强＋三维（必要时）

注意事项：

1. 本病术前一要明确诊断，二要了解有无该病引起的积水、反复感染、结石等并发症；通常合并肾盂输尿管连接部梗阻（UPJO），需明确。

2. 术前如有尿路感染可应用抗菌药物。

术后医嘱

长期医嘱	临时医嘱
按全身麻醉下马蹄肾峡部切除术后常规护理	急诊血常规＋hsCRP
一级护理	急诊生化组合
禁食	5%葡萄糖注射液 500～1000ml ivgtt
口腔护理	5%葡萄糖氯化钠注射液 500ml
吸氧（必要时）	乳酸钠林格注射液 500ml ＼ ivgtt
心电监护（必要时）	维生素C 2.0g
留置双腔导尿管接袋记量	
伤口引流管接袋记量	

注意事项：

1. 若手术困难、失血多，病情较重者术后送 SICU 监护至循环、呼吸稳定。

2. 预防性抗菌药物可选用第二代头孢菌素。

3. 术后密切观察有无出血情况，认真记录引流量，注意血压、心率、中心静脉压的变化，根据血压、心率、中心静脉压情况予调整血压或补充血容量。

4. 注意纠正水、电解质紊乱和酸碱失衡，监测尿量及肾功能情况。

5. 患者可下床活动时才拔导尿管。

单纯性肾囊肿

术前医嘱

长期医嘱	临时医嘱
按单纯性肾囊肿术前外科常规护理	血常规五分类（CBC＋DIFF）
二级护理	血型鉴定
普食或半流质饮食	尿干化学检测
测血压、脉搏 bid（必要时）	尿沉渣定量检测
	粪便常规＋隐血＋转铁蛋白组合
	基础代谢生化组合 I ＋ II
	出凝血常规
	感染筛查组合 8 项
	心电图检查（12 通道）
	全胸（心脏）正侧位 X 线片
	双肾输尿管膀胱普通彩超检查
	双肾 CT 平扫＋增强＋三维

注意事项：

1. 术前应明确诊断，并与囊性肾癌、肾盏憩室、重复肾、多囊肾、囊性肾病、肾恶性肿瘤等鉴别。

2. 术前如有较顽固的高血压，应予内科治疗，必要时通过介入等方法了解肾素情况。

长期医嘱	临时医嘱
按全麻肾囊肿去顶术后常规护理	急诊血常规＋hsCRP
	急诊生化组合
一级护理	5%葡萄糖注射液 500～1000ml ivgtt
禁食	5%葡萄糖氯化钠注射液 500ml ／ ivgtt
口腔护理	乳酸钠林格注射液 500ml
留置双腔导尿管接引流袋	维生素C 2.0g
肾周引流管接袋记量	

注意事项：

1. 手术简单，术后患者情况多较稳定。

2. 预防性抗菌药物可选用第二代头孢素。

3. 继续注意控制血压，可口服或静脉用降压药。

4. 术后患者可下地即可拔除导尿管。

重复肾重复输尿管

术前医嘱

长期医嘱	临时医嘱
按重复肾重复输尿管术前外科常规护理	血常规五分类（CBC＋DIFF）
	血型鉴定
二级护理	尿干化学检测
普食或半流质饮食	尿沉渣定量检测
测血压 bid	粪便常规＋隐血＋转铁蛋白组合
	基础代谢生化组合Ⅰ＋Ⅱ
	出凝血常规
	感染筛查组合8项
	心电图检查（12通道）
	全胸（心脏）正侧位片
	双肾输尿管膀胱普通彩超检查
	双肾CTU平扫＋增强＋三维
	盆腔CTU平扫＋增强＋三维
	肾脏血管CTA平扫＋增强＋三维（必要时）
	MRI泌尿系统水成像（必要时）
	输尿管逆行插管造影（必要时）

泌尿外科

注意事项：

1. 术前明确诊断，应与囊性肾病变、肾上极（上盏）积水和结石鉴别。

2. 术前有尿路感染者予口服或静脉抗菌药物。

3. 诊断有困难或感染难以控制者可先行肾造瘘术。

4. 必要时术前行输尿管逆行插管造影。

术后医嘱

长期医嘱	临时医嘱
按全麻下重复肾重复输尿管切除术后常规护理	急诊血常规＋hsCRP
	急诊生化组合
一级护理	5% 葡萄糖注射液 500 ～ 1000ml ivgtt
禁食	5% 葡萄糖氯化钠注射液 500ml ⎫
口腔护理	乳酸钠林格注射液 500ml ⎬ ivgtt
留置双腔导尿管接引流袋	维生素C 2.0g ⎭
肾周引流管接袋记量	

注意事项：

1. 手术难度中等，创伤较大。

2. 预防性抗菌药物可选用第二代头孢菌素。

3. 注意血压和引流量的情况，必要时适当补充血容量。

4. 注意纠正水、电解质紊乱和酸碱失衡，监测肾功能。

5. 导尿管可在术后7 ～ 10天拔除。

肾盂输尿管交界处狭窄

术前医嘱

长期医嘱	临时医嘱
按肾盂输尿管交界处狭窄术前外科常规护理	血常规五分类（CBC＋DIFF）
	血型鉴定
一级或二级护理	尿干化学检测
普食或半流质饮食	尿沉渣定量检测
	粪便常规＋隐血＋转铁蛋白组合
	基础代谢生化组合 I ＋ II

长期医嘱	临时医嘱
	出凝血常规
	感染筛查组合8项
	心电图检查（12通道）
	全胸（心脏）正侧位X线片
	双肾输尿管膀胱普通彩超检查
	双肾CTU平扫＋增强＋三维
	盆腔CTU平扫＋增强＋三维
	MRI泌尿系统水成像（必要时）
	输尿管逆行插管造影（必要时）

注意事项：

1. 术前诊断有一定的难度，病史长的病例静脉肾盂造影检查往往患侧不显影，需作CTU或MRI泌尿系统水成像和/或输尿管逆行插管造影才能确诊。

2. 患侧合并感染时要先用口服或静脉抗菌药物控制感染，必要时可先行肾穿刺造瘘，否则容易导致整形失败。

3. 病史长、积水严重、肾实质菲薄的患者，也可先行肾穿刺造瘘术，留管并记录该侧尿量1～2个月，评估肾功能，以确定有无整形手术的价值。

4. 一侧肾盂输尿管交界处狭窄者相当部分合并对侧的畸形。

术后医嘱

长期医嘱	临时医嘱
按全身麻醉下术后常规护理	急诊血常规＋hsCRP
一级护理	急诊生化组合
禁食	5%葡萄糖注射液 500～1000ml ivgtt
口腔护理	5%葡萄糖氯化钠注射液 500ml ╲
吸氧（必要时）	乳酸钠林格注射液 500ml ╲ ivgtt
心电监护（必要时）	维生素C 2.0g ╱
留置双腔导尿管接袋记量	
伤口引流管接袋记量	

注意事项：

1. 预防性抗菌药物可选用第二代头孢菌素等，术前有过感染的病例应加强抗感染。

2. 术后5～7天可拔除导尿管，1周左右拍肾、输尿管及膀胱平片了解内支架管的情况，支架管一般在术后2～4周拔除。

3. 术后注意观察引流情况，如尿液外渗明显，注意支架管位置。

输尿管膨出

术前医嘱

长期医嘱	临时医嘱
按输尿管膨出术前外科常规护理	血常规五分类（CBC＋DIFF）
一级或二级护理	血型鉴定
普食或半流质饮食	尿干化学检测
	尿沉渣定量检测
	粪便常规＋隐血＋转铁蛋白组合
	基础代谢生化组合Ⅰ＋Ⅱ
	出凝血常规
	感染筛查组合8项
	心电图检查（12通道）
	全胸（心脏）正侧位X线片
	双肾输尿管膀胱普通彩超检查
	双肾CTU平扫＋增强＋三维
	盆腔CTU平扫＋增强＋三维

注意事项：

1. 较大的膨出诊断较容易，膨出小时有一定的难度，膀胱镜检查最准确，但有创伤，CT、MRI等检查还可以发现其他的泌尿系畸形或病变。

2. 有尿路感染时要先用口服或静脉抗菌药物控制。

长期医嘱	临时医嘱
按全身麻醉下术后常规护理	急诊血常规＋hsCRP
一级护理	急诊生化组合
禁食	5%葡萄糖注射液 500～1000ml ivgtt
口腔护理	5%葡萄糖氯化钠注射液 500ml ⎫
吸氧（必要时）	乳酸钠林格注射液 500ml ⎬ ivgtt
心电监护（必要时）	维生素C 2.0g ⎭
留置双腔导尿管接袋记量	
伤口引流管接袋记量	

注意事项：

1. 预防性抗菌药物可选用第二代头孢菌素等，术前有过感染的病例应加强抗感染。

2. 输尿管膨出小，仅做电切手术的患者，术后只留置导尿管，一般3～5天可拔除。

3. 做输尿管膀胱吻合的患者注意观察引流，有无尿外渗。

4. 开放手术患者应注意各类管道的护理，防止脱管、折管、堵管等情况，膀胱有血块时可酌情进行持续冲洗。内支架管在术后4～6周拔除。

肾 下 垂

长期医嘱	临时医嘱
按肾下垂术前护理常规	血常规五分类（CBC＋DIFF）
二级或三级护理	血型鉴定
普食或半流质饮食	尿干化学检测
	尿沉渣定量检测
	粪便常规＋隐血＋转铁蛋白组合
	基础代谢生化组合Ⅰ＋Ⅱ
	出凝血常规
	感染筛查组合8项

泌尿外科

长期医嘱	临时医嘱
	心电图检查（12通道）
	全胸（心脏）正侧位片
	双肾输尿管膀胱普通彩超检查
	双肾CT平扫＋增强＋三维
	盆腔CT平扫＋增强＋三维

注意事项：

1. B超、静脉肾盂造影、CT、MRI等检查可以了解有无泌尿系的其他病变。

2. 有尿路感染时要先用口服或静脉抗菌药物控制。

术后医嘱

长期医嘱	临时医嘱
按全身麻醉下术后常规护理	急诊血常规＋hsCRP
一级护理	急诊生化组合
禁食	5%葡萄糖注射液 500 ～ 1000ml ivgtt
口腔护理	5%葡萄糖氯化钠注射液 500ml ⎫
吸氧（必要时）	乳酸钠林格注射液 500ml ⎬ ivgtt
心电监护（必要时）	维生素C 2.0g ⎭
留置双腔导尿管接袋记量	
伤口引流管接袋记量	

注意事项：

1. 静脉预防性使用抗菌药物，术前有过感染的病例应加强抗感染。

2. 手术要游离肾脏，术后应卧床2周。

鞘膜积液

术前医嘱

长期医嘱	临时医嘱
按鞘膜积液术前护理常规	血常规五分类（CBC＋DIFF）
二级或三级护理	血型鉴定
普食或半流质饮食	尿干化学检测
	尿沉渣定量检测
	粪便常规＋隐血＋转铁蛋白组合
	基础代谢生化组合Ⅰ＋Ⅱ
	出凝血常规
	感染筛查组合8项
	心电图检查（12通道）
	全胸（心脏）正侧位X线片
	睾丸、附睾＋精索静脉彩超

注意事项：

必要时要做相应的检查了解鞘膜积液是否继发于其他疾病。

术后医嘱

长期医嘱	临时医嘱
按全身麻醉下术后常规护理	急诊血常规＋hsCRP
一级护理	急诊生化组合
禁食	5%葡萄糖注射液 500～1000ml ivgtt
口腔护理	5%葡萄糖氯化钠注射液 500ml ╲
吸氧（必要时）	乳酸钠林格注射液 500ml ／ ivgtt
心电监护（必要时）	维生素C 2.0g
留置双腔导尿管接袋记量	
（必要时）	

注意事项：

1. 术后3天静脉使用抗菌药物预防感染，之后可改口服。

2. 鞘膜积液的术式较多，一般很快就可减少补液，进饮食。

精索静脉曲张

术前医嘱

长期医嘱	临时医嘱
按精索静脉曲张常规护理	血常规＋血型
一级或二级护理	尿常规
普食或半流质饮食	血常规五分类（CBC＋DIFF）
	血型鉴定
	尿干化学检测
	尿沉渣定量检测
	粪便常规＋隐血＋转铁蛋白组合
	基础代谢生化组合Ⅰ＋Ⅱ
	出凝血常规
	感染筛查组合8项
	心电图检查（12通道）
	全胸（心脏）正侧位X线片
	睾丸、附睾＋精索静脉彩超
	精子检查组合

注意事项：

必要时要做相应的检查了解精索静脉曲张是否继发于其他疾病。

术后医嘱

长期医嘱	临时医嘱
按气管内麻醉下精索静脉	急诊血常规＋hsCRP
高位结扎术后常规护理	急诊生化组合
一级护理	5％葡萄糖注射液 500～1000ml ivgtt
禁饮食	5％葡萄糖氯化钠注射液 500ml ⎫
口腔护理	乳酸钠林格注射液 500ml ⎬ ivgtt
双腔导尿管接引流袋记量	维生素C 2.0g ⎭
（必要时）	

注意事项：

1. 精索静脉曲张为Ⅰ类切口，术后可不用抗菌药物。

2. 精索静脉的手术较小，一般很快就可减少补液，进饮食。

肾血管性高血压

术前医嘱

长期医嘱	临时医嘱
按泌尿外科常规护理	血常规五分类（CBC＋DIFF）
一级或二级护理	血型鉴定
普食	尿干化学检测
测血压 tid	尿沉渣定量检测
	粪便常规＋隐血＋转铁蛋白组合
	基础代谢生化组合Ⅰ＋Ⅱ
	出凝血常规
	感染筛查组合8项
	心电图检查（12通道）
	全胸（心脏）正侧位片
	双肾输尿管膀胱＋肾动脉彩超
	肾脏血管CTA平扫＋增强＋三维
	肾素浓度检测
	肾动脉造影及分肾肾素活性测定（必要时）
	肾动态显像＋肾小球滤过率测定（必要时）

注意事项：

1. 必须找到肾动脉狭窄及肾性高血压的可靠证据，同时准确评估对侧肾的情况。

2. 按具体情况予以降血压和调整水电解质平衡。

术后医嘱

长期医嘱	临时医嘱
按全身麻醉下术后常规护理	急诊血常规＋hsCRP
一级护理	急诊生化组合

长期医嘱	临时医嘱
禁食	5%葡萄糖注射液　500～1000ml　ivgtt
口腔护理	5%葡萄糖氯化钠注射液　500ml ⎫ ivgtt
吸氧（必要时）	乳酸钠林格注射液　500ml ⎬
心电监护（必要时）	维生素C　2.0g ⎭
留置双腔导尿管接袋记量	
伤口引流管接袋记量	

注意事项：

1．术后静脉使用抗菌药物预防感染，体温正常后可改口服。

2．术后血压可能仍然难以很快平稳，需要密切观察和治疗。

3．如果是行狭窄段血管切除再吻合术或介入治疗，术后医嘱有差别。

肾　损　伤

术前医嘱

长期医嘱	临时医嘱
按肾损伤术前常规护理	急诊血常规＋hsCRP
一级或二级护理	血型鉴定
半流饮食或禁饮食	尿干化学检测
留置导尿管引流尿液	尿沉渣定量检测
绝对卧床	粪便常规＋隐血＋转铁蛋白组合
测血压、呼吸、脉搏　qh	急诊生化组合
记24小时尿量	急诊肝功能组合
	出凝血常规
	急诊感染筛查组合
	心电图检查（12通道）
	全胸（心脏）正侧位X线片
	肾脏血管CTA平扫＋增强＋三维

注意事项：

1．术前有休克者，先补液扩容，纠正休克。如因大出血不能及时纠正，或有进行性出血倾向者，应即时急诊手术探察。

2. 在未清楚肾损伤具体情况前，做任何检查患者都必须保证绝对卧床。

3. 术前有凝血功能障碍应使用维生素K_1或输血浆。

4. 必要时术前行右颈内静脉置管，补液及测定CVP。

术后医嘱

长期医嘱	临时医嘱
按全身麻醉下术后常规护理	急诊血常规＋hsCRP
一级护理	急诊生化组合
禁食	出凝血常规
口腔护理	乳酸钠林格注射液 1000ml ivgtt
吸氧（必要时）	5% 葡萄糖注射液 500 ～ 1000ml ivgtt
心电监护（必要时）	5% 葡萄糖氯化钠注射液 500ml ┐
留置双腔导尿管接袋记量	乳酸钠林格注射液 500ml ┘ ivgtt
伤口引流管接袋记量	维生素C 2.0g
氧气雾化吸入	同型血浆 200 ～ 400ml ivgtt（必要时）
记24小时尿量	同型浓缩红细胞输注（必要时）

注意事项：

1. 如因肾损伤严重，包膜破裂粉碎，无法修补或修补后仍进行性出血，休克无法纠正，则行肾切除。

2. 如手术较大，患者病情危重，术后应送SICU监护至循环、呼吸稳定。

3. 如血压低，心率快，CVP低，应补液扩容，必要时输全血和/或血浆。

4. 预防性应用泌尿系浓度高抗菌药物，可选用二或三代头孢菌素或氟喹诺酮类。

5. 术后应注意24小时尿量及血肌酐，如因肾切除后出现肌酐持续上升或24小时尿量＜400ml，应考虑对侧肾功能欠佳，必要时行血液肾透析治疗。

6. 如仅做肾修补手术，术后应按损伤情况患者仍然需绝对卧床1 ～ 2周。

7. 密切观察切口情况及腹膜后引流管情况，如因血性液持续增多、血压下降或休克无法纠正，则考虑仍有出血，必要时再手术止血，如引流管液呈淡黄色尿液，应注意尿漏可能。

输尿管损伤

术前医嘱

长期医嘱	临时医嘱
按泌尿外科输尿管损伤常规护理	血常规五分类（CBC＋DIFF）
	血型鉴定
一级或二级护理	尿干化学检测
普食或半流或禁食	尿沉渣定量检测
留置双腔导尿管接引流袋记量	粪便常规＋隐血＋转铁蛋白组合
	基础代谢生化组合Ⅰ＋Ⅱ
	出凝血常规
	感染筛查组合8项
	心电图检查（12通道）
	全胸（心脏）正侧位片
	双肾CTU平扫＋增强＋三维
	盆腔CTU平扫＋增强＋三维

注意事项：

1. 输尿管损伤应针对造成损伤病因处理。如因暴力外伤引起，应注意周围脏器有无损伤。如因医源性损伤，应针对病因。

2. 如CTU无法判断输尿管损伤情况，B超示肾积液，可考虑行肾穿刺造瘘，并行顺行造影检查。

术后医嘱

长期医嘱	临时医嘱
按气管内麻下输尿管修补术后常规护理	急诊血常规＋hsCRP
	急诊生化组合
一级护理	5%葡萄糖注射液 500～1000ml ivgtt
禁饮食	5%葡萄糖氯化钠注射液 500ml ⎫
口腔护理bid	乳酸钠林格注射液 500ml ⎬ ivgtt
常规喷喉（气管内麻术后）bid	维生素C 2.0g ⎭

长期医嘱	临时医嘱
留置双腔导尿管接引流袋	
记量	
腹膜后引流管接袋记量	

注意事项：

1. 输尿管损伤如因外伤挤压引起，多为钝挫伤，可置内支架作引流，一般放置1～3个月。如因刀类等利器刺伤，切口多整齐，放置内支架后对缘缝合。如为医源性所伤，如盆腔手术致输尿管缝扎或切断，应松解缝线或重新吻合，并置入内支架引流。如为输尿管镜手术或插管致假道形成，应重新找回正道并置入内支架。

2. 术后注意尿量及血肌酐，必要时进行利尿性肾图检查，了解分肾功能。

3. 术后预防性静脉应用抗菌药物至体温正常后改口服，防止感染加重损伤处致输尿管狭窄或吻合口裂开。

膀　胱　损　伤

术前医嘱

长期医嘱	临时医嘱
按泌尿外科膀胱损伤常规护理	血常规五分类（CBC＋DIFF）
一级或二级护理	血型鉴定
普食或半流或禁食	尿干化学检测
留置双腔导尿管接袋记量	尿沉渣定量检测
	粪便常规＋隐血＋转铁蛋白组合
	基础代谢生化组合Ⅰ＋Ⅱ
	出凝血常规
	感染筛查组合8项
	心电图检查（12通道）
	全胸（心脏）正侧位X线片
	双肾输尿管膀胱普通彩超检查

长期医嘱	临时医嘱
	双肾 CT 平扫＋增强＋三维
	盆腔 CT 平扫＋增强＋三维
	膀胱造影检查（急性损伤时不能做）

注意事项：

1. 膀胱损伤注意区分钝性挤压或利器刺伤所致。

2. 注意膀胱损伤是位于腹膜内或腹膜外或混合性破裂，有无合并其他部位及脏器损伤。

3. 膀胱小裂口，可留置导尿管观察。如合并尿道断裂，无法留置导尿管，则需行耻骨上膀胱造瘘。

4. 急性损伤时不宜进行造影检查。

5. 必要时使用抗菌药物预防感染。

术后医嘱

长期医嘱	临时医嘱	
按全麻下膀胱损伤修补术后常规护理	急诊血常规＋hsCRP	
	急诊生化组合	
一级护理	血清 PCT 检测	
禁食	5% 葡萄糖注射液　500～1000ml ivgtt	
口腔护理 bid	5% 葡萄糖氯化钠注射液　500ml	ivgtt
留置双腔导尿管接袋记量	乳酸钠林格注射液　500ml	
耻骨后引流管接袋记量	维生素 C　2.0g	

注意事项：

1. 术后注意耻骨后引流应充分，防止血肿形成。

2. 应保持导尿管引流通畅，必要时作膀胱造瘘。

3. 术后常规静脉应用抗菌药物预防感染，患者体温正常后改口服。

尿 道 损 伤

术前医嘱

长期医嘱	临时医嘱
按泌尿外科尿道损伤常规护理	血常规五分类（CBC＋DIFF）
一级或二级护理	血型鉴定
普食或半流或禁食	尿干化学检测
留置双腔导尿管或耻骨上膀胱	尿沉渣定量检测
造瘘管记量	粪便常规＋隐血＋转铁蛋白组合
	基础代谢生化组合Ⅰ＋Ⅱ
	出凝血常规
	感染筛查组合8项
	心电图检查（12通道）
	全胸（心脏）正侧位片
	双肾输尿管膀胱普通彩超检查
	盆骨正斜位片（必要时）
	后尿道造影（急性损伤时不能做）

注意事项：

1. 急性损伤时能留置导尿管则留置导尿管引流尿液，如不能应即行耻骨上膀胱造瘘。

2. 尿道造影注意了解尿道损伤部位及长度，有耻骨上膀胱造瘘管时造影效果最好，可顺逆结合显示损伤段情况。

3. 必要时使用抗菌药物。

术后医嘱

长期医嘱	临时医嘱
按全身麻醉下术后常规护理	急诊血常规＋hsCRP
一级护理	急诊生化组合
禁食	5％葡萄糖注射液 500～1000ml ivgtt
口腔护理	5％葡萄糖氯化钠注射液 500ml ╲
吸氧（必要时）	乳酸钠林格注射液 500ml ╱ ivgtt
心电监护（必要时）	维生素C 2.0g

长期医嘱	临时医嘱
留置双腔导尿管接袋记量	
伤口引流管接袋记量	
氧气雾化吸入	
记24小时尿量	
耻骨上膀胱造瘘管记量	

注意事项：

1. 预防性静脉应用抗菌药物至体温正常后改口服。

2. 注意防止术后吻合口血肿形成，一旦出现血肿应及时处理，防止吻合口瘘。

3. 前尿道损伤一般应尽量作断裂处吻合，后尿道损伤多合并骨盆骨折，必要时应同时行骨盆固定。

4. 导尿管视损伤情况于术后1～3个月拔除，耻骨上膀胱造瘘管则应在保证排尿正常后才拔除。

泌尿系结核

术前医嘱

长期医嘱	临时医嘱
按泌尿外科护理常规	血常规五分类（CBC＋DIFF）
二级护理	血型鉴定
普食	尿干化学检测
异烟肼 0.3 qd	尿沉渣定量检测
利福平 0.45 qd	粪便常规＋隐血＋转铁蛋白组合
乙胺丁醇 0.75 qd	基础代谢生化组合Ⅰ＋Ⅱ
维生素B_6 20mg tid	出凝血常规
	感染筛查组合8项
	心电图检查（12通道）
	全胸（心脏）正侧位X线片
	红细胞沉降率
	尿找抗酸杆菌 qd ×3～5次
	PPD试验

长期医嘱	临时医嘱
	双肾输尿管膀胱普通彩超检查
	双肾CT平扫＋增强＋三维
	盆腔CT平扫＋增强＋三维
	膀胱镜检查（必要时）
	逆行插管造影（必要时）

注意事项：

1. 诊断明确者，术前需予药物正规抗结核治疗2～4周，红细胞沉降率及病情稳定后才能进行手术治疗，术后继续抗结核药物治疗6～9个月。

2. 诊断不明确者，应进行检查，找到细菌学或较典型的影像学依据后才能使用抗结核治疗。

3. 健肾积水严重致肾功能不全失代偿时，宜先行积水肾穿刺造瘘引流，改善肾功能，用药时注意选用对肾功能无毒性或毒性少的药物。

泌尿外科

术后医嘱

长期医嘱	临时医嘱
按全身麻醉下术后常规护理	急诊血常规＋hsCRP
一级护理	急诊生化组合
禁食	血清PCT检测
口腔护理	5%葡萄糖注射液 500～1000ml ivgtt
吸氧（必要时）	5%葡萄糖氯化钠注射
心电监护（必要时）	液 500ml ｜ ivgtt
留置双腔导尿管接袋记量	乳酸钠林格注射液 500ml ｜
伤口引流管接袋记量	维生素C 2.0g
氧气雾化吸入	
记24小时尿量	
NS 250ml ｜ ivgtt qd	
异烟肼 0.3g ｜	
利福平 0.45g qd	

注意事项：

1. 术后需继续抗结核治疗，异烟肼2～4天后可改口服。

2. 注意监测肾功能，及时纠正水、电解质紊乱和酸碱失衡。

3. 注意药物（利福平）对肝功能损害，不用对肾功能有损害的药物。

4. 预防性静脉应用抗菌药物至体温正常后改口服。

良性前列腺增生

术前医嘱

长期医嘱	临时医嘱
按前列腺增生术前外科常 　规护理 二级护理 普食或半流质饮食	血常规五分类（CBC＋DIFF） 血型鉴定 尿干化学检测 尿沉渣定量检测 粪便常规＋隐血＋转铁蛋白组合 基础代谢生化组合Ⅰ＋Ⅱ 出凝血常规 感染筛查组合8项 尿培养＋药敏试验 心电图检查（12通道） 全胸（心脏）正侧位X线片 前列腺癌组合 双肾输尿管膀胱普通彩超检查 膀胱残余尿 尿流率 尿流动力学检查（必要时） 前列腺MRI平扫＋增强（3.0T）（必要时） DWI（必要时）

注意事项：

1. 术前合并慢性尿潴留、肾功能不全者，需留置导尿管或膀胱造瘘，充分引流尿液，纠正水、电解质紊乱及酸碱失衡，待全身情况好转后才手术。

2. 前列腺特异性抗原（PSA）测定应在肛查或插导尿管前进行，若数值明显升高，需行前列腺MRI检查，必要时经直肠或经会因前列腺B超及穿刺活检，以排除前列腺癌。

3. 合并尿路感染者可行中段尿细菌培养及药敏试验，并予抗感染治疗。

术后医嘱

长期医嘱	临时医嘱
按全麻/硬膜外麻醉下术后常规护理	急诊血常规＋hsCRP
一级护理	急诊生化组合
禁食	5%葡萄糖注射液 500～1000ml ivgtt
口腔护理	5%葡萄糖氯化钠注射液 500ml ／ ivgtt
吸氧（必要时）	乳酸钠林格注射液 500ml
心电监护（必要时）	维生素C 2.0g
留置导尿管接袋记量	
持续膀胱冲洗	
氧气雾化吸入	

注意事项：

1. 静脉使用抗菌药物，3～5天后改口服。

2. 行经尿道前列腺电切术的患者术后可能存在有效血容量过多的问题，应注意加强心、肺、脑方面的监测，必要时使用利尿剂和降压药。

3. 有条件者做术后持续硬膜外镇痛，避免膀胱痉挛。如膀胱痉挛发生时可口服膀胱解痉剂，如索利那新、米拉贝隆。

肾 积 脓

术前医嘱

长期医嘱	临时医嘱
按肾积脓术前外科常规护理	血常规五分类（CBC＋DIFF）
二级护理	血型鉴定

长期医嘱	临时医嘱
普食或半流饮食	尿干化学检测
	尿沉渣定量检测
	粪便常规＋隐血＋转铁蛋白组合
	基础代谢生化组合Ⅰ＋Ⅱ
	出凝血常规
	感染筛查组合8项
	心电图检查（12通道）
	全胸（心脏）正侧位X线片
	双肾输尿管膀胱普通彩超检查
	双肾CT平扫＋增强＋三维
	盆腔CT平扫＋增强＋三维
	尿培养＋药敏试验

注意事项：

1. 若尿路完全梗阻，尿液常规检查改变不显著，尿细菌培养可为阴性。

2. 可行CT或MRI检查了解病因、双肾和输尿管情况。

3. 肾积脓多因上尿路结石梗阻继发感染引起。若有寒战、高热、腰痛等急性感染的表现，须先抗感染治疗，必要时做肾造瘘术引流。

4. 肾积脓量大时亦先可行肾造瘘，充分引流脓液，可缓解全身中毒症状，有利于患肾功能的改善，并可通过造瘘管记录每日尿量以估计患肾功能，帮助决定手术方案。

术后医嘱

长期医嘱	临时医嘱
按全身麻醉下术后常规护理	急查血常规
一级护理	急查血生化
禁食	血清PCT检测
口腔护理	5%葡萄糖注射液 500～1000ml ivgtt

长期医嘱	临时医嘱
吸氧（必要时）	5% 葡萄糖氯化钠注射液　500ml ｜ ivgtt
心电监护（必要时）	乳酸钠林格注射液　500ml
留置双腔导尿管接袋记量	维生素 C　2.0g
伤口引流管接袋记量	
氧气雾化吸入	
记 24 小时尿量	

注意事项：

1. 手术方式的选择应根据详细的检查结果及患肾功能而定。对侧肾功能不理想或以后有患病风险时应尽量挽救患肾。

2. 术后严密监测血生化情况。

3. 按药敏试验结果静脉使用抗菌药物，但要注意防止肾毒性，体温正常 3 ～ 4 天后改口服。

肾　积　水

术前医嘱

长期医嘱	临时医嘱
按肾积水术前外科常规护理	血常规五分类（CBC ＋ DIFF）
二级护理	血型鉴定
普食或半流饮食	尿干化学检测
	尿沉渣定量检测
	粪便常规＋隐血＋转铁蛋白组合
	基础代谢生化组合Ⅰ＋Ⅱ
	出凝血常规
	感染筛查组合 8 项
	心电图检查（12 通道）
	全胸（心脏）正侧位 X 线片
	双肾输尿管膀胱普通彩超检查
	双肾 CTU 平扫＋增强＋三维
	盆腔 CTU 平扫＋增强＋三维
	MRI 泌尿系统水成像（必要时）
	输尿管逆行插管造影（必要时）

注意事项：

1. 肾积水多因上尿路结石梗阻引起，其他原因还有畸形、肿瘤、粘连等，如果是双侧肾、输尿管积水，应考虑下尿路梗阻引起，此时术前准备应按具体病因进行。

2. 必要时可行肾CT或MRI扫描了解肾实质破坏程度及对侧肾功能情况。

3. 肾积水量大时可行肾穿刺造瘘，充分引流尿液，有利患肾功能的改善，并可通过造瘘管记录每日尿量以估计患肾功能。

术后医嘱

长期医嘱	临时医嘱
按全身麻醉下术后常规护理	急诊血常规＋hsCRP
一级护理	急诊生化组合
禁食	5% 葡萄糖注射液 500 ～ 1000ml ivgtt
口腔护理	5% 葡萄糖氯化钠注射液 500ml
吸氧（必要时）	乳酸钠林格注射液 500ml
心电监护（必要时）	维生素 C 2.0g
留置双腔导尿管接袋记量	
伤口引流管接袋记量	
氧气雾化吸入	
记24小时尿量	

注意事项：

1. 手术方式的选择应根据详细的检查结果及患肾功能而定，其术后注意事项见各病。

2. 按药敏静脉使用抗菌药物，但要注意防止肾毒性，体温正常3 ～ 4天后改口服。

3. 梗阻时间长的肾积水，术后肾小管重吸收功能较差，钠离子排出多，补液时要注意补充。

肾 结 石

术前医嘱

长期医嘱	临时医嘱
按肾结石术前外科常规护理	血常规五分类（CBC＋DIFF）
二级护理	血型鉴定
普食或半流质饮食	尿干化学检测
	尿沉渣定量检测
	粪便常规＋隐血＋转铁蛋白组合
	基础代谢生化组合Ⅰ＋Ⅱ
	出凝血常规
	感染筛查组合8项
	尿培养＋药敏试验
	心电图检查（12通道）
	全胸（心脏）正侧位片
	双肾输尿管膀胱普通彩超检查
	双肾CT平扫＋三维
	盆腔CT平扫＋三维

注意事项：

1. 肾结石合并积水且积水量大时可行肾穿刺造瘘，充分引流尿液，有利患肾功能的改善，并可通过造瘘管记录每日尿量以估计患肾功能。

2. 合并感染时行中段尿细菌培养＋药敏试验。

术后医嘱

长期医嘱	临时医嘱
按全身麻醉下术后常规护理	急诊血常规＋hsCRP
一级护理	急诊生化组合
禁食	血清PCT检测
口腔护理	5%葡萄糖注射液 500～1000ml ivgtt

长期医嘱	临时医嘱
吸氧（必要时）	5%葡萄糖氯化钠注射液　500ml ╲ ivgtt
心电监护（必要时）	乳酸钠林格注射液　500ml
留置双腔导尿管接袋记量	维生素C　2.0g
肾造瘘管接袋记量	尿结石成分分析（红外光谱法）
氧气雾化吸入	
记24小时尿量	

注意事项：

1. 手术方式的选择应根据详细的检查结果及患肾功能而定。

2. 双肾结石合并梗阻、肾功能不良时，应先改善肾功能，必要时先行血透治疗。

3. 按药敏试验结果静脉使用抗菌药物，但要注意防止肾毒性，体温正常3～4天后改口服。

4. 肾造瘘管留置与否视肾积水程度及术中具体情况而定。

5. 术后应注意观察肾造瘘管的颜色，必要时夹闭肾造瘘管，加强止血，并定期复查血常规。

输尿管结石

术前医嘱

长期医嘱	临时医嘱
按输尿管结石术前外科 　常规护理	血常规五分类（CBC＋DIFF）
二级护理	血型鉴定
普食或半流质饮食	尿干化学检测
	尿沉渣定量检测
	粪便常规＋隐血＋转铁蛋白组合
	基础代谢生化组合Ⅰ＋Ⅱ
	出凝血常规
	感染筛查组合8项
	尿培养＋药敏试验
	心电图检查（12通道）

长期医嘱	临时医嘱
	全胸（心脏）正侧位X线片
	双肾输尿管膀胱普通彩超检查
	双肾CT平扫＋三维
	盆腔CT平扫＋三维

注意事项：

1. 输尿管结石合并肾积水且积水量大时可先行肾穿刺造瘘，充分引流尿液，有利于患肾功能的改善，并可通过造瘘管记录每日尿量以估计患肾功能。

2. 合并感染时行中段尿细菌培养＋药敏试验。

术后医嘱

长期医嘱	临时医嘱
按全身麻醉下术后常规护理	急诊血常规＋hsCRP
一级护理	急诊生化组合
禁食	血清PCT检测
口腔护理	5%葡萄糖注射液　500 ～ 1000ml　ivgtt
吸氧（必要时）	5%葡萄糖氯化钠注射液　500ml　╲
心电监护（必要时）	乳酸钠林格注射液　500ml　／ ivgtt
留置双腔导尿管接袋记量	维生素C　2.0g
氧气雾化吸入	尿结石成分分析（红外光谱法）
记24小时尿量	

注意事项：

1. 按药敏试验静脉使用抗菌药物，肾功能不好要注意防止肾毒性，剂量要减半，体温正常3 ～ 4天后改口服。

2. 术后常规复查腹部平片正位了解双J管位置、结石有无残留。

3. 双输尿管结石合并梗阻、肾功能不良导致全身情况不良时先行血透治疗。

4. 双输尿管结石在患者身体条件许可时，可同时行双侧手术。

膀 胱 结 石

术前医嘱

长期医嘱	临时医嘱
按膀胱结石术前外科常规护理	血常规五分类（CBC＋DIFF）
二级护理	血型鉴定
普食或半流饮食	尿干化学检测
	尿沉渣定量检测
	粪便常规＋隐血＋转铁蛋白组合
	基础代谢生化组合Ⅰ＋Ⅱ
	出凝血常规
	感染筛查组合8项
	心电图检查（12通道）
	全胸（心脏）正侧位X线片
	双肾输尿管膀胱普通彩超检查
	膀胱残余尿
	腹部正位平片
	尿流率
	尿流动力学检查（必要时）

注意事项：

1. 膀胱结石多由下尿路梗阻引起，必要时应加做尿流动力学检查。

2. 膀胱结石也可从肾输尿管排下来，因此，要了解上尿路是否存在结石，必要时做双肾＋盆腔CT平扫检查。

术后医嘱

长期医嘱	临时医嘱
按全身麻醉下术后常规护理	急诊血常规＋hsCRP
一级护理	急诊生化组合
禁食	5%葡萄糖注射液 500～1000ml ivgtt
口腔护理	5%葡萄糖氯化钠注射液 500ml ⎫ ivgtt
吸氧（必要时）	乳酸钠林格注射液 500ml ⎬
心电监护（必要时）	维生素C 2.0g ⎭

长期医嘱	临时医嘱
留置双腔导尿管接袋记量	结石成分分析
氧气雾化吸入	
记24小时尿量	

注意事项：

1. 静脉使用抗菌药物，体温正常3～4天后改口服。

2. 如果结石是由于下尿路梗阻引起，应一起处理病因。

尿 道 结 石

术前医嘱

长期医嘱	临时医嘱
按尿道结石术前外科常规护理	血常规五分类（CBC＋DIFF）
二级护理	血型鉴定
普食或半流质饮食	尿干化学检测
	尿沉渣定量检测
	粪便常规＋隐血＋转铁蛋白组合
	基础代谢生化组合Ⅰ＋Ⅱ
	出凝血常规
	感染筛查组合8项
	心电图检查（12通道）
	全胸（心脏）正侧位片
	双肾输尿管膀胱普通彩超检查
	腹部平片正位
	双肾CT平扫＋三维（必要时）
	盆腔CT平扫＋三维（必要时）

注意事项：

1. 如果是阴性结石，必要时行CT检查明确。

2. 如肾、输尿管及膀胱平片不能包括尿道结石，可加拍骨盆照片。

术后医嘱

长期医嘱	临时医嘱
按全身麻醉下术后常规护理	急诊血常规＋hsCRP
一级护理	急诊生化组合
禁食	5% 葡萄糖注射液 500 ～ 1000ml ivgtt
口腔护理	5% 葡萄糖氯化钠注射液 500ml ＼
吸氧（必要时）	乳酸钠林格注射液 500ml ｜ ivgtt
心电监护（必要时）	维生素 C 2.0g ／
留置双腔导尿管接袋记量	尿结石成分分析
氧气雾化吸入	
记24小时尿量	

注意事项：

1. 尿道结石一般不做开放手术。

2. 前尿道结石碎石术后导尿管留置1 ～ 2周，以免术后尿道狭窄。

3. 术后按手术具体情况选用静脉或口服抗菌药物。

4. 手术时有膀胱或尿道损伤的，术后应适当延长导尿管留置时间。

肾　癌

术前医嘱

长期医嘱	临时医嘱
按肾癌术前外科常规护理	血常规五分类（CBC＋DIFF）
二级护理	血型鉴定
普食	尿干化学检测
	尿沉渣定量检测
	粪便常规＋隐血＋转铁蛋白组合
	基础代谢生化组合Ⅰ＋Ⅱ
	出凝血常规
	感染筛查组合8项
	红细胞沉降率

长期医嘱	临时医嘱
	心电图检查（12通道）
	全胸（心脏）正侧位 X 线片
	双肾输尿管膀胱＋肾静脉系统彩超
	肾脏血管 CTA 平扫＋增强＋三维

注意事项：

1. 肾母细胞瘤、肾盂肿瘤术前医嘱与肾细胞癌相似。

2. 如患者有较严重的血尿，或者肿瘤较大，血管丰富，可在根治手术前行肾动脉栓塞介入治疗。

3. 如合并腔静脉癌栓，需通过 CT/MRI 明确癌栓的范围。

术后医嘱

长期医嘱	临时医嘱
按全身麻醉下术后常规护理	急诊血常规＋hsCRP
	急诊生化组合
一级护理	5% 葡萄糖注射液 500 ～ 1000ml ivgtt
禁食	5% 葡萄糖氯化钠注射液 500ml ⎫
口腔护理	乳酸钠林格注射液 500ml ⎬ ivgtt
吸氧（必要时）	维生素 C 2.0g ⎭
心电监护（必要时）	
留置双腔导尿管接袋记量	
伤口引流管接袋记量	
氧气雾化吸入	
记 24 小时尿量	

注意事项：

1. 肾母细胞瘤、肾盂肿瘤术后医嘱与肾细胞癌相似。

2. 术后静脉使用抗菌药物，体温正常后改口服。

3. 导尿管在患者可下地后拔除，肾盂癌患者要一起切除全段输尿管，导尿管最好留置满 7 天。

膀胱肿瘤

术前医嘱

长期医嘱	临时医嘱
按膀胱肿瘤术前外科常规护理	血常规五分类（CBC＋DIFF）
二级护理	血型鉴定
普食或半流质饮食	尿干化学检测
	尿沉渣定量检测
	粪便常规＋隐血＋转铁蛋白组合
	基础代谢生化组合Ⅰ＋Ⅱ
	出凝血常规
	感染筛查组合8项
	心电图检查（12通道）
	全胸（心脏）正侧位X线片
	双肾输尿管膀胱普通彩超检查
	膀胱MRI平扫＋增强（3.0T）
	DWI

注意事项：

1. 术前必须行膀胱尿道镜检查以确诊，并且结合MR判断膀胱肿瘤侵犯深度，以此为依据综合制定治疗方案。

2. 术前上尿路的B超检查主要了解膀胱肿瘤是否同时合并上尿路肿瘤。

3. 肠代膀胱术前须行胃肠道准备，包括术前3天开始口服肠道抗菌药物，口服肠道清洁剂。

术后医嘱

长期医嘱	临时医嘱
按全身麻醉下术后常规护理	急诊血常规＋hsCRP
一级护理	急诊生化组合
禁食	5%葡萄糖注射液 500～1000ml ivgtt

长期医嘱	临时医嘱	
口腔护理	5%葡萄糖氯化钠注射液 500ml	ivgtt
吸氧（必要时）	乳酸钠林格注射液 500ml	
心电监护（必要时）	维生素C 2.0g	
留置双腔导尿管接袋记量		
伤口引流管接袋记量		
氧气雾化吸入		
记24小时尿量		

注意事项：

1. 术后静脉使用抗菌药物，体温正常后改口服。

2. 膀胱部分切除时须注意如行输尿管移植应留有双J管或输尿管支架管。

3. 膀胱有切口时尽量不行膀胱冲洗。

4. 肠代膀胱术后须加强胃肠外营养、输血及回肠膀胱各种导管的护理，尤应注意调节水电解质平衡。

5. 导尿管一般于术后7天拔除，输尿管支架管则要2周以上。

阴　茎　癌

泌尿外科

术前医嘱

长期医嘱	临时医嘱
按膀胱肿瘤术前外科常规护理	血常规五分类（CBC＋DIFF）
二级护理	血型鉴定
普食或半流质饮食	尿干化学检测
	尿沉渣定量检测
	粪便常规＋隐血＋转铁蛋白组合
	基础代谢生化组合Ⅰ＋Ⅱ
	出凝血常规
	感染筛查组合8项
	心电图检查（12通道）

长期医嘱	临时医嘱
	全胸（心脏）正侧位 X 线片
	双侧腹股沟区淋巴结群彩超
	盆腔 CT 平扫＋增强＋三维
	盆腔 MRI 平扫＋增强（3.0T）

注意事项：

1. 术前应做活检以明确诊断，腹股沟淋巴结有肿大时也要活检，明确有无转移。

2. 盆腔 CT 检查主要是明确有无腹股沟及盆腔淋巴结转移。

3. 阴茎肿瘤如果破溃合并感染，术前应使用抗菌药物。

术后医嘱

长期医嘱	临时医嘱
按全身麻醉下术后常规护理	急诊血常规＋hsCRP
一级护理	急诊生化组合
禁食	5% 葡萄糖注射液　500 ～ 1000ml ivgtt
口腔护理	5% 葡萄糖氯化钠注射液　500ml ⎱ ivgtt
吸氧（必要时）	乳酸钠林格注射液　500ml
心电监护（必要时）	维生素 C　2.0g
留置双腔导尿管接袋记量	
伤口引流管接袋记量	
氧气雾化吸入	
记 24 小时尿量	

注意事项：

1. 术后静脉使用抗菌药物至体温正常后改口服。

2. 如果肿瘤局限没转移，仅做阴茎部分切除术。

3. 已行腹股沟淋巴清扫者须注意腹股沟局部加压包扎及引流情况。

4. 阴茎全切会阴造口者须注意会阴伤口护理。

5. 为防止尿道口狭窄，应放置较粗大的导尿管，术后保留 2 周以上。

前列腺癌

术前医嘱

长期医嘱	临时医嘱
按前列腺癌术前外科常规护理	血常规五分类（CBC＋DIFF）
二级护理	血型鉴定
普食或半流质饮食	尿干化学检测
	尿沉渣定量检测
	粪便常规＋隐血＋转铁蛋白组合
	基础代谢生化组合Ⅰ＋Ⅱ
	出凝血常规
	感染筛查组合8项
	心电图检查（12通道）
	前列腺癌组合
	全胸（心脏）正侧位X线片
	双肾输尿管膀胱普通彩超检查
	前列腺MRI平扫＋增强（3.0T）
	DWI
	全身骨扫描
	经直肠/会阴B超检查穿刺活检

泌尿外科

注意事项：

1. 诊断必须以病理结果为依据，经直肠B超检查穿刺活检前3天需行肠道准备，经会阴穿刺无须肠道准备。

2. MRI和放射性核素骨扫描检查目的是了解肿瘤的分期和有无骨转移，以制订治疗方案。

3. PSMA PET-CT可显著提高转移病灶的诊断准确率。

术后医嘱

长期医嘱	临时医嘱
按全身麻醉下术后常规护理	急诊血常规＋hsCRP
一级护理	急诊生化组合
禁食	5%葡萄糖注射液 500～1000ml ivgtt
口腔护理	5%葡萄糖氯化钠注射液 500ml ／ ivgtt
吸氧（必要时）	乳酸钠林格注射液 500ml ／
心电监护（必要时）	维生素C 2.0g

长期医嘱	临时医嘱
留置双腔导尿管接袋记量	
盆腔引流管接袋记量	
氧气雾化吸入	
记24小时尿量	

注意事项：

1. 晚期患者已有远处转移，一般行内分泌治疗。

2. 术后静脉使用抗菌药物，体温正常后改口服。

3. 加强胃肠外营养、输血及各种导管的护理。

4. 根治性手术患者导尿管一般留置2周。

睾 丸 肿 瘤

术前医嘱

长期医嘱	临时医嘱
按睾丸肿瘤术前外科常规护理	血常规五分类（CBC＋DIFF）
二级护理	血型鉴定
普食或半流质饮食	尿干化学检测
	尿沉渣定量检测
	粪便常规＋隐血＋转铁蛋白组合
	基础代谢生化组合Ⅰ＋Ⅱ
	出凝血常规
	感染筛查组合8项
	睾丸癌组合
	心电图检查（12通道）
	全胸（心脏）正侧位X线片
	睾丸、附睾＋精索静脉彩超
	腹膜后淋巴结群超声检查
	盆腔MRI平扫＋增强（3.0T）
	DWI
	双肾CT平扫＋增强＋三维
	盆腔CT平扫＋增强＋三维

泌尿外科

注意事项：

1. 双肾＋盆腔CT检查目的是了解腹膜后有无淋巴结转移。

2. 睾丸癌组合（AFP、HCG）检查目的是了解肿瘤的组织来源。

术后医嘱

长期医嘱	临时医嘱
按腰硬外麻醉下睾丸肿瘤根 治性切除术后常规护理按 全身麻醉下术后常规护理	急诊血常规＋hsCRP
	急诊生化组合
	5%葡萄糖注射液 500～1000ml ivgtt
一级护理	5%葡萄糖氯化钠注射液 500ml ｜ ivgtt
禁食	乳酸钠林格注射液 500ml ｜
口腔护理	维生素C 2.0g
吸氧（必要时）	
心电监护（必要时）	
停留双腔导尿管接袋记量	
伤口引流管接袋记量	
氧气雾化吸入	
记24小时尿量	

注意事项：

1. 术后静脉使用抗菌药物，体温正常后改口服。

2. 有转移者需行化疗或腹膜后淋巴结清扫。

3. 精原细胞瘤对放化疗极为敏感。

皮 质 醇 症

术前医嘱

长期医嘱	临时医嘱
按皮质醇症术前外科常规护理	血常规五分类（CBC＋DIFF）
一级或二级护理	血型鉴定
普食或半流质饮食	尿干化学检测
测血压、脉搏bid或q6h	尿沉渣定量检测

长期医嘱	临时医嘱
	粪便常规＋隐血＋转铁蛋白组合
	基础代谢生化组合Ⅰ＋Ⅱ
	出凝血常规
	感染筛查组合8项
	心肌标志物组合
	心电图检查（12通道）
	全胸（心脏）正侧位X线片
	醛固酮肾素测定卧立位试验
	明5：00am患者起床洗漱排空膀胱
	绝对卧床休息5：30am～7：30am
	嘱患者站立或行走7：30am～9：30am
	肾素/醛固酮检测（卧位、立位）
	8am、0am血皮质醇
	ACTH（发光法）
	尿香草苦杏仁酸（24小时）
	超声心动图常规
	肾上腺CT平扫＋增强＋三维
	垂体CT平扫＋增强＋三维

泌尿外科

注意事项：

1. 本病术前诊断主要是定性定位诊断，应排除肾上腺其他疾病或异位肾上腺病变。

2. 术前定位诊断不清者，可以通过地塞米松抑制试验、胰岛素诱发低血糖试验、甲吡酮试验、促肾上腺皮质激素释放激素兴奋试验或静脉插管分段取血测ACTH。

3. 术前临床表现（主要是库欣综合征）明显者如高血压、低血钾、糖耐量异常、心功能异常等应予内科调整。

4. 为避免肾上腺危象，术前可用醋酸可的松100～200mg po/im q6h，术中静脉滴注氢化可的松100～200mg。

术后医嘱

长期医嘱	临时医嘱
按全身麻醉下术后常规护理	急诊血常规＋hsCRP
一级护理	急诊生化组合
禁食	5%葡萄糖注射液 500～1000ml ivgtt
口腔护理	5%葡萄糖氯化钠注射液 500ml ⎫
吸氧（必要时）	乳酸钠林格注射液 500ml ⎬ ivgtt
心电监护（必要时）	维生素C 2.0g ⎭
留置双腔导尿管接袋记量	
伤口引流管接袋记量	
氧气雾化吸入	
记24小时尿量	
动静脉置管护理	
颈内静脉置管护理	

注意事项：

1. 手术风险较大，病情较重者术后送SICU监护至循环、呼吸稳定。

2. 注意血压、心率、中心静脉压的变化，根据血压、心率、中心静脉压情况予降压或补充血容量

3. 注意纠正水、电解质紊乱和酸碱失衡，监测血糖水平。

4. 预防性静脉使用抗菌药物可选用二代头孢菌素。

5. 术后必要时监测血皮质醇。

6. 处理合并症，防治并发症发生，主要是肾上腺危象的发生，除术前、术中用激素外，术后氢化可的松的应用可以根据手术的方式和术后激素的水平来调整，术后24小时滴注100～200mg维持，以后逐渐减量，2周后减至20mg，并小剂量维持6～12个月，待下丘脑－垂体－肾上腺功能逐渐恢复后可停药。若双侧肾上腺切除，则要终生激素替代治疗。

7. 术后患者可下地即可拔导尿管。

原发性醛固酮增多症

术前医嘱

长期医嘱	临时医嘱
按原发性醛固酮增多症术前外科常规护理	血常规五分类（CBC＋DIFF）
一级或二级护理	血型鉴定
普食或半流质饮食	尿干化学检测
测血压、脉搏bid或q4h	尿沉渣定量检测
螺内酯80～100mg tid或q6h	粪便常规＋隐血＋转铁蛋白组合
	基础代谢生化组合Ⅰ＋Ⅱ
	出凝血常规
	感染筛查组合8项
	心肌标志物组合
	心电图检查（12通道）
	全胸（心脏）正侧位X线片
	醛固酮肾素测定卧立位试验
	明5：00am患者起床洗漱排空膀胱
	绝对卧床休息5：30am～7：30am
	嘱患者站立或行走7：30am～9：30am
	肾素/醛固酮检测（卧位、立位）
	8am、0am血皮质醇
	ACTH（发光法）
	尿香草苦杏仁酸（24小时）
	超声心动图常规
	肾上腺CT平扫＋增强＋三维

注意事项：

1. 本病术前诊断主要是定性、定位诊断，应排除肾上腺其他疾病或异位肾上腺疾病。

2. 术前定位、定性诊断不清者，可以通过醛固酮抑制试验、氯化钠抑制试验、地塞米松抑制试验。

3. 术前临床表现明显者如高血压、低血钾、糖耐量异常、心功能异常等应予内科调整。

泌尿外科

4. 高血压、低血钾可用螺内酯120～480mg/d，2～6周后可使血压和血钾恢复正常。血钾正常后，若血压控制仍不好，可辅助用硝苯地平、ACEI类等其他降压药。

术后医嘱

长期医嘱	临时医嘱
按全身麻醉下术后常规护理	急诊血常规＋hsCRP
一级护理	急诊生化组合
禁食	5% 葡萄糖注射液 500～1000ml ivgtt
口腔护理	5% 葡萄糖氯化钠注射液 500ml ⎫
吸氧（必要时）	乳酸钠林格注射液 500ml ⎬ ivgtt
心电监护（必要时）	维生素C 2.0g ⎭
留置双腔导尿管接袋记量	
伤口引流管接袋记量	
氧气雾化吸入	
记24小时尿量	
动静脉置管护理	
颈内静脉置管护理	

注意事项：

1. 手术风险较大，病情较重者术后送SICU监护至循环、呼吸稳定。

2. 注意血压、心率、中心静脉压的变化，根据血压、心率、中心静脉压情况予降压或补充血容量。

3. 注意纠正水、电解质紊乱和酸碱失衡，监测血糖水平。

4. Ⅰ类切口，术后可不用抗菌药物。

5. 术后监测血钾。

6. 术后患者可下地即可拔导尿管。

嗜铬细胞瘤

术前医嘱

长期医嘱	临时医嘱
按泌尿外科术前外科常规护理	血常规五分类（CBC＋DIFF）
一级或二级护理	血型鉴定
普食或半流质饮食	尿干化学检测
测血压、脉搏bid或q4h	尿沉渣定量检测
酚卞明10～30mg tid	粪便常规＋隐血＋转铁蛋白组合
	基础代谢生化组合Ⅰ＋Ⅱ
	出凝血常规
	感染筛查组合8项
	心肌标志物组合
	心电图检查（12通道）
	全胸（心脏）正侧位X线片
	醛固酮肾素测定卧立位试验
	明5：00am患者起床洗漱排空膀胱
	绝对卧床休息5：30am～7：30am
	嘱患者站立或行走7：30am～9：30am
	肾素/醛固酮检测（卧位、立位）
	8am、0am血皮质醇
	ACTH（发光法）
	尿香草苦杏仁酸（24小时）
	超声心动图常规
	肾上腺CT平扫＋增强＋三维

注意事项：

1. 本病术前诊断主要是定性、定位诊断，应排除肾上腺其他疾病或异位肾上腺疾病。

2. 术前临床表现明显者如高血压、糖耐量异常、心功能异常等应予内科调整。

3. 高血压可用酚卞明60～120mg/d，2～6周后可使血压恢复正常。若心率快，可加用美托洛尔控制。

4. 术前应充分准备，待血压正常，心率不快，充分扩容后方可手术。

术后医嘱

长期医嘱	临时医嘱
按全身麻醉下术后常规护理	急诊血常规＋hsCRP
一级护理	急诊生化组合
禁食	5% 葡萄糖注射液 500 ～ 1000ml ivgtt
口腔护理	5% 葡萄糖氯化钠注射液 500ml ⎫
吸氧（必要时）	乳酸钠林格注射液 500ml ⎬ ivgtt
心电监护（必要时）	维生素 C 2.0g ⎭
留置双腔导尿管接袋记量	
伤口引流管接袋记量	
氧气雾化吸入	
记24小时尿量	
动静脉置管护理	
颈内静脉置管护理	

注意事项：

1. 手术风险较大，病情较重者术后送SICU监护至循环、呼吸稳定。

2. 注意血压、心率、中心静脉压的变化，根据血压、心率、中心静脉压情况予降压或补充血容量。

3. 术后应充分扩容，必要时可以输血浆等。

4. 注意纠正水、电解质紊乱和酸碱失衡，监测血糖水平。

5. 预防性静脉使用抗菌药物可选用二代头孢菌素。

6. 术后患者可下地即可拔导尿管。

偶发肾上腺瘤及肾上腺转移癌

术前医嘱

长期医嘱	临时医嘱
按泌尿外科术前外科常规护理	血常规五分类（CBC＋DIFF）
一级或二级护理	血型鉴定
普食或半流质饮食	尿干化学检测
测血压、脉搏bid或q4h	尿沉渣定量检测
	粪便常规＋隐血＋转铁蛋白组合
	基础代谢生化组合Ⅰ＋Ⅱ
	出凝血常规
	感染筛查组合8项
	心肌标志物组合
	心电图（12通道）
	全胸（心脏）正侧位X线片
	醛固酮肾素测定卧立位试验
	明5:00am患者起床洗漱排空膀胱
	绝对卧床休息5:30am～7:30am
	嘱患者站立或行走7:30am～9:30am
	肾素/醛固酮检测（卧位、立位）
	8am、0am血皮质醇
	ACTH（发光法）
	尿香草苦杏仁酸（24小时）
	超声心动图常规
	肾上腺CT平扫＋增强＋三维

泌尿外科

注意事项：

1. 肾上腺偶发瘤多为非功能性肿瘤，因此，应做肾上腺皮质及髓质功能相关的生化检测，以便检出皮质醇瘤、原醛症和嗜铬细胞瘤。

2. 有高血压等症状时应予降压，调整心功能。

3. 对偶发性肿瘤是否手术要根据影像学特征、肿瘤大小和患者的年龄综合考虑。肿瘤有恶性倾向或有内分泌功能者应及时手术。明显良性倾向的肿瘤也应密切随访。

长期医嘱	临时医嘱
按全身麻醉下术后常规护理	急诊血常规＋hsCRP
一级护理	急诊生化组合
禁食	5%葡萄糖注射液 500～1000ml ivgtt
口腔护理	5%葡萄糖氯化钠注射液 500ml ╲ ivgtt
吸氧（必要时）	乳酸钠林格注射液 500ml
心电监护（必要时）	维生素C 2.0g
留置双腔导尿管接袋记量	
伤口引流管接袋记量	
氧气雾化吸入	
记24小时尿量	
动静脉置管护理	
颈内静脉置管护理	

泌尿外科

注意事项：

1. 手术风险较大，病情较重者术后送SICU监护至循环、呼吸稳定。

2. 注意血压、心率、中心静脉压的变化，根据血压、心率、中心静脉压情况予降压或补充血容量。

3. 注意纠正水、电解质紊乱和酸碱失衡，监测血糖水平。

4. 预防性静脉使用抗菌药物可选用二代头孢菌素。

5. 可根据不同性质的肿瘤予具体特殊的术后治疗（具体见皮质醇症、原醛症、儿茶酚胺症的术后处理）。若为无功能性肾上腺肿瘤，术后无须特殊处理，主要根据术中肾上腺切除的多少决定术后是否应用激素。转移性肾上腺癌要根据具体原发癌予不同的术后处理，如放疗、化疗或生物免疫治疗等。

6. 术后患者可下地即可拔导尿管。

（陈 羽 曹明欣）

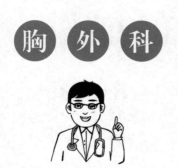

胸外科

肺　癌

术前医嘱

长期医嘱	临时医嘱
按肺癌术前胸外科常规护理	血常规＋血型
二级护理	尿常规、便常规
普通饮食	肾功能
呼吸功能锻炼	肝功能
高龄患者（≥70岁）：	凝血功能
地高辛 0.125mg qd 必要时	乙肝两对半、肝炎系列、HIV抗体、梅
复方甲氧那明 2片 tid	毒抗体、结核抗体
常规雾化 bid	心电图
	胸部正侧位平片（DR）
	胸部CT平扫＋增强
	腹部超声（肝、胆、胰、脾、双肾、双
	侧肾上腺、输尿管、膀胱）
	头CT或MRI
	全身骨扫描（必要时）
	全身PET/CT（必要时）
	冠状动脉CTA（必要时）
	肺通气功能测定
	心脏彩超
	电子纤维支气管镜检查（必要时）

术后医嘱

长期医嘱	临时医嘱
按肺癌手术切除（全肺切除、肺叶切除、	低分子量肝素 6U ih qd
肺段切除、肺楔形切除等）术后常规	（术后第1天开始）
护理	胸部正侧位X线片（术后
一级护理	第1天）
禁食（拔气管插管6小时后改半流质饮食）	
床边心电监护（手术当天至术后1～2天）	

胸外科

327

长期医嘱	临时医嘱

持续胸腔引流管接水封瓶负压吸引

吸氧

头孢呋辛 1.5g ivgtt q12h

盐酸氨溴索 60mg ivgtt tid

拔气管插管后：

   常规雾化 tid

   复方甲氧那明 2 片 tid

   盐酸氨溴索 30mg tid

   氟比洛芬酯注射液 50mg iv bid 或其他

   镇痛药物

注意事项：

1. 手术创伤大、高龄、术前有心肺基础疾病的患者术后送 ICU 监护至血流动力学、呼吸功能稳定。

2. 保持胸腔引流管通畅并注意引流量变化，如术后引流液呈血性且引流量超过200ml/h，连续3小时，考虑为大量活动性出血，应立即行二次手术开胸止血。

3. 全肺切除者应注意健侧患侧压力平衡，可选择夹闭引流管，定期开放，减少纵隔摆动机会。

4. 对于胸腔镜下肺楔形切除或创伤较小的早期肺癌手术，可不予留置胸管或术后早期（24小时内）拔除胸管。

5. 如患者进食较差，需加强营养支持治疗，补充足够的能量，其中包括白蛋白及脂肪乳。

6. 胸部术后部分患者疼痛较重，需常规予以口服或静脉镇痛，指导患者主动咳嗽、排痰，进行肺部功能锻炼，减少肺部并发症。

食 管 癌

术前医嘱

长期医嘱	临时医嘱
按食管癌术前胸外科常规护理	血常规＋血型鉴定
二级护理	尿常规、便常规
普食或半流质饮食	肾功能
高龄患者（≥70岁）：	肝功能
地高辛 0.125mg qd 必要时	凝血功能
复方甲氧那明 2片 tid	乙肝两对半、肝炎系列、HIV抗体、
盐酸氨溴索 30mg tid	梅毒抗体
常规雾化 bid	营养状况筛查
术前口服营养粉/液（必要时）	心电图
术前静脉营养支持（必要时）	胸部正侧位平片及食管吞钡检查
	颈部＋胸部＋上腹部CT平扫＋增强
	腹部超声（肝、胆、胰、脾、双肾、
	双侧肾上腺、输尿管、膀胱）
	全身PET/CT（必要时）
	冠状动脉CTA（必要时）
	肺通气功能测定
	心脏彩超
	电子纤维胃镜检查
	胃镜超声检查（必要时）

注意事项：

1. 术前应行食管镜或胃镜病理活检明确肿物性质。

2. 对于肿物较大患者，建议行超声胃镜检查或食管MRI检查以明确肿瘤外侵情况（确定T分期和N分期），T_2以上患者建议行术前新辅助放化疗或化疗联合免疫治疗，以提高整体治疗效果。

3. 术前梗阻严重，进食困难致能量摄入不足者可行深静脉置管给予胃肠外营养。

术后医嘱

长期医嘱	临时医嘱
按食管癌根治（具体手术方式）术后常规护理	20% 白蛋白 50ml ivgtt bid
心电监护（手术当天至术后第1～2天）	NS 20ml ┐ po夹闭胃管
一级护理	亚甲蓝 2ml ┘ 30分钟
禁食	必要时
记24小时出入量	低分子量肝素 6U ih qd（术后第1天开始）
测 CVP	
胃管接低负压装置	床边胸片或胸部正侧位平片（术后第1天）
持续胸腔引流管接水封瓶负压吸引	
导尿管接袋	
腹腔引流管引流记量（适用于颈胸腹三切口或胸腹二切口术式）	
颈部伤口引流管引流记量（适用于食管胃颈部吻合术式）	
吸氧	
常规雾化 tid	
头孢呋辛 1.5g iv q12h	
0.5%甲硝唑 100ml ivgtt q8h	
盐酸氨溴索 60mg iv tid	
50%葡萄糖注射液 200ml ┐ 加入三升袋 ivgtt qd	
10%葡萄糖注射液 1000ml	
5%葡萄糖氯化钠注射液 500ml	
10%脂肪乳 500ml	
12%复合氨基酸 500ml	
谷氨酰胺 100ml	
水溶性维生素 2支	
脂溶性维生素 1支	
微量元素 1支	
门冬氨酸钾镁 40ml	
10%氯化钾 4ml	
常规胰岛素 56U	
氟比洛芬酯注射液 50mg iv bid 或其他镇痛药物	

注意事项：

1. 全静脉营养从术后第1天开始执行，可根据患者不同情况调整配方、热量、营养液组分比例等；对于术中留置空肠造瘘管或空肠营养管的患者，建议术后早期由全静脉营养向肠内营养过渡，一般术后3～5天可以过渡到全肠内营养。

2. 术后口服亚甲蓝2～3次，注意胸腔引流管是否蓝染，是检查吻合口瘘的方法。

3. 注意胸腔引流管通畅，早期开始进行呼吸功能锻炼。

4. 引流管拔除时间建议：①胸管建议术后3～4天拔除，如果吻合口在胸腔内，建议拔管前口服亚甲蓝1次，胸管无蓝染，可考虑拔除。②对于颈胸腹三切口患者，颈部引流管和腹部引流管根据引流液性质和引流量情况，一般术后3～5天拔除。③胃管拔除建议根据手术方式和康复计划决定，一般术后7天左右拔除，对于吻合口愈合欠佳或存在吻合口愈合不良因素的患者，可根据情况适当延长拔管时间，建议拔胃管前口服亚甲蓝，或碘油造影排除吻合口瘘。

5. 注意乳糜胸及吻合口瘘等并发症的早期表现和及时处理。

（刘振国）

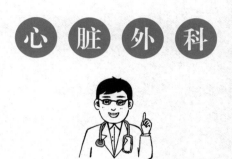

心脏外科

先天性心脏病（室间隔缺损、房间隔缺损、动脉导管未闭，非肺动脉高压）

术前医嘱

长期医嘱	临时医嘱
按先天性心脏病（室间隔缺损、房间隔缺损、动脉导管未闭，非肺动脉高压）心外科常规护理 二级护理 普食	血常规＋血型 尿常规、便常规 肾功能 肝功能 凝血功能 乙肝两对半、肝炎系列、HIV抗体、梅毒抗体 胸部正侧位平片 心电图 超声心动图

注意事项：

1. 此类患者术前一般无须常规强心、利尿治疗。

2. 术前需严密排除出血病灶和感染病灶，如有呼吸道感染等，可予口服或静脉抗菌药物治疗至胸片、血常规及临床体检等全部正常后再行手术治疗。

术后医嘱

长期医嘱	临时医嘱
按体外循环，室间隔缺损/房间隔缺损修补术（或动脉导管结扎术）后常规护理 特级护理 禁食（拔气管插管后改半流质饮食） 记24小时出入量 心包纵隔引流管接水封瓶负压吸引 导尿管接袋 头孢拉定2.0g iv q6h或头孢呋辛 0.75g iv q12h 盐酸氨溴索 120mg iv q8h	鱼精蛋白 25mg iv prn 血凝酶 2kU iv bid 10% 葡萄糖注射液 500ml ⎫ 维生素C 2.0g ⎬ ivgtt 10% 氯化钾 20ml ⎭ 乳酸钠林格注射液 500ml ⎫ ivgtt 维生素 K$_1$ 20mg ⎭ 输血 输血浆 10% 葡萄糖注射液 ⎫ iv 微泵 　　至 50ml ⎬ 2～10ml/h 多巴胺 150mg ⎭

长期医嘱	临时医嘱	
拔气管插管后：	10%葡萄糖注射液 　　至 50ml 硝普钠 150mg	iv 微泵 1～6ml/h
常规喷喉 tid		
地高辛 0.25mg qd		
氢氯噻嗪 25mg tid	10%葡萄糖注射液 　　20ml 毛花苷丙 0.2mg	iv（需血钾正 常时使用）
10%氯化钾 10ml tid 或 螺内酯 　　20mg qd 或 氯化钾缓释片 0.5g 　　bid		
盐酸氨溴索 30mg tid	血常规	
	尿常规	
	心肌酶学	
	肝功能、肾功能	
	凝血功能	

术后医嘱

长期医嘱	临时医嘱
一级护理（术后第 1 天改二级护理）	血常规（出院前）
半流质饮食（术后第 1 天可改普食）	出凝血常规
心电监护（有创或无创血压监测、血氧、 　呼吸频率监测）	肝功能、肾功能
抗菌药物（同术前，经皮术后使用 24 小时 　即可、经胸小切口可延至拔除引流管）	
引流管护理　（经胸封堵术后有留置引流 记引流量　　 管者）	
常规喷喉	
阿司匹林 0.1g qd（术后维持 6 个月）	
床旁胸片（术后当晚）	
超声心动图	

注意事项：

1. 随着微创手术技术的发展，目前卵圆孔未闭（PFO）超过 80% 以上的房间隔缺损（ASD），一部分的室间隔缺损（VSD）和动脉导管未闭（PDA）均可通过经皮或经胸封堵方式进行矫治。封堵术在 DSA 手术室 X 线引导或经食管超声引导下进行，无须体外循环，术后经过复苏室过渡直接返回病房。其术后医嘱比较简单。

2. 以上数据均假设患者体重为50kg计算，如为小儿需按千克体重计算。以下各部分亦为同样假设。

3. 术后患者送回ICU，给予人工机械通气辅助呼吸，并进行严密的生命体征、血气及水电解质监护。

4. 患者麻醉清醒后，呼吸恢复，血容量补充足够，生命体征正常、平稳，引流量不多，四肢末梢温暖，可予拔除气管插管。

输血指征：一般可参照HCT，如HCT＜25%，输浓缩红细胞。

输血浆指征：参照CVP水平及生命征是否平稳决定。

血管活性药物使用主要看患者术后心功能情况及血压水平决定使用α、β受体兴奋剂、血管舒张剂及强心剂等。血管活性药物使用方法为（患者体重×3）mg加入溶媒至50ml，以微泵推注，1ml/h＝1μg/（kg·min）。

术后当天晶体入量计算：晶体量＝（体重第一个10kg×2ml＋体重第二个10kg×1ml＋其余千克数×0.5ml）×24，如患者体重为50kg，则术后当天晶体量＝（10×2ml＋10×1ml＋30×0.5ml）×24＝1080ml。

先天性心脏病（室间隔缺损、房间隔缺损、动脉导管未闭，肺动脉高压）

术前医嘱

长期医嘱	临时医嘱
按先天性心脏病（室间隔缺损、房间隔缺损、动脉导管未闭，肺动脉高压）心外科常规护理	血常规＋血型
	尿常规、便常规
	肾功能
一级或二级护理	肝功能
普食	凝血功能
吸氧 30min bid	乙肝两对半、肝炎系列、HIV抗体、梅毒抗体
地高辛 0.25mg qd	
氢氯噻嗪 12.5mg tid	胸部正侧位平片

长期医嘱	临时医嘱
10%氯化钾 10ml tid	心电图
马昔腾坦 10mg qd	超声心动图
西地那非 25～50mg bid～tid	经皮血氧饱和度（必要时）
或他达拉非 10mg qd	动脉血气分析（必要时）
辅酶Q10 10mg tid	心血管造影（必要时）

注意事项：

1. 肺动脉高压往往是左向右分流心脏病发展到较严重程度的表现，肺动脉高压对近远期的手术效果均有显著影响。此类患者需严格掌握手术指征、手术条件和手术时机。

2. 对于已是艾森曼格综合征患者，没有行简单房、室间隔缺损矫治术及动脉导管结扎术的手术指征。

3. 对于存在肺动脉高压，尚未至发绀的患者，术前应给予吸氧、磷酸二酯酶-5抑制剂及卡托普利、硝苯地平等降肺动脉压药，短期内不能手术者还可给予阿司匹林。

4. 纠正患者营养状态，特别是发育较差的患儿，给予易消化、高热量饮食。

5. 纠正贫血、水电解质紊乱的状态。

6. 改善心功能和控制感染，对于因为分流造成反复呼吸道感染的患儿应积极控制感染，使用静脉抗菌药物，结合化痰、强心、增强体液免疫等治疗，待感染完全痊愈再行手术治疗。

术后医嘱

长期医嘱	临时医嘱	
按体外循环，室间隔缺损/房间隔缺损修补术（或动脉导管结扎术）后常规护理	鱼精蛋白 25mg iv prn	
	血凝酶 2kU iv bid	
	10%葡萄糖注射液 500ml	
特级护理	维生素C 2.0g	ivgtt
禁食（拔气管插管后改半流质饮食）	10%氯化钾 20ml	
	乳酸钠林格注射液 500ml	ivgtt
记24小时出入量	维生素K₁ 20mg	

长期医嘱	临时医嘱
心包纵隔引流管接水封瓶负压吸引	输血
	输血浆
导尿管接袋	10%葡萄糖注射液至 50ml ┐iv 微泵
头孢拉定2.0g iv q6h或头孢呋辛 0.75g iv q12h	多巴胺 150mg ┘2～10ml/h
盐酸氨溴索 120mg iv q8h	10%葡萄糖注射液至50ml ┐iv 微泵
拔气管插管后：	硝普钠 150mg ┘1～6ml/h
吸氧	10%葡萄糖注射 ┐iv（需血钾正
NO吸入（40ppm）	液20ml ┘常时使用）
常规喷喉 tid	毛花苷丙 0.2mg ┘
地高辛 0.25mg qd	10%葡萄糖注射液 至 50ml iv 微泵
氢氯噻嗪 25mg tid	10%葡萄糖注射液 至 60ml iv 微泵
10%氯化钾10ml tid 或 螺内酯20mg qd 或 氯化钾缓释片 0.5g bid	曲前列尼尔6～10ng/（kg·min）[从 2.5ng/（kg·min）开始]
盐酸氨溴索 30mg tid	咪达唑仑 5mg iv（必要时）
铵远合剂 10ml tid	芬太尼 0.2～0.5mg/h iv 微泵
西地那非 25～50mg bid～tid	血常规（必要时）
或伐地那非 10mg qd	尿常规
或他达拉非 10mg qd	心肌酶学
波生坦 62.5～125mg bid	肝功能、肾功能
辅酶Q10 10mg tid	凝血功能

注意事项：

1. 该类患者术后容易出现的一种严重并发症是肺动脉高压危象，尤其是术前已有中度以上的肺动脉高压患者更易发生。

2. 术后当出现缺氧、疼痛、烦躁、吸痰等刺激时，患者可出现明显的血氧和血压下降，心律失常，严重者可出现心搏呼吸骤停，其原因主要是肺动脉痉挛。处理肺动脉高压危象的原则是：①彻底镇痛镇静，必要时可以联合肌松药，芬太尼对于此类患者有较好效果。②机械通气，保证供氧，过度换气，使CO_2排出增加。③去除诱发因素。④扩肺血管，主要有低选择性的硝普钠、罂粟碱等，以及高选择性的前列地尔和NO吸入。

3. 糖皮质激素由于抑制全身炎症反应综合征，对减少肺高压的发生也有一定作用，但应用时需注意应激性溃疡的发生，多与H_2受体拮抗剂或质子泵抑制剂联用。一旦出现肺动脉高压危象，由于左心前负荷不足，要注意补足血容量，CVP有时可升高至15～20cmH_2O水平甚至更高才能维持循环稳定。

4. 新一代治疗肺动脉高压的持续皮下或静脉前列环素合成成分商品（曲前列尼尔），用于严重的肺动脉高压术后患者，可从术前即皮下埋泵连续使用或使用静脉连续微泵输注，规格为20mg/20ml，可维持使用1个月，用法从2.5ng/（kg·min）。如果由于全身效应不能耐受初始剂量，应将注射速率降低至0.625ng/（kg·min），逐渐加大剂量，可至20ng/（kg·min），大于40ng/（kg·min）临床经验很少。

先天性心脏病（法洛四联症）

术前医嘱

长期医嘱	临时医嘱
按先天性心脏病，法洛四联症 　心外科常规护理 一级护理或二级护理 普食 吸氧 30min bid 地高辛 0.125mg qd	血常规＋血型 尿常规 便常规 肾功能 肝功能 凝血功能 乙肝两对半、肝炎系列、HIV抗体、梅毒抗体 胸部正侧位平片 心电图 超声心动图 经皮血氧饱和度 乳酸钠林格注射液 500ml ivgtt qd×3 维生素K_1 20mg iv bid 血凝酶 2kU iv bid 吗啡 5mg im或iv st

注意事项：

1. 对于发绀型先天性心脏病患者，术前由于代偿性红细胞增多，故不需利尿。

2. 如患者心功能较差，可酌情给予强心治疗，但由于流出道梗阻，量要小。

3. 对于由于侧支循环丰富，迂曲血管破裂，应给予止血治疗。

4. 如出现缺氧大发作、晕厥，立即给予吗啡解除痉挛效果理想。

5. 术前根据HCT可初步判断流出道梗阻的严重程度，当HCT＞65%，提示病情较重，术前可给予血液稀释。

术后医嘱

长期医嘱	临时医嘱	
按体外循环，法洛四联症矫治术后常规护理	鱼精蛋白 25mg iv prn	
	血凝酶 2kU iv bid	
特级护理	维生素K₁ 20mg iv bid	
禁食（拔气管插管后改半流质饮食）	10%葡萄糖注射液 500ml	
	维生素C 2.0g	ivgtt
记24小时出入量	10%氯化钾 20ml	
心包纵隔引流管接水封瓶负压吸引	输血	
	输血浆	
导尿管接袋	20%白蛋白 50ml ivgtt	
头孢拉定2.0g iv q6h或头孢呋辛 0.75g iv q12h	10%葡萄糖注射液 至 50ml	iv 微泵 2～10ml/h
盐酸氨溴索120mg iv q8h	多巴胺 150mg	
拔气管插管后：	10%葡萄糖注射液 至 50ml	iv 微泵 2～8ml/h
常规喷喉 tid		
地高辛 0.25mg qd	多巴酚丁胺 150mg	
氢氯噻嗪 25mg tid	10%葡萄糖注射液 至 50ml	iv 微泵 1～6ml/h
10%氯化钾10ml tid 或 螺内酯 20mg qd 或 氯化钾缓释片 0.5g bid	硝普钠 150mg	
	10%葡萄糖注射液 20ml	iv 电解质正常
	毛花苷丙 0.2mg	
	呋塞米 10mg iv prn	
	血常规、尿常规	

长期医嘱	临时医嘱
盐酸氨溴索　30mg tid	心肌酶学
25%葡萄糖注射液　300ml ⎫ ivgtt	肝功能、肾功能
胰岛素　16U　　　　　⎬ qd	凝血功能
10%氯化钾　9ml　　　　⎭	
或二磷酸果糖10g ivgtt qd	

注意事项：

1. 法洛四联症术后可根据HCT及血氧饱和度决定是否输浓缩红细胞。

2. 术后胶体需要量往往较大，CVP有时需提高到20cmH$_2$O水平。

3. 晶体量要严格限制。

4. 足够时间的机械通气和血管活性药物维持是必需的，有时强心和扩血管药物同时应用，一般需根据当时的血容量、心功能情况和周围血管张力决定。

5. 维持足够的尿量非常重要，要求尿量最好在2ml/(kg·h)以上，间断使用利尿剂是必需的。需要时甚至可以用利尿合剂维持。如出现尿少甚至无尿，往往提示心功能差特别是右心功能不全，小儿需要腹膜透析，成人需要血液透析治疗。

6. 法洛四联症患者术后2周内都会有右心功能不全表现，临床观察到腹胀、肝大、尿少应及时予强心、利尿等处理。

风湿性心脏病（二尖瓣狭窄、关闭不全，主动脉瓣狭窄、关闭不全）

术前医嘱

长期医嘱	临时医嘱
按风湿性心脏病（二尖瓣狭窄、二尖瓣关闭不全；主动脉瓣狭窄、关闭不全）心外科常规护理	血常规＋血型 尿常规、便常规 肝功能、肾功能

长期医嘱	临时医嘱
一级护理或二级护理	凝血功能
普食	乙肝两对半、肝炎系列、
记24小时尿量	HIV抗体、梅毒抗体
地高辛 0.25mg qd[①]	红细胞沉降率
氢氯噻嗪 12.5mg tid[②]	风湿指标
10%氯化钾 10ml tid 或螺内酯 20mg qd	胸部正侧位平片
或氯化钾缓释片 0.5g bid	心电图
辅酶Q10 10mg tid	超声心动图或经食管超声心
25%葡萄糖注射液 300ml	动图
胰岛素 16U	
10%氯化钾 9ml	ivgtt qd
门冬氨酸钾镁 20ml	
或二磷酸果糖 10g ivgtt qd	

注：①对于严重的以二尖瓣或主动脉瓣狭窄为主的患者，由于术前梗阻因素没有解除，应用洋地黄类药物时要非常小心，在确实需要使用的情况下，一般剂量以正常剂量的1/3～1/2为好。②对于术前需要调整心功能的患者，利尿剂应用可增加，或联用呋塞米、螺内酯，以及改为静脉使用，静脉使用还可选用托拉塞米5～10mg iv qd，日最大剂量可至40mg，较呋塞米持续时间更长；必要时可输以蛋白后再利尿。利尿需要注意尿量变化及水电解质平衡。新型口服利尿剂托伐普坦为加压素拮抗剂，可从7.5mg起用，增至15～30mg qd，日最大剂量60mg，可用于较明显高血容量或正常容量低钠血症（＜125mmol/L）且限液治疗效果不佳患者。使用期间应监测血清钠、转氨酶及胆红素水平。

注意事项：

术前使用极化液（GIK液）或果糖对于增加心肌能量储备有确实作用。

术后医嘱

长期医嘱	临时医嘱
按体外循环，二尖瓣置换（主动脉置换、双瓣置换）术后常规护理	鱼精蛋白 25mg iv prn
	血凝酶 2kU iv bid
特级护理	10% 葡萄糖注射液 500ml ⎫
	维生素C 2.0g ⎬ ivgtt
禁食（拔气管插管后改半流质饮食）	10% 氯化钾 20ml ⎭
	乳酸钠林格注射液 500ml ⎫ ivgtt
记24小时出入量	氨甲环酸 1g ⎭
心包纵隔引流管接水封瓶负压吸引	输血
	输血浆
导尿管接袋	20% 白蛋白 50ml ivgtt
头孢拉定 2.0g iv q6h 或头孢呋辛 0.75g iv q12h	呋塞米 10mg 或托拉塞米 10mg iv prn
盐酸氨溴索 120mg iv q8h	10% 葡萄糖注射液 ⎫ iv 微泵
拔气管插管后：	至 50ml ⎬ 2～10ml/h
常规喷喉 tid	多巴胺 150mg ⎭
地高辛 0.25mg qd	10% 葡萄糖注射液 ⎫ iv 微泵
氢氯噻嗪 25mg tid	至 50ml ⎬ 2～8ml/h
10% 氯化钾 10ml tid 或 螺内酯 20mg qd 或 氯化钾缓释片 0.5g bid	多巴酚丁胺 150mg ⎭
	10% 葡萄糖注射液 ⎫ iv 微泵
	至 50ml ⎬ 1～6ml/h
华法林 3mg qd	硝普钠 150mg ⎭
盐酸氨溴索 30mg tid	10% 葡萄糖注 ⎫ iv 电解质正常
铵远合剂 10ml tid	射液 20ml ⎬
25% 葡萄糖注射液 300ml ⎫	毛花苷丙 0.2mg ⎭
胰岛素 16U ⎪ ivgtt	10% 葡萄糖注 ⎫ iv 微泵
10% 氯化钾 9ml ⎬ qd	射液 50ml ⎬
门冬氨酸钾镁 20ml ⎪	新活素 0.5mg ⎭ 0.0075μg/(kg·min)[①]
或二磷酸果糖 10g ivgtt qd ⎭	10% 葡萄糖注射液 ⎫ iv 微泵
按心脏外科术后常规	50ml ⎬ 2ml/h[②]
一级护理	左西孟旦 12.5mg ⎭

长期医嘱	临时医嘱
流质（术后第1日可改半流，如无呛咳可改普食）	血常规
	尿常规
心电监护	心肌酶学
动静脉置管护理	肝功能、肾功能
中流量给氧	凝血功能
临时起搏器护理	血常规
记尿量	出凝血常规
头孢拉定2.0g iv q6h或头孢呋辛 0.75g iv q12h	心肌酶学（肌钙蛋白、B型钠尿肽前体）
盐酸氨溴索 120mg iv q8h	肝功能、肾功能
常规喷喉	
盐酸曲马多缓释片 0.1 bid（镇痛）	
玻珀酸美托洛尔23.75mg qd（心率稳定于60次/分以上不需起搏器可增至47.5mg qd）	
硫酸氢氯吡格雷 75mg qd	
阿司匹林 0.1g qd（或华法林 1.5mg qn）	
床旁胸片	
超声心动图	

注：①新活素为冻干重组人脑利钠肽，可用于急性失代偿心力衰竭的静脉治疗，有扩血管作用，如果没有显著低血压表现，一般首剂先使用1.5µg/kg负荷剂量iv，再予静脉微泵维持。②左西孟旦为Ca^{2+}增敏剂，用于传统治疗（利尿剂、血管紧张素转化酶抑制剂和洋地黄类）疗效不佳，并且需要增加心肌收缩力的急性失代偿心力衰竭的短期治疗，与正性肌力药物协同使用时，首剂先使用6µg/kg负荷剂量iv，再予0.1µg/（kg·min）速度静脉微泵推注至结束。

注意事项：

1. 换瓣术后要求抗凝治疗，对于置换机械瓣的患者更是要求终身抗凝。抗凝目前选用药物为华法林，中国成人起始剂量可为2～3mg qd，根据凝血功能结果调整。二尖瓣置换后要求国际标准化比值（INR）在 1.8 ～ 2.5，主动脉瓣置换后要求可稍微降低。需调整华法林剂量时每次以加/减 0.5mg 为宜。换瓣手术后一定要让患者明确知道抗凝治疗的重要性和华法林使用方法。

2. 因 K 族维生素对抗华法林作用，故换瓣患者禁止用 K 族维生素作术后早期止血用途，除非由于明确的华法林过量原因致出血倾向，需要 K 族维生素对抗时。

3. 术后输血及血浆指征同前。

4. 白蛋白用于需要短时间补足血容量或需要增加胶体渗透压增加尿量时。

5. 术后由于机械瓣膜有破坏血细胞易致血栓形成，在抗凝治疗尚未达到平稳时一般要求心率在 80 次/分以上，可使用 β 受体兴奋剂。

冠状动脉粥样硬化性心脏病

术前医嘱

长期医嘱	临时医嘱
按冠心病心外科常规护理	血常规＋血型
一级护理或二级护理	尿常规、便常规
低盐低脂饮食	肝功能、肾功能
阿司匹林 0.1g qd	凝血功能
或硫酸氢氯吡格雷 75mg qd	心肌酶学（包括肌钙蛋白）
单硝酸异山梨酯 50mg qd	乙肝两对半、肝炎系列、HIV
卡托普利 12.5mg tid	抗体、梅毒抗体
盐酸曲美他嗪片 20mg tid	胸部正侧位平片
辅酶 Q10 10mg tid	心电图
美托洛尔 25mg bid	超声心动图
阿托伐他汀钙片 20mg qd	术前晚：地西泮 5mg 或唑吡
高龄患者：	坦 10mg 必要时

长期医嘱	临时医嘱
复方甲氧那明 2片 tid	术晨：地西泮 5mg / po
孟鲁司特钠 5mg qn	美托洛尔 25mg
盐酸氨溴索 30mg tid（与上述医嘱同为扩张支气管及化痰治疗）	地尔硫䓬 10mg

注意事项：

1. 阿司匹林及氯吡格雷等抗血小板类药物在术前1周左右停用较合适，如有明确指征不能停用者，术中需要注意止血。

2. 可选用其他的硝酸酯类药物。术前有不稳定心绞痛者可使用硝酸异山梨酯1～2mg/h iv微泵，一般最大剂量不超过10mg/h。

3. 术前清晨再加用一次镇静催眠药物及β受体阻滞剂和钙离子通道阻滞剂，可有效地增强术前用药作用，减轻心脏氧耗，减少围手术期心肌梗死的发生。

术后医嘱

长期医嘱	临时医嘱
按体外循环，冠状动脉旁路移植术后常规护理	鱼精蛋白 25mg iv prn
特级护理	凝血酶 2kU iv bid
禁食（拔气管插管后改半流质饮食）	10%葡萄糖注射液 500ml / 维生素C 2.0g / 10%氯化钾 20ml / ivgtt
记24小时出入量	乳酸钠林格注射液500ml / 氨甲环酸 1g / ivgtt
心包纵隔引流管接水封瓶负压吸引	输血[①]
导尿管接袋	输血浆[②]
头孢拉定 2.0g iv q6h或头孢呋辛 0.75g iv q12h	或20%白蛋白 50ml ivgtt[②]
盐酸氨溴索 120mg iv q8h	呋塞米10mg或托拉塞米 10mg iv prn
NS 100ml / 磷酸肌酸 2.0g / ivgtt qd	10%葡萄糖注射液至 50ml / 硝酸甘油 150mg / iv 微泵 1～6ml/h
	或

长期医嘱	临时医嘱
二磷酸果糖10g ivgtt qd	10%GS 至 50ml ╲ iv 微泵
拔气管插管后：	硝酸异山梨酯 20mg ╱ 1～6ml/h
常规喷喉 tid	10%GS 至 50ml ╲ iv 微泵
阿司匹林 0.1g qd	多巴胺 150mg ╱ 2～10ml/h
或硫酸氢氯吡格雷 75mg qd	10%GS 至 50ml ╲ iv 微泵
单硝酸异山梨酯 50mg qd	多巴酚丁胺 150mg ╱ 2～8ml/h
卡托普利 12.5mg tid	10%GS 20ml ╲ iv 电解质正常
美托洛尔 25mg bid	毛花苷丙 0.2mg ╱
阿托伐他汀钙片 20mg qd	10%GS 至 24ml ╲ iv 微泵
地高辛 0.25mg qd	米力农 25mg ╱ 1ml/h
氢氯噻嗪 25mg tid	血常规、尿常规 ╲
10% 氯化钾 10ml tid 或	心肌酶学 ╲
螺内酯20mg qd 或 氯化钾缓	肌钙蛋白 　 术后当晚及次日晨
释片 0.5g bid	肾功能 ╱
盐酸氨溴索 30mg tid	肝功能 ╱
	凝血功能 ╱
	心电图 ╱

注：①根据血细胞比容和血氧饱和度决定是否输血。②注意补足血容量。

注意事项：

1. 血管活性药物使用同其他心脏病，但要注意心脏氧耗情况，在使用正性肌力药物时，使收缩压×心率≤12 000。

2. 减少应激情况的发生，注意镇静和镇痛处理，可使用咪达唑仑、芬太尼、吗啡等药物。糖皮质激素用法同前。

3. 监测心电图和心酶变化，有条件时作连续心排量监测。

4. 注意并发症的发生，如心脏压塞，一旦发现即刻作探查减压；出现心律失常时注意体温、电解质等内环境改变，排除后可使用洋地黄（室上性）、利多卡因（室性）或胺碘酮（广谱）等处理；如出现围手术期心梗致低心排综合征，应及早使用主动脉内球囊反搏等处理。

胺碘酮用法：首剂150mg iv，10分钟后可重复，胺碘酮450mg ＋ NS 45ml iv微泵，1mg/（kg·h）6小时后改为0.5mg/（kg·h）。

　　5. 口服药物如当晚不能拔管可从胃管内注入。

（熊　迈　林伟斌）

心脏外科

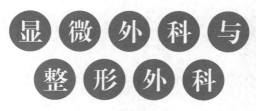

显微外科与整形外科

手外伤

（以右手虎口部电锯伤为例，第2掌骨骨折
并示指伸、屈肌腱，桡侧指总神经断裂）

术前医嘱

长期医嘱	临时医嘱
按右手虎口部电锯伤第2掌骨折并示指伸、屈肌腱，桡侧指总神经断裂骨科常规护理	右手正、斜位X线片 st
	血常规＋血型 st
	凝血功能 st
	肝炎系列、乙肝两对半、HIV抗体
	5%葡萄糖氯化钠溶液 500ml ivgtt st
一级护理	TAT 1500IU皮试阴性后 im
禁食、禁饮	通知手术室急诊于臂丛麻醉下行右手清创探查＋第2掌骨骨折复位钢板（或克氏针等）内固定＋肌腱、神经修复术
	与患者及其家属谈话并签字
	备皮
	术前常规禁食、水
	苯巴比妥0.1g im 术前30分钟
	5%葡萄糖氯化钠溶液 500ml ⎫ ivgtt 带入OR
	头孢氨苄 2.0g ⎭

术后医嘱

长期医嘱	临时医嘱
按臂丛麻醉下右手清创探查＋第2掌骨骨折复位钢板（或克氏针等）内固定＋肌腱、神经修复术后骨科常规护理	血常规
	尿常规
	血生化
	肝功能
一级护理	5%葡萄糖氯化钠溶液 500ml ⎫ ivgtt qd
术后6小时后饮食	
患肢抬高制动	酚磺乙胺 2.0g ⎭
甲钴胺 500μg po tid	右手复查正、斜位X线片

353

长期医嘱	临时医嘱
复合维生素B 2片 po tid	
曲马多 100mg po bid	
5%葡萄糖 500ml ⎫ ivgtt bid	
头孢氨苄 2.0g ⎭	
甲硝唑 100ml ivgtt bid	
NS 500ml ⎫ ivgtt qd	
维生素C 2.0g ⎭	

注意事项:

1. 复杂手外伤或估计手术时间可能超过3小时,术前应留置导尿管。

2. 手外伤术后不伴有组织血液循环障碍者,24～48小时内不主张应用活血药物,以避免增加伤口出血和血肿形成的机会。

3. 手外伤术后引流物以胶片和半胶管为主,应在术后24～48小时内拔除。

4. 处理手外伤过程中易忽略的几个问题:①认为手外伤病情简单而忽略全身情况的检查,造成漏诊。这些漏诊不仅可引起医疗纠纷,严重者以致延误治疗造成患者死亡。②尽早交代患者禁食、水,与之相对应的应该尽早给患者建立静脉通道。否则,患者可能会在等待手术的时间里进食进水,而致手术时间推迟。③忘记给患者行TAT注射。④不住院治疗的手外伤患者忽略交代患者按期换药,特别是未交代手部引流物的情况。

断肢（指）再植

术前医嘱

长期医嘱	临时医嘱
按断肢（指）骨科常	断肢（指）正、侧位X线片 st
规护理	血常规＋血型 st
一级护理	凝血功能 st

长期医嘱	临时医嘱
禁食禁饮	血生化检查 st
	肝炎系列、乙肝两对半、HIV抗体
	离断肢（指）体4℃低温保存
	5%葡萄糖氯化钠溶液 500ml ivgtt st
	TAT 1500IU 皮试阴性后 im
	通知手术室急诊于全麻、臂丛或硬膜外麻醉下行断肢（指）再植术
	与患者及其家属谈话并签字
	备皮
	术前常规禁食、水
	留置导尿管
	配同型血 400～1000ml
	苯巴比妥0.1g 术前30分钟 im
	5%葡萄糖氯化钠溶液 500ml ⎫ ivgtt 带入OR
	头孢氨苄 2.0g ⎬
	低分子右旋糖苷 500ml ivgtt 带入OR

术后医嘱

长期医嘱	临时医嘱
按全麻、臂丛或硬外麻醉下断肢（指）再植术后骨科常规护理	血常规
一级护理	尿常规 st
术后6小时后半流质饮食	肝功能
绝对卧床	5%葡萄糖氯化钠溶液 500ml ⎫ ivgtt qd
患肢（指）抬高制动	肌苷 0.2g ⎬
测血压、脉搏 q2h×4次	
观察再植肢（指）端血运情况1次/2小时	
患肢（指）照灯保暖或维持室温28℃	
导尿管接袋记量	
伤口引流管接袋记量	
5%布比卡因5ml 每6小时于留置臂丛管推入或留置镇痛泵护理	

长期医嘱	临时医嘱
肠溶阿司匹林 50mg po qd	
双嘧达莫 25mg po tid	
罂粟碱 30mg im qid	
低分子右旋糖苷 500ml ivgtt bid	
5% 葡萄糖 500ml ⎫ ivgtt bid	
头孢氨苄 2.0g ⎭	
甲硝唑 100ml ivgtt bid	
NS 500ml ⎫ ivgtt qd	
维生素C 2.0g ⎭	

注意事项：

1. 在准备再植手术的过程中，一般可先给予患者静滴补液500～1500ml，增加患者的有效血容量，改善四肢微循环，以减少术中发生血管痉挛及血管危象的机会。

2. 术中在充分扩容的基础上，为减少吻合口血栓形成的机会，可在吻合小血管前10分钟，开始静脉滴注低分子右旋糖苷；若发生血管痉挛，可肌内注射罂粟碱30mg，或1%利多卡因局麻药物湿敷痉挛的血管。

3. 断肢（指）再植术后的"四抗"治疗措施包括抗炎、抗凝、抗痉挛、抗痛。"四抗"治疗的目的均为减少或避免血管危象的发生，保证再植肢（指）体的成活。其中，抗小血管痉挛的罂粟碱应逐渐减量，避免在突然停药后发生吻合血管痉挛。如成人，可按术后3天、5天、7天及12天，每天用药次数由4次、3次、2次至1次递减。臂丛或硬膜外镇痛管可在术后3～5天根据患者患肢（指）疼痛情况拔除。对于断肢（指）情况比较简单者（如断端整齐、污染轻等），镇痛管并非要求常规留置，可应用口服镇痛药物，如曲马多100mg bid。

4. 再植术后发生动脉危象的机会，远小于静脉危象的发生机会。术后发生血管危象除早期急诊行血管探查术外，亦可行再植肢（指）体末端切开放血，必要时结合全身肝素化抗凝。末端切开放血常用的方法有：①拔甲后甲床做小切口。②末节指腹侧切至真皮层的小切口。③末节指腹尖端做切至真皮层的片状切面；并以肝素溶液湿敷创口，避免创口血痂形成，每小时搔刮创口一次，保证创面渗血，一般维持5～7天以后，可完全改善静脉危象。使用肝素抗凝比较安全有效的方法为：1/8支肝素＋5%葡萄糖溶液500ml，15～20滴/分，维持24小时。

5. 术后制动要保证切实有效的执行，特别在术后1周内。制动包括全身制动和患肢制动两部分，都不可忽视。否则，可诱发血管危象发生。

6. 对于高位肢体离断，术前应充分评估再植手术的风险；再植术后应密切观察肾功能的变化，通过保证有效血容量、碱化尿液、尽早行预防性筋膜切开减压等，避免肾衰竭的发生。

臂丛损伤
（以右臂丛上、中干完全损伤为例）

术前医嘱

长期医嘱	临时医嘱
按右臂丛上、中干损伤骨科 　常规护理	血常规＋血型
二级护理	尿常规
普食	凝血四项
维生素 B_1 10mg po tid	肾功能（生化11项）
维生素 B_6 20mg po tid	肝功能（肝功能12项）
甲钴胺 500μg po tid	肝炎系列、乙肝两对半、HIV抗体
肌苷 0.4 po tid	心电图
谷维素 10mg po tid	胸部X线透视（了解损伤侧膈肌活动度）
地巴唑 10mg po tid	颈椎正、侧位X线片
	右臂丛肌电图检查
	臂丛MRI
	拟明日8am于气管内麻醉下行右臂丛探查松解＋健侧颈7椎体前路转位修复右臂丛上干＋左腓肠神经移植或同种异体神经移植＋膈神经转位修复肩胛上神经术

长期医嘱	临时医嘱
	与患者及其家属谈话并签字
	备皮
	术前12小时禁食，4小时禁饮
	配同型红细胞400ml备术中用
	术前留置导尿管
	苯巴比妥 0.1g ⎫ im 术前30分钟
	阿托品 0.5mg ⎭
	头孢氨苄 2.0g ⎫ ivgtt 带入
	5%葡萄糖氯化钠溶液 500ml ⎭ OR

术后医嘱

长期医嘱	临时医嘱
按气管内麻醉下右臂丛探查松解＋	吸氧（必要时）
健侧颈7椎体前路转位修复右臂	5%葡萄糖氯化钠溶 ⎫ ivgtt qd
丛上干＋左腓肠神经移植＋膈神	液 500ml ⎬
经转位修复肩胛上神经术后骨科	肌苷 0.2g ⎭
常规护理	
一级护理	
术后6小时后半流质饮食	
绝对卧床	
常规喷喉 bid 每次15分钟	
患肢抬高手托制动	
测血压、脉搏 q2h×4次	
导尿管接袋记量	
颈部伤口引流管接袋记量	
复合维生素B 2片 tid	
谷维素 10mg po tid	
地巴唑 10mg po tid	
甲钴胺 500μg im qd	
5%葡萄糖液 500ml ⎫ ivgtt bid	
头孢氨苄 2.0g ⎭	
NS 500ml ⎫ ivgtt qd	
维生素C 2.0g ⎭	

注意事项：

1. 为提高臂丛损伤的诊断率和指导术者术中决策，术中可采用方波直流脉冲电刺激神经观察有无靶肌肉收缩反应，术中电生理检测可提供更有价值的受损神经功能信息。因此，为了减少麻醉药物对术中电生理检测的影响，需术前向麻醉操作者说明，以配合术中电生理检测。

2. 由于多种B族维生素参与神经组织营养代谢过程，神经组织损伤后B族维生素可作为神经修复过程的营养药物辅助应用。为减少单次口服药物的数量，患者住院期间可采用维生素B肌内注射，每次1支，每日1次，以替代多种B族维生素口服；出院后亦可用复合维生素B片等替代。甲钴胺作为存在于血液、骨髓液中的辅酶维生素B_{12}钴宾酰胺制剂，通过甲基转换反应可促进核酸-蛋白-脂质代谢，修复被损害的神经组织。谷维素和地巴唑可改善神经组织的微循环。

3. 由于采取了神经移植和修复操作，术后根据神经移植修复后的松紧程度，给予患者适当的颈、肩和上肢制动，并维持2～4周，以避免修复神经被牵拉断裂的风险。

4. 若患者合并有神经病理性疼痛，可口服钠离子通道阻滞剂，如卡马西平，300～1200mg/d，分2～4次服用，或口服利多卡因制剂美西律，400～1200mg/d；三环类抗抑郁药，如阿米替林，12.5～150mg/d。臂丛神经阻滞多只有短期疗效。目前，抗癫痫药物普瑞巴林成为治疗神经病理性疼痛的一线用药，该药需要循序渐进，起始剂量是每次75mg，每天2次。

游离皮瓣移植修复四肢软组织缺损
（以左股前外侧皮瓣游离移植修复右小腿创面为例）

术前医嘱

长期医嘱	临时医嘱
按右小腿外伤后皮肤缺损骨科常规护理	血常规＋血型
二级护理	尿常规
普食	凝血4项
	肾功能（生化11项）
	肝功能（肝功能12项）
	肝炎系列、乙肝两对半、HIV抗体
	心电图
	胸部X线透视
	右胫骨、腓骨正侧位X线片
	右下肢CTA（必要时）
	拟明日8am于腰硬（或气管内）麻醉下行右小腿清创血管探查＋左股前外侧皮瓣游离移植修复右小腿创面＋左腹部取皮供瓣区游离植皮术
	与患者及其家属谈话并签字
	备皮
	术前12小时禁食，4小时禁饮
	配同型红细胞400ml术中备用
	术前留置导尿管
	苯巴比妥 0.1g ⟍ im 术前30分钟
	阿托品 0.5mg ⟋
	头孢氨苄 2.0g ⟍ ivgtt 带入OR
	5%葡萄糖氯化钠溶液 500ml ⟋

术后医嘱

长期医嘱	临时医嘱
按气管内或腰硬麻醉下右小腿清创血管探查＋左股前外侧皮瓣游离移植修复右小腿创面＋左腹部取皮供瓣区游离植皮术后骨科常规护理	5%葘萄糖氯化钠溶液 500ml / ivgtt qd 肌苷 0.2g

一级护理

完全清醒后半流饮食

绝对卧床

测血压、脉搏 q2h×4次

双下肢抬高制动

观察皮瓣血运情况 q2h

患肢照灯保暖或维持室温28℃

导尿管接袋记量

左大腿伤口引流管接袋记量

右小腿伤口引流管接袋记量

腹部伤口引流管接袋记量

阿司匹林肠溶片 50mg po qd

双嘧达莫 25mg po tid

罂粟碱 30mg im qid

低分子右旋糖苷 500ml ivgtt bid

5%葘萄糖 500ml / ivgtt bid
头孢氨苄 2.0g

甲硝唑 100ml ivgtt bid

NS 500ml / ivgtt qd
维生素C 2.0g

注意事项：

1. 术前若存在创面感染，需行创面脓液细菌培养＋药敏试验，指导术中和术后选用敏感的抗菌药物；并在术前加强创面换药，控制或改善局部的感染。

2. 术前可根据股前外侧皮瓣体表标志的设计，应用超声多普勒听诊器检查出该皮瓣轴行血管旋股外动脉降支第一、二肌皮穿支及横支的体表投影，并作出标记，了解皮肤穿支的情况，为术中皮瓣的设计作准备。同时皮瓣受区的血管情况也应有充分评估，必要时可行 CTA 或 MRA。

3. 游离皮瓣术后要保证输入液体量 ≥3000ml/d，维持 5～7 天。

痉挛性脑瘫

（以双下肢小腿三头肌肌张力增高伴踝阵挛行
选择性腰脊神经后根切除术为例）

术前医嘱

长期医嘱	临时医嘱
按痉挛性脑瘫骨科常 规护理	血常规＋血型
二级护理	尿常规
普食	凝血 4 项
	肾功能（生化 11 项）
	肝功能（肝功能 12 项）
	肝炎系列、乙肝两对半、HIV 抗体
	心电图
	胸部 X 线透视
	腰椎正、侧位 X 线片
	膀胱 B 超了解残余尿量
	双下肢肌电图检查
	拟明日 8am 于气管内麻醉下行选择性腰 4～骶 1 脊神经后根切除术
	与患儿家属谈话并签字
	备皮
	术前 12 小时禁食，4 小时禁饮
	配同型红细胞 400ml 术中备用
	术前留置导尿管
	苯巴比妥 50mg ⎫ im 术前 30 分钟
	阿托品 0.25mg ⎭
	头孢氨苄 1.0g ⎫
	5% 葡萄糖氯化钠溶液 250ml ⎭ ivgtt 带入 OR

术后医嘱

长期医嘱	临时医嘱

按气管内麻醉下行选择性腰4～骶1脊
　神经后根切除术后骨科常规护理
一级护理
术后6小时后半流质饮食
绝对卧床
常规喷喉 bid 每次15分钟
测血压、脉搏 q2h×4次
导尿管接袋记量
5%葡萄糖液 250ml ╱ ivgtt qd
地塞米松 5mg
5%葡萄糖液 250ml ╱ ivgtt bid
头孢氨苄 1.0g
NS 250ml ╱ ivgtt qd
维生素C 1.0g

吸氧（必要时）
5%葡萄糖氯化钠 ╲
　溶液 250ml ｜ ivgtt qd
酚磺乙胺 1.0g ｜
维生素 K_1 10mg ╱

注意事项：

1. 选择性脊神经后根切断术的选择性包括3个方面：一是选择合适的病例，二是拟切断的神经节段的选择，三是在术中电刺激后根诱发肢体痉挛，根据诱发阈值选择所要切除的后根及其比例。

2. 根据经验，术中充分止血，认真修复硬膜，术后大多数患者可不放置胶管引流。

3. 术后即可了解双小腿三头肌肌张力改善的情况，同时密切观察双下肢感觉、运动及尿便的情况。

4. 术后应用激素的目的是减轻切除神经根断端的水肿，一般用3天。

5. 术后卧床3周坐起，4周带腰围保护下床活动。

肾衰竭尿毒症期动静脉造瘘

（以左前臂桡动脉-头静脉端侧吻合术为例）

术前医嘱

长期医嘱	临时医嘱
按尿毒症常规护理	血常规＋血型
二级护理	尿常规
高热量、低蛋白饮食	凝血4项
	肾功能（生化11项）
	肝功能（肝功能12项）
	肝炎系列、乙肝两对半、HIV抗体
	心电图
	X线胸片
	患侧肢体动静脉彩超
	拟明日8am于臂丛或局部麻醉下行左前臂桡动脉-头静脉端侧吻合造瘘术
	与患者及其家属谈话并签字
	备皮
	苯巴比妥50mg im 术前30分钟
	头孢氨苄 1.0g ⎫ 带入OR ivgtt
	5%葡萄糖溶液 100ml ⎭

术后医嘱

长期医嘱	临时医嘱
按臂丛或局部麻醉下行左前臂桡动脉-头静脉端侧吻合造瘘术后骨科常规护理	吸氧（必要时）
一级护理	
高热量、低蛋白饮食	
绝对卧床	
患肢抬高制动	
测血压、脉搏 q2h×4次	
利伐沙班 10mg qd	
罂粟碱 30mg im bid	
5%葡萄糖液 100ml ⎫ ivgtt bid	
头孢氨苄 1.0g ⎭	

注意事项：

1. 血管选择的基本要求是所用血管连接通道必须装卸简便，能够耐受频繁实用，分流通路能够保证200ml/min以上的血流量，对循环影响小和不妨碍患者活动。一般常用的血管为桡动脉-头静脉、桡动脉-贵要静脉、胫后动脉-伴行静脉、足背动脉-大隐静脉等远离心脏的血管，以减轻心脏负担，必要时亦可选用腹壁下动、静脉。但以左侧腕部桡动脉-头静脉为首选。

2. 术前2～4周内应避免左侧前臂浅静脉穿刺操作。

3. 造瘘术后建议1～2天后再行血透治疗，过早易导致皮下血肿，但术后血透并非绝对禁忌，应根据患者全身情况决定。

4. 内瘘制成后，一般在静脉动脉化1个月后再用于血透。

5. 若患者全身情况差，且前臂浅静脉细且硬时，可采用自体大隐静脉移植或人造血管桥接在桡动脉和肘静脉间造瘘。此时，需采用臂丛＋硬膜外麻醉，术前准备需要配血备用及常规禁食、水。

6. 内瘘形成后，回心血量增加，心脏前负荷增加，可诱发急性心力衰竭。因此，此类患者术后应严格控制补液量。

（戚　剑）

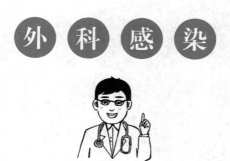

外科感染

软组织急性化脓性感染

长期医嘱	临时医嘱
普通外科护理常规	血常规、尿常规、便常规
二级护理	CRP
普通饮食	PCT
炎症局部热敷	肝功能、肾功能
青霉素 480万U q12h ⎫ ivgtt	心电图
5%葡萄糖溶液 500ml ⎬ qd	青霉素皮试
维生素C 2.0g ⎭	脓液细菌培养+药敏试验

注意事项：

1. 炎症局部红肿无破溃伤口及波动感可应用50%硫酸镁湿敷，也可以进行红外线或超短波理疗。

2. 炎症局部有波动感或穿刺有脓液应尽早手术切开引流。

3. 手术切开或穿刺抽取的脓液送细菌培养+药敏试验，根据结果选择有效的抗菌药物。

破 伤 风

长期医嘱	临时医嘱
普通外科护理常规	血常规、尿常规、便常规
特级护理	CRP、PCT
流质饮食或鼻饲（必要时）	肝功能、肾功能
告病危	血气分析
隔离、安静、避光病房	心电图
5%葡萄糖溶液 250ml ⎫ ivgtt	青霉素皮试、TAT皮试
青霉素 480万U ⎬ q12h	TAT 1万 ～ 6万U im或
5%甲硝唑 100ml ivgtt q8h	ivgtt（早期）
地西泮 10mg iv bid（痉挛发作时）	破伤风人体免疫球蛋白3000～
	6000U（早期）

长期医嘱	临时医嘱
5%葡萄糖溶液 500ml ⟋ ivgtt TAT 2万～5万U ⟋ （首日）	清创术（有伤口者）
	乳酸钠林格液 500ml ⟋ ivgtt
5%葡萄糖溶液 500ml ⟋ ivgtt TAT 1万～2万U ⟋ qd（第2天起）	维生素C 2.0g ⟋
	10%葡萄糖溶液 500ml ⟋ ivgtt
	10%氯化钾 10ml ⟋
	维生素B_6 0.2g ⟋

注意事项：

1. 有伤口者及时行清创术，充分引流，局部用3%过氧化氢或1：1000高锰酸钾溶液冲洗、湿敷伤口。

2. 床边备吸痰机、人工呼吸机等急救设备。

3. 病情严重者，应行气管切开并留置胃管进行鼻饲。

4. 解除痉挛采用的药物有10%水合氯醛20～40ml保留灌肠或苯巴比妥钠0.1～0.2g肌内注射，严重者应用冬眠Ⅰ号合剂持续静脉滴注。

5. 第2天起TAT减量至1万～2万U，连用5天。

气 性 坏 疽

长期医嘱	临时医嘱
普通外科护理常规	血常规、尿常规、便常规
特级护理	CRP、PCT
普通饮食	肝功能、肾功能
告病危	出凝血时间
隔离病房	术前感染筛查（HIV、HBV、 　HCV）
鼻导管吸氧 3～5L/min	
高压氧科会诊	血型
5%葡萄糖溶液 250ml ⟋ ivgtt 青霉素 600万U ⟋ q12h	广泛切开、敞开伤口
5%葡萄糖氯化钠溶液 500ml ⟋ ivgtt 维生素C 2.0g ⟋ qd	3%过氧化氢溶液冲洗、湿敷 　创口
	分泌物涂片检查

外科感染

长期医嘱	临时医嘱
	分泌物细菌培养＋药敏试验
	心电图
	青霉素皮试、TAT皮试
	TAT 1500U im

注意事项：

1. 广泛切开、敞开伤口，局部用3%过氧化氢或1∶1000高锰酸钾溶液冲洗创口并湿敷。

2. 尽早紧急进行局部手术处理，广泛、多处切开伤口，彻底清除病变组织，如果整个肢体广泛感染，应截肢以挽救生命。

3. 病房应严格隔离，用过的敷料、衣物、器械等，应单独进行消毒或焚烧。

4. 高压氧治疗可提高组织间的含氧量，造成不适合细菌生长的繁殖的环境。建议请高压氧科会诊评估当前病情进行高压氧治疗的可行性。

（陈　伟）

外科感染

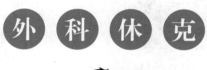

外 科 休 克

低血容量休克

长期医嘱	临时医嘱
按低血容量休克常 　规护理	血常规＋血型 尿常规、便常规
特级护理	血气分析
禁食	血乳酸
中心静脉穿刺管常 　规护理	配血（必要时） 电解质测定
测CVP q2～4h	出凝血功能
动脉穿刺管护理	中心静脉穿刺术
持续有创血压监测	动脉穿刺术
留置导尿管	胸、腹腔诊断性穿刺（必要时）
记每小时尿量	胸、腹腔B超（必要时）
记24小时出入量	乳酸钠林格注射液 1000～2000ml ivgtt
吸氧 3～5L/min	20%白蛋白 50～100ml ivgtt（必要时）
	去甲肾上腺素 10mg ｜ iv pump（必要时）
	NS 50ml ｜ 根据血压调节
	心输出量监测（必要时）

注意事项：

1. 低血容量休克患者应首先建立中心静脉通路，保证液体快速输入，并监测CVP，保证CVP 8～12mmHg，MAP≥65mmHg，尿量≥0.5ml/（kg·h）。

2. 补充血容量需要同时应用晶体液及胶体液，胶体液可选择人工胶体、白蛋白，根据临床患者情况选择。Hb≤70g/L时，酌情输注红细胞。

3. 大量丢失凝血因子时，补充新鲜冰冻血浆及其他凝血因子（冷沉淀、凝血酶原复合物、纤维蛋白原）。

4. 补充血容量的同时，适当应用血管活性药物，可选择去甲肾上腺素、血管加压素（必要时），根据血压调节。去甲肾上腺素剂量根据血压调节，维持MAP≥65mmHg。

5. 若保守治疗无效，可疑有胸腹腔活动性出血者，应该及早进行手术探查。

感染性休克

长期医嘱	临时医嘱
按感染性休克常规护理	血常规、尿常规、便常规
特级护理	血气分析
禁食	肝功能、肾功能
中心静脉穿刺导管常规	电解质测定
护理	血乳酸
动脉穿刺导管护理	细菌培养＋药敏试验（使用抗感染药物前）
持续有创血压监测	PCT
留置导尿管	中心静脉穿刺术
记每小时尿量	动脉穿刺术
记24小时出入量	心电图
吸氧3～5L/min	乳酸钠林格注射液 1000～2000ml ivgtt
质子泵抑制剂	20%白蛋白 50～100ml ivgtt（必要时）
	使用抗感染药物（1小时内）
	去甲肾上腺素 10mg ／ iv pump（必要时）
	NS 50ml 　　 根据血压调节
	心输出量监测（必要时）
	氢化可的松 200mg ／ iv pump（必要时）
	NS 50ml

注意事项：

1. 休克患者首先建立中心静脉通路，监测CVP，保证CVP 8～12mmHg，MAP≥65 mmHg，尿量≥0.5ml/（kg·h）。

2. 补充血容量需要同时应用晶体液与胶体液，根据临床患者情况选择。

3. 适当应用血管活性药物，如去甲肾上腺素，维持 MAP≥65mmHg，酌情加用血管加压素。

4. 革兰阴性菌感染，抗菌药物选择三代头孢菌素和/或喹诺酮类，必要时应用碳青霉烯类；革兰阳性菌感染，可应用青霉素类；耐药菌感染，选用糖肽类万古霉素（1.0g ivgtt q12h）、替考拉宁（0.2～0.4g ivgtt qd）或利奈唑胺0.6g ivgtt q12h。真菌感染，白色念珠菌选择氟康唑0.8g ivgtt首剂，维持0.4g qd；非白色念珠菌可选择卡泊芬净70mg首剂，维持50mg qd，曲霉菌或毛霉菌感染选择三唑类；致命性真菌感染选用两性霉素B，使用药物时要避光，用药期间注意有无不良反应：寒战、高热、低钾血症、肝肾毒性。用药前30分钟给异丙嗪减轻全身性反应。

5. 顽固性休克可补充生理剂量氢化可的松200mg/d，至血流动力学稳定后停用。

6. 动态监测PCT，指导抗感染药物使用。

7. 有明确感染病灶者，在抗休克的同时应尽早手术治疗，清除感染灶。

（陈敏英　陈　伟）

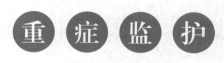

重症监护

心肺脑复苏

长期医嘱	临时医嘱
按心肺脑复苏常规护理	血常规＋血型
特级护理	急诊尿液分析
留置胃管	大便常规
胃肠减压/鼻饲流质	血气分析
气管插管护理	电解质
呼吸机辅助呼吸	出凝血时间
预防呼吸机相关肺炎	中抢救
告病危	胸外心脏按压
观察瞳孔 q2～4h	气管插管术
头部降温治疗	肾上腺素 1mg iv（必要时重复）
20%甘露醇 125～250ml ivgtt q8h（必要时）	10%氯化钙 2.5～5ml iv 慢（必要时）
呋塞米 20mg iv，q6h（必要时）	利多卡因 1～1.5mg/kg iv（必要时）
20%白蛋白 50ml ivgtt q8h	电除颤（必要时）
质子泵抑制剂 iv q12h	心电图
	碳酸氢钠 100～150ml ivgtt（pH ＜7.2）

注意事项：

1. 初期复苏主要任务是迅速有效地恢复生命器官的血液供应和供氧，建立有效的人工循环、保持呼吸道通畅，进行有效的人工呼吸。

2. 胸外心脏按压：按压频率至少100次/分。心脏按压：人工呼吸＝30∶2。

3. 电除颤能量：胸外除颤成人200J（双向）/360J（单向），小儿2J/kg；胸内除颤成人20～80J，小儿5～50J。

4. 维持血压首选去甲肾上腺素。

急性肾衰竭（少尿期）

长期医嘱	临时医嘱
急性肾衰竭常规护理	连续血液净化治疗
特级护理	血常规、尿常规、便常规
告病危	肝功能、肾功能
禁食或流质饮食	尿渗透压
记每小时尿量	电解质
记24小时出入量	24小时尿肌酐
中心静脉导管护理	血气分析
	腹平片/腹部B超（必要时）
	心电图
	25%葡萄糖溶液 100ml＋胰岛素6U ivgtt（高钾血症时）
	10%葡萄糖酸钙 20ml iv 慢（高钾血症时）
	5%碳酸氢钠 100ml ivgtt（高钾血症时）

急性肾衰竭（多尿期）

长期医嘱	临时医嘱
急性肾衰竭常规护理	血常规、尿常规、便常规
流质饮食	肝功能、肾功能
一级护理	电解质
记每小时尿量	血气分析
记24小时出入量	尿渗透压测定
5%葡萄糖溶液 500ml ivgtt qd	

注意事项：

1. 外科急性肾衰竭多与手术、创伤、休克、严重感染等疾病密切相关，及时治疗原发病非常重要。

2. 避免应用有肾功能损害的药物。

3. 严格记录出入量，及时评估有效循环血容量，监测中心静脉压。少尿期每日补液量＝显性失水＋非显性失水－内生水；多尿期补液量以前1天尿量的2/3或1/2计算。

4. 无尿期达到透析指征时应及时进行血液净化治疗。

急性肝衰竭

长期医嘱	临时医嘱
急性特级护理	血常规、尿常规、便常规
肝衰竭常规护理	肝功能、肾功能
告病危	出凝血功能
留置胃管或鼻肠管	电解质
记每小时尿量	血气分析
记24小时出入量	X线胸片
中心静脉导管护理	心电图
气管插管护理	腹部B超
呼吸机辅助呼吸	20%白蛋白 50ml ivgtt bid（必要时）
预防呼吸机相关肺炎	乳果糖 10ml po bid
质子泵抑制剂 iv q12h	新鲜冰冻血浆 200ml bid
	门冬氨酸鸟氨酸 10g ivgtt（肝性脑病时）

注意事项：

1. 要注重对原发病的治疗，控制全身感染及组织低灌注状态。

2. 积极补充血容量，维持组织灌注，但需要注意观察肺间质水肿有无加重，必要时可加用利尿剂，有条件者可放置脉搏指示持续心输出量或Swan-Ganz导管监测血流动力学参数以指导治疗。

3. 机械通气，呼吸机模式采用压力控制，应用小潮气量（4～6ml/kg），并根据临床监测结果确定最佳呼气末正压。

4. 尽早开始营养支持，尽可能应用肠内营养。

（陈敏英　陈　伟）

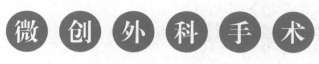

胆囊结石、胆囊息肉

术前医嘱

长期医嘱	临时医嘱
按胆囊结石或胆囊息肉术前 　外科护理常规 二级护理 低脂普食	血常规＋血型 尿常规、便常规 血生化 肝代谢组合、肝酶学组合 出凝血功能 乙肝两对半、肝炎系列、梅毒二项、HIV 　抗体 常规心电图检查 全胸（心脏）正侧位X线片 肝胆胰脾普通彩超检查

术后医嘱

长期医嘱	临时医嘱
按气管内麻醉下腹腔镜胆囊切 　除术后常规护理 一级护理 禁食 吸氧 常规喷喉	雷尼替丁 0.15g iv bid 乳酸钠林格注射液 500ml ivgtt 5%或10%葡萄糖注射液 1000ml ivgtt

注意事项：

1. 预防性抗菌药物可选用一、二代头孢菌素。

2. 术后第1天或第2天肛门排气后可进食流质或半流质食物。

3. 处理并发症：术后若出现腹痛并低热者，注意有无膈下积液或胆漏；有黄疸者，注意有无胆道损伤或胆总管残余结石。

胆总管结石

术前医嘱

长期医嘱	临时医嘱
按胆总管结石术前外科常规护理	血常规＋血型
二级护理	尿常规、便常规
低脂普食	血生化
	肝代谢组合、肝酶学组合
	出凝血功能
	乙肝两对半、肝炎系列、梅毒二项、HIV抗体
	常规心电图检查
	全胸（心脏）正侧位X线片
	肝胆胰脾普通彩超检查

术后医嘱

长期医嘱	临时医嘱
按气管内麻醉下腹腔镜胆囊切除、胆总管切开取石、T管引流术后常规护理	雷尼替丁 0.15g iv bid
	乳酸钠林格注射液 500～1000ml ivgtt
	5%或10%葡萄糖注射液 1000ml ivgtt
一级护理	
禁食	
吸氧	
常规喷喉	
导尿管接袋	
腹腔引流管接袋	
T管接袋	
记24小时出入量	

注意事项：

1. 预防性抗菌药物可选用一、二代头孢菌素。

2. 术后肛门排气后可拔除胃管，进食流质或半流质食物。

3. 处理并发症：注意腹腔引流管的引流量及颜色。术后若出现腹痛并发热者，注意有无膈下积液或胆漏。

慢性阑尾炎

术前医嘱

长期医嘱	临时医嘱
按慢性阑尾炎术前外科常规护理	血常规＋血型
二级护理	尿常规、便常规
普食	血生化
	肝代谢组合、肝酶学组合
	出凝血功能
	乙肝两对半、肝炎系列、梅毒二项、
	HIV抗体
	常规心电图检查
	全胸（心脏）正侧位X线片
	阑尾钡剂造影

术后医嘱

长期医嘱	临时医嘱
按气管内麻醉下腹腔镜阑尾切	乳酸钠林格注射液 500ml ivgtt
除术后常规护理	5%或10%葡萄糖注射液 1000ml ivgtt
一级护理	
禁食	
吸氧	
常规喷喉	

注意事项：

1. 预防性抗菌药物可选用一、二代头孢菌素。

2. 术后第1天或第2天肛门排气后可进食流质或半流质食物。

3. 处理并发症：术后仍有腹痛、发热、白细胞计数升高者，可行超声检查了解有无右下腹炎性包块或脓肿形成，根据超声波结果予以相应处理。

结 直 肠 癌

术前医嘱

长期医嘱	临时医嘱
按结直肠癌术前外科常规护理	血常规＋血型
二级护理	尿常规、便常规
半流质饮食（术前1天流质饮食）	血生化
	肝代谢组合、肝酶学组合
	出凝血功能
	乙肝两对半、肝炎系列、HIV抗体
	胃肠肿瘤标志物
	常规心电图检查
	全胸（心脏）正侧位X线片
	结肠镜检查
	钡灌肠检查
	肝胆胰脾普通彩超检查
	上下腹、盆腔CT平扫＋增强
	复方聚乙二醇电解质散2包（加温水2000ml）po 术前当晚8时起

术后医嘱

长期医嘱	临时医嘱
按气管内麻醉下腹腔镜辅助下结直肠癌切除术后常规护理	乳酸钠林格注射液 500～1000ml ivgtt
一级护理	5%或10%葡萄糖注射液 1000ml ivgtt
禁食	
吸氧	
常规喷喉	
人工肛护理（造口手术者）	
胃管接负压吸引	
导尿管接袋	
腹腔引流管接负压吸引	
记24小时出入量	

注意事项：

1. 预防性抗菌药物可选用一、二代头孢菌素。

2. 术后肛门排气后可拔除胃管、进食流质或半流质食物。

3. 处理并发症：术后腹膜炎严重者应注意有无吻合口瘘的可能性。若证实为吻合口瘘，必要时开腹引流。若出现肠梗阻表现，应注意有无内疝形成可能，必要时再次手术。进行造口手术者，应注意有无出现造口狭窄、回缩或缺血坏死等情况，并做相应处理。

食管裂孔疝、胃食管反流病

术前医嘱

长期医嘱	临时医嘱
按食管裂孔疝、胃食管反流病术前外科常规护理	血常规＋血型
二级护理	尿常规、便常规
半流质饮食（术前1天流质饮食）	血生化
	肝代谢组合、肝酶学组合
	出凝血功能
	乙肝两对半、肝炎系列、梅毒二项、HIV抗体
	常规心电图检查
	全胸（心脏）正侧位X线片
	钡餐检查
	胃镜检查
	24小时pH检测
	食管下段括约肌测压

术后医嘱

长期医嘱	临时医嘱
按气管内麻醉下腹腔镜食管裂孔疝修补、胃底折叠术后常规护理	乳酸钠林格注射液 500 ~ 1000ml ivgtt
	5% 或 10% 葡萄糖注射液 1000ml ivgtt
一级护理	24 小时 pH 检测（术后 7 天）
禁食	食管下段括约肌测压（术后 7 天）
吸氧	
常规喷喉	
胃管接负压吸引	
导尿管接袋	
记 24 小时出入量	

注意事项：

1. 术后肛门排气后可拔除胃管，进食流质或半流质食物。

2. 处理并发症：术后仍有腹痛、发热、白细胞计数升高者，应口服水溶性对比剂以排除食管穿孔。术后出现吞咽困难者，应行钡餐检查了解梗阻部位及原因，复查食管下段括约肌测压以排除食管动力不良和胃底折叠过紧；可先行食管扩张术，若吞咽困难持续 2 个月以上，须考虑再次手术。

腹 股 沟 疝

术前医嘱

长期医嘱	临时医嘱
按腹股沟疝术前外科常规护理	血常规＋血型
二级护理	尿常规、便常规
普食	血生化
	肝代谢组合、肝酶学组合
	凝血功能
	乙肝两对半、肝炎系列、梅毒二项、HIV 抗体
	常规心电图检查
	全胸（心脏）正侧位 X 线片

术后医嘱

长期医嘱	临时医嘱
按气管内麻醉下腹腔镜腹股沟	乳酸钠林格注射液 500ml ivgtt
疝修补术后常规护理	5%或10%葡萄糖注射液 1000ml ivgtt
一级护理	
禁食	
吸氧	
常规喷喉	

注意事项:

1. 术后第1天或第2天肛门排气后可进食流质或半流质食物。

2. 处理并发症:术后若出现腹股沟血肿或积液,可行穿刺抽液引流。进行经腹腔腹腔镜腹股沟疝修补术(TAPP)者应注意有无出现肠梗阻表现,必要时再次进行手术解除梗阻。

(郑朝旭)

附录 A

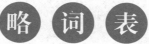

缩 略 词 表

英文缩写	英文全拼	对应中文
ACTH	adrenocorticotropic hormone	促肾上腺皮质激素
AFP	α-fetoprotein	甲胎蛋白
AST		皮试
bid		每日2次
BNP	B type natriuretic peptide	B型钠尿肽
CA125	carbohydrate antigen 125	糖链抗原125
CA19-9	carbohydrate antigen 19-9	糖链抗原19-9
CEA	carcinoembryonic antigen	癌胚抗原
CRP	C-reactionprotein	C反应蛋白
CT	computed tomograph	计算机体层成像
CTA	computed tomography angiography	CT血管成像
CTU	computed tomography urography	CT尿路成像
CVP	central venous pressure	中心静脉压
DWI	diffusion weighted imaging	弥散加权成像
EN	enteral nutrition	肠内营养
ENBD	endoscopic naso- pancreatic drainage	内镜鼻胰管引流术
ERCP	endoscopic retrograde cholangiopan-creatography	经内镜逆行胆胰管成像
HCG	human chorionic gonadotropin	人绒毛膜促性腺激素
HCT	hematocrit	血细胞比容
HIV	human immunodificiency virus	人类免疫缺陷病毒
hsCRP	hypersensitive C-reactive protein	超敏C反应蛋白
ICU	intensive care unit	重症监护病房
ih		皮下注射
im		肌内注射
iv		静脉注射
ivgtt		静脉滴注
MAP	mean artery pressure	平均动脉压
MRI	magnetic resonance imaging	磁共振成像
NS	normal saline	生理盐水
NSAIDs	non steroidal antiinflammatory drugs	非甾体抗炎药
OR	operating room	手术室
PCT	procalcitonin	降钙素原
PLT	platelet	血小板

英文缩写	英文全拼	对应中文
po		口服
PPD	tuberculin purified protein derivative	结核菌素纯蛋白衍生物
PRA	panel reactive antibody	群体反应性抗体
prn	pro renata	必要时
PTC	percutaneous transhepatic cholangiography	经皮穿刺肝胆道成像
PTCD	percuteneous transhepatic cholangio drainage	经皮肝穿刺胆管引流术
pump		泵
qd		每日1次
qh		每小时1次
q2h		每2小时1次
qid		每日4次
qn		每晚1次
SICU	surgical intensive care unit	外科重症监护病房
TAT	tetanus antitoxin	破伤风抗毒素
TBil	total bilirubin	总胆红素
tid		每日3次
TPN	total parenteral nutrition	全胃肠外营养